SCID-5-RV

DSM-5® 障碍定式临床检查（研究版）

用户指南

〔美〕迈克尔 · B. 弗斯特（Michael B. First）等　编著

费立鹏等　译

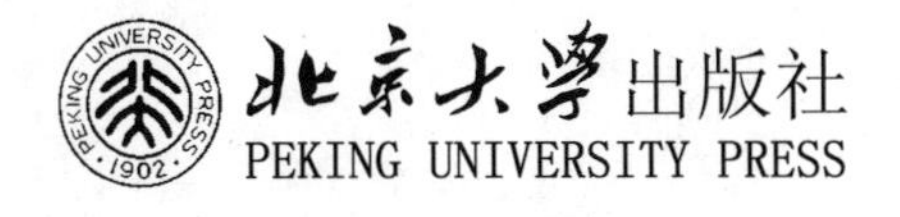

北京大学医学出版社

著作权合同登记号　图字: 01-2019-0475
图书在版编目 (CIP) 数据

DSM-5® 障碍定式临床检查（研究版）用户指南 /（美）迈克尔 · B. 弗斯特等编著；费立鹏等译. —北京：北京大学出版社，2021.1

ISBN　978-7-301-31422-7

Ⅰ. ①D…　Ⅱ. ①迈…②费…　Ⅲ. ①精神障碍 – 诊断 – 指南　Ⅳ. ①R749-62

中国版本图书馆 CIP 数据核字（2020） 第 113903 号

书　　名	DSM-5® 障碍定式临床检查（研究版）用户指南 DSM-5® ZHANG'AI DINGSHI LINCHUANG JIANCHA（YANJIU BAN）YONGHU ZHINAN
著作责任者	〔美〕迈克尔 · B.弗斯特（Michael B. First）等　编著　费立鹏等　译
策划编辑	姚成龙
责任编辑	颜克俭
标准书号	ISBN 978-7-301-31422-7
出版发行	北京大学出版社
地　　址	北京市海淀区成府路 205 号　100871
网　　址	http://www/pup.cn　新浪微博: @北京大学出版社
电子信箱	zyjy@pup.cn
电　　话	邮购部 010-62752015　发行部 010-62750672　编辑部 010-62704142
印 刷 者	涿州市星河印刷有限公司
经 销 者	新华书店
	889 毫米×1194 毫米　16 开本　14.5 印张　280 千字
	2021 年 1 月第 1 版　2021 年 1 月第 1 次印刷
定　　价	88.00 元

英文版原著作者

Michael B. First, M.D.

哥伦比亚大学临床精神医学教授

纽约州精神病学协会临床现象部研究型精神科医师

纽约，纽约州

Janet B. W. Williams, Ph.D.

哥伦比亚大学临床精神卫生社会工作学，精神医学和神经医学荣誉教授（退休）

纽约州立精神卫生研究所生物测量研究系研究型科学家和副主任（退休）

纽约，纽约州

MedAvante 公司全球科学高级副总裁

汉密尔顿，新泽西州

Rhonda S. Karg, Ph.D.

三角洲国际研究所，行为健康和刑事司法研究部，研究型心理学家

达勒姆，北卡罗来纳州

Robert L. Spitzer, M.D.

哥伦比亚大学精神医学荣誉教授（退休）

纽约州立精神卫生研究所生物测量研究系研究型科学家和主任（退休）

纽约，纽约州

中文版工作组

组　长：费立鹏 (Michael R. Phillips, M.D., M.P.H., M.A.)[1]
副组长：陈晗晖 (Hanhui Chen, M.D., Ph.D.)[1]
　　　　蔡　冰 (Bing Cai, M.Res.)[1]
校译者：王立伟 (Liwei Wang, M.Med.)[2]
　　　　王志青 (Zhiqing Wang, B.Med.)[3]
　　　　刘哲宁 (Zhening Liu, M.D., Ph.D.)[4]
　　　　赵靖平 (Jingping Zhao, M.D., Ph.D.)[4]
初译者：李改智 (Gaizhi Li, M.D.)[1]
　　　　高慧敏 (Huimin Gao, M.D.)[5]
　　　　张红霞 (Hongxia Zhang, M.Med.)[6]
　　　　聂　晶 (Jing Nie, Ph.D.)[7]
　　　　孙　燕 (Yan Sun, B.A.)[1]
初排版：王铁红 (Tiehong Wang, B.A.)[1]

1 上海交通大学医学院附属精神卫生中心
2 复旦大学附属华山医院
3 中国中医科学院广安门医院
4 中南大学湘雅二医院
5 北京大学第六医院
6 复旦大学附属中山医院
7 北京大学学生心理健康教育与咨询中心

中文版前言

英文《DSM-5®障碍定式临床检查》的临床版（SCID-5-CV）和研究版（SCID-5-RV）是美国精神医学学会根据《精神障碍诊断与统计手册（第五版）》（以下简称“DSM-5 英文版”）制定的一系列工具书，以规范精神障碍诊断的过程，从而提高其信度和效度。临床版包含的临床诊断的种类和亚型相对较少，适合在临床实践中应用；研究版则包含了更多的临床诊断的种类和亚型，还增加了主要诊断的标注，更适合科学研究使用。两个版本均适用对精神障碍患者、其他躯体疾病的患者以及社区居民进行诊断。SCID-5-CV 和 SCID-5-RV 的用户应该是熟悉 DSM-5 的人，可以是精神科医师，也可以是心理学工作者、精神科护士、社会工作者或者其他相关专业人员。

为方便中国用户，我们翻译了《DSM-5®障碍定式临床检查》的两套工具书,第一套包括《DSM-5®障碍定式临床检查（临床版）访谈手册》和《DSM-5®障碍定式临床检查（临床版）用户指南》，第二套包括《DSM-5®障碍定式临床检查（研究版）访谈手册》(以下简称“访谈手册”）和 《DSM-5®障碍定式临床检查（研究版）用户指南》。在美国，每检查一名调查对象，需使用一本 SCID-5-CV 或 SCID-5-RV 访谈手册，这会耗费很多纸张，且不方便在评估过程中跳转和记录。为了加强这两套工具书在中国的适用性并节约纸张,我们制定了相应的记录单:《DSM-5®障碍定式临床检查（临床版）记录单》和《DSM-5®障碍定式临床检查（研究版）记录单》(以下简称“记录单”)。鉴于中国《SCID-Ⅳ-TR 轴Ⅰ障碍定式临床检查(病人版)》 (SCID-Ⅳ) 15 年的使用经验，用户常面临条目跳转的困难，为解决这一问题，我们还制定了辅助用户在电脑上进行精神障碍诊断的 SCID-5 电子软件：《DSM-5®障碍定式临床检查（临床版）电子软件》和《DSM-5®障碍定式临床检查（研究版）电子软件》。为满足国内临床和研究人员对精神障碍诊断和评估的特定要求，我们在将来计划推出用户自定义的《DSM-5®障碍定式临床检查（临床试验版）》。

本册为《DSM-5®障碍定式临床检查（研究版）用户指南》,它不仅可以在临床实践中应用,也可以在其所包含的诊断满足某个研究的特定需求时应用于科学研究。本书使用的精神障碍诊断标准参照《精神障碍诊断与统计手册（第五版）》 的翻译文本（北京大学出版社, 2015) (以下简称 DSM-5 中文版）并做了必要的修订。在访谈手册中，这些诊断标准放在有灰色底纹的中间一栏。

为方便中国的用户，我们在翻译过程中对 SCID-5-RV 英文版访谈手册进行了以下调整:

- 因为只有简体中文版有匹配的记录单，所以在访谈手册的最右侧增添了许多变量名，以保证在记录单上需要记录的每项内容在访谈手册中都有相应的变量名。
- 根据 SCID-Ⅳ中文版的使用经验，在英文版的基础上对访谈手册的结构和格式进行了调整。非酒精物质使用障碍部分（访谈手册第 189—206 页）调整最多，但内容与英文版一致。英文版有 3 个不同的询问方案以确定使用过的物质是否符合物质使用障碍的诊断标准：① 依次评估单个最有问题的物质，直至作出某类物质使用障碍诊断之后跳走；② 评估 3 类最有问题的物质，同时或依次评估，完成这 3 类物质的评估之后即跳走；③ 同时或依次评估所有筛查阳性的物质。在依次评估的情况下，检查者需要针对每个询问的物质类别从头到尾反复询问 11 个诊断标准的问题，这样比较耗费时间。此外，多种物质同时滥用的情况在中国极少见，所以英文版的方案不是很适合国内情况。为了有效快速地评估该模块，我们对中文版做了修改，修改后对所有使用过的物质只需同时询问一遍 11 个诊断标准的问题。偶然情况下，检查者也可以根据研究所需而只评估他所关注的某类特定的物质。
- 对于同一诊断，我们将 SCID-5-CV 与 SCID-5-RV 有些不一致的内容尽可能调整为一致。

用户注意事项:

- 使用访谈手册前，使用者应已充分熟悉 DSM-5 中文版的内容；若在不熟悉 DSM-5 中文版内容的情况下使用访谈手册，则难以有效地进行诊断。为方便用户查看，访谈手册在每个障碍的首个诊断标准处给出了 DSM-5 中文版的对应页码。
- 在评估过程中，除非有明确的跳转指导，否则应该遵循继续下一项或下一页的规则。
- 在访谈手册的跳转指导中，“字母数字”代表变量名（例如，**G12** 代表 G 模块最右列第 12 个变量）。若跳转指导中只有页码，代表要跳至该页的第一个条目，若既有页码又有变量名，代表要跳至该页中该变量名所对应的条目。
- 为了鉴别需要朗读和需要阅读的内容，我们在 A—L 模块的 3 列中的最左列里对需要朗读的部分使用了**加粗显示**。
- 在访谈手册 A—L 模块中，最左列的括号内的问题是补充问题，若信息已知则不必询问。
- 在 DSM-5 中，由于躯体疾病所致的精神障碍的诊断都称为“由于其他躯体疾病所致的……障碍”，但在 SCID-5-RV 中，除了诊断名称以外，其他情况都采用“一般躯体疾病”的说法，以避免“其他躯体疾病”可被理解为既包括精神障碍又包括躯体疾病所造成的混淆。
- 在英文版中，继发性精神障碍（即由于其他躯体疾病所致的或者物质/药物所致的）放在模块的最后进行评估，这样的安排存在两个不足：① 不清楚它们的诊断是与哪个特定障碍相关；② 从特定障碍的排除标准至继发性精神障碍来回跳转的烦琐。在中文版中为了解决这些问题，在特定障碍的排除标准进行一般躯体疾病和物质/药物病因学上的单独评估，这样，可以对继发性障碍作出即刻诊断，避免了跳转，同时也清晰地展示了继发性精神障碍典型症状是与哪个特定精神障碍最相关。
- 在诊断过程中，对 5 类精神障碍（精神病性障碍、双相及相关障碍、抑郁障碍、焦虑障碍、强迫及相关障碍)需要鉴别是原发性还是继发性的障碍（由于其他躯体疾病所致的或者物质/药物所致的精神障碍)。在英文版中，可以检查出所有的目前继发性精神障碍，但只能检查出部分的既往继发性精神障碍：① 如果目前存在原发性精神障碍，就不会再询问既往的发作，那么，既往存在的继发性精神障碍就没有被检查出来；② 如果目前没有这些精神障碍，但既往原发性和继发性障碍均存在，若首先询问有关的既往原发性发作，诊断完毕后就会跳走，不会再询问有关既往继发性发作了。中文版为了解决这个问题，无论是否已经作出了该谱系特定障碍的诊断，每个谱系评估的最后增加一个条目，询问是否存在尚未诊断的该谱系的典型症状，若有，需重新从头评估这些症状。
- 在 SCID-5-RV 和 SCID-5-CV 所包含的相同障碍中，有些被归纳进了两本访谈手册的不同模块：① 创伤后应激障碍在 SCID-5-RV 中被纳入 L 模块（创伤及应激相关障碍)，而在 SCID-5-CV 中被纳入 G 模块（强迫症和创伤后应激障碍)；② 成人注意缺陷/多动障碍在 SCID-5-RV 中被纳入 K 模块（外化障碍)，而在 SCID-5-CV 中单独构成 H 模块；③ 适应障碍在 SCID-5-RV 中被纳入 L 模块（创伤及应激相关障碍)，而在 SCID-5-CV 中单独构成 J 模块；④ 属于 SCID-5-RV 不同模块的 16 个障碍仅仅出现在 SCID-5-CV Ⅰ 模块（扫描其他目前障碍）扫描问题中。

- 在完成 SCID-5 的定式访谈评估之后，对 SCID-5 中所有的障碍，如果检查者因为资料不足仍然对某个障碍无法确定诊断是否成立，此时检查者可以在总评分表将其评估为 “？”。另外一种情况是对 SCID-5 中部分的障碍，定式访谈评估确定未完全符合该障碍的诊断标准，然而确实存在一些有临床意义的症状和功能损害，即阈下的临床征象，此时检查者可以在总评分表将其评估为 “2”。

版权和建议的参考文献格式：

中文参考文献引文格式如下：

迈克尔·B. 弗斯特等. DSM-5®障碍定式临床检查（研究版）用户指南 [M]. 费立鹏等，译. 北京：北京大学出版社, 2020.

英文参考文献引文格式如下：

Phillips M R [trans.]. User’s Guide for the Adapted Chinese Version of the Structured Clinical Interview for DSM-5 Disorders, Research Version, by Michael B. First, Janet B.W. Williams, Rhonda S. Karg, and Robert L. Spitzer. Beijing: Peking University Press, 2020.

2020 年 12 月

目 录

1. 前言

DSM-5 障碍定式临床检查（SCID-5）是做出 DSM-5 主要诊断（既往的轴Ⅰ诊断）的半定式检查指南。它由熟悉 DSM-5 分类和诊断标准（美国精神医学学会，2013）的临床医生或培训过的精神卫生专业人员施测。调查对象可能是精神障碍或一般躯体疾病的患者或者自认为并非有病的个体，例如，精神疾病社区调查的调查对象或精神病患者的家属。SCID-5 的用语和诊断范畴使其最适合在成人（18 岁以上）中使用；但将问题的措辞稍加修改的话，它也可用于青少年。一般人应该能理解 SCID-5 的用语。SCID-5 不能用于对那些有严重认知损害、激越或严重精神病性症状的人进行检查。这种情况在概述的前 10 分钟就应该很明了，在这种情况下，SCID-5 可以作为诊断清单和决策树，与通过其他方式获得的诊断信息一并使用。

SCID-5 有多个用途：

- **确保对所有 DSM-5 的主要诊断系统地进行评估**。举例来说，SCID 常作为临床机构患者收治程序的一部分使用，也有助于确保全面的司法诊断评估。
- **筛选研究人群**。举例来说，在一个重性抑郁障碍治疗的疗效研究中，用 SCID-5 可保证所有调查对象都具有符合 DSM-5 重性抑郁障碍标准的症状，而且把在最近 12 个月内有任何物质使用障碍病史的调查对象均排除在外。
- **根据目前或既往的精神病诊断确定研究人群的特征**。举例来说，对某个人群（例如，美国的成年人）精神障碍的患病率和发病率感兴趣的研究人员、执业医生、政策制定者及普通群众可使用通过 SCID-5 检查收集到的诊断数据。
- **提高精神卫生相关专业学员的检查技巧**。精神卫生相关专业包括精神医学、心理学、精神科社会工作学和精神科护理学。举例来说，SCID-5 能够为学员提供一整套有用的问题，引导调查对象提供信息，这些信息将作为诊断标准的判断基础。通过反复使用 SCID-5，学员将熟悉 DSM-5 诊断标准，同时能将有用的问题整合到自己的检查技巧之中。

有关 SCID-5 英文版的最新信息，包括已有的翻译、计算机辅助版、包含视频和 SCID 知识测验在内的培训材料，以及勘误、修正，请访问 SCID 网站： www.scid5.org。

2. SCID 的历史

1980 年出版的 DSM-Ⅲ颠覆了精神医学的传统，它收纳了几乎所有精神障碍的具体诊断标准（美国精神医学学会, 1980）。在 1980 年之前已经有几套诊断标准，例如, Feighner 标准（Feighner 等, 1972）和研究诊断标准（RDC; Spitzer 等，1978），以及按照这些诊断标准设计的诊断用定式检查（Endicott 和 Spitzer, 1978; Helzer 等, 1981）。到 1983 年, DSM-Ⅲ诊断标准作为描述研究对象的标准语言而被广为传播。得益于此，人们开始了对作为 DSM-Ⅲ诊断工具的 SCID 的设计工作。SCID 增添了以往工具没有的特征，这些特征有利于其在精神医学研究中的应用，例如,增加的概述部分允许患者描述目前发作的发展过程，还有模块化的设计使研究者不必考虑与自己研究无关的主要诊断类别。

1983 年，美国国家精神卫生研究所认识到需要一个临床诊断评估程序进行 DSM-Ⅲ的诊断，并发布了制定这类程序计划书的要求。在 SCID 预试验的基础上，美国国家精神卫生研究所发出提案请求进一步开发这一工具。1985 年 4 月，纽约州立精神卫生研究所生物测量研究系获得一笔 2 年的经费以进行 SCID 的现场测试，并确定它在几个不同的临床和非临床调查人群中的信度（Spitzer 等，1992; Williams 等, 1992）。在 DSM-Ⅲ修订版（DSM-Ⅲ-R; 美国精神医学学会, 1987）出版后，美国精神医学出版社于 1990 年 5 月发行与 DSM-Ⅲ-R 相应的 SCID (Spitzer 等, 1990a, 1990b)。

1993 年秋天，依据 DSM-Ⅳ（美国精神医学学会，1994）的 SCID 修订工作开始了。1994 年下半年，一些感兴趣的研究者对修订的草案版本进行了现场测试。针对 DSM-Ⅳ的 SCID 最终版本于 1996 年 2 月出版。之后 SCID 又经历几次修订，最大的一次修订是在 2001 年 2 月，当时 SCID 根据 DSM-Ⅳ修订版（DSM-Ⅳ-TR; 美国精神医学学会, 2000）进行了更新。

2012 年，针对 DSM-5 的 SCID 修订工作开始了。DSM-5 诊断标准集（美国精神医学学会, 2013）的大幅度修改不仅要求 SCID 制定许多新问题，还需对 SCID 的算法进行调整。这也为研究者提供了一个契机去重新审视所有的问题并修订相关措辞，即便在 DSM-5 中诊断标准的条目并没有改变。根据 DSM-5 的元结构, SCID-5 的模块结构做了相应的重组。最后, SCID-5 评估的障碍数目增加了，新增的障碍有：环性心境障碍、经前期烦躁障碍、分离焦虑障碍、囤积障碍、拔毛癖（拔毛障碍)、抓痕（皮肤搔抓）障碍、回避性/限制性摄食障碍、失眠障碍、嗜睡障碍、成人注意缺陷/多动障碍、间歇性爆发性障碍以及赌博障碍。DSM-5 工作组成员及有经验的 SCID 用户在 2013 年上半年对修订草案进行了审阅，并在 2013 年年末开始进行 SCID-5 的现场测试。针对 DSM-5 的 SCID 最终版本于 2014 年 11 月提交美国精神医学出版社出版。与 DSM-Ⅳ的 SCID 情况一样，若有需要，会持续进行勘误和修订工作。有关持续修订版本的最新消息，请参考 SCID-5 网站。

3. SCID 的版本

SCID 最初被设计成一个单独的文档，以便研究者和临床医生都可以使用。这就使得 SCID 既要足够详细，以满足科研界的需求；又要做到足够的用户友好，以便临床医生在使用时能提高他们诊断评估的信度和效度。这种目标的二重性最终给研究者们带来了麻烦，因为要防止 SCID 过于烦琐，许多潜在有用的诊断信息（例如，大多数的亚型）被排除在了 DSM-III-R 版的 SCID 之外。然而，许多临床医生仍然认为 SCID 的细节总量使其过于冗长复杂。此外，人们可以明显地看到，对于用 SCID 来确定潜在调查对象的健康状况是否符合特定研究计划的入组/排除标准的临床试验来说，标准研究版本包含了大量临床试验并不需要的信息。因此，出现了专门针对临床试验入组/排除标准的 SCID 版本的需求。

为了满足不同的需求,SCID-5 有三个独立的版本：一是为方便在临床上使用而简化的**临床版**(SCID-5-CV)；二是为方便在研究试验中使用而包含许多特征的**研究版**（SCID-5-RV)；三是为判断是否符合特定临床试验入组/排除标准而定制的**临床试验版**（SCID-5-CT)。以下提供了这三个版本的详细介绍。

3.1 SCID 研究版（SCID-5-RV)

这本书专属于 SCID 研究版（SCID-5-RV)。作为最全面的 SCID 版本, SCID-5-RV 包括的障碍比临床版要多，并纳入了 DSM-5 中所有的亚型以及严重程度和病程的标注。而且, SCID-5-RV 一个尤为重要的特征是它的可定制性，使该工具能进行定制以满足特定研究的需要。正如第 5 章“为你的研究定制 SCID-5-RV 的步骤”中所描述的, SCID-5-RV 简体中文版有 16 个单独模块（对应于英文版的 18 个诊断模块文件)，研究者可根据自己的需求，通过跳转的选择生成一个定制版的 SCID。

英文版 SCID-5-RV 的发行有核心版和加强版两个独立的版本，前者包括大多数研究者在大多数研究中可能想要常规评估的障碍，后者还包括许多可选障碍的评估。中文版将所有内容整合成了一个版本（见本书第 4 章“SCID-5-RV 的诊断范畴”的表 1)。而且，SCID-5-RV 的几个模块设有特定的跳转指导语（见本书第 5 章“为你的研究定制 SCID-5-RV 的步骤”)，根据研究的需要选择跳转。举例来说，概述部分有一个跳转指导语（访谈手册第 14 页)：“若调查对象不是肯定的或可能的精神障碍患者，跳至第 16 页[R82]”；如果用于调查对象自认为是精神病患者的研究，则继续条目 R59，完成这部分评估之后，从 R81 跳至 R91 继续；如果用于调查对象并不一定是精神病患者的研究（例如，在综合医院或社区的研究中)，则依据指导语从此处跳至 R82 继续评估。因此, SCID-5-RV 可以灵活地进行组合定制。研究者至少要在存在可供选择的跳转指导语时，通过跳转的选择来纳入哪一个模块版本，从而做出最低限度的定制。而且，研究者可能会决定为特定研究特别地定制单个模块，例如，省略并非研究兴趣点的特定障碍或标注。

3.2 SCID 临床版（SCID-5-CV)

SCID-5-CV 装订成册，英文原版由美国精神医学出版社出版，是 SCID-5-RV 删减和重新排版的版本，包含了临床上最常见的诊断。虽然命名为“临床版”，但研究者特别感兴趣的障碍也收录在 SCID-5-CV 之中，在研究环境中也可以使用 SCID-5-CV。

SCID-5-CV 与 SCID-5-RV 有几个不同的地方。

首先, SCID-5-CV 仅仅包含那些对诊断编码有影响的标注。为此, SCID-5-CV 只收录了双相障碍和重性抑郁障碍的严重程度、精神病和缓解的标注，因为它们会影响诊断编码的选择。同样地，它也收录了注意缺陷/多动障碍的表现类型（即主要表现为注意缺陷、主要表现为多动/冲动、混合表现)，因为它们对于确定诊断编码来说是必需的。

其次，许多包含在 SCID-5-RV 中的障碍（例如，神经性厌食、囤积障碍）的诊断标准并未出现在 SCID-5-CV 之中，取而代之的是 I 模块（“扫描其他目前障碍”）中针对这些障碍的扫描问题。如果患者肯定地回答了其中的一个问题，检查者需要继续进行相应障碍诊断所需的非定式临床评估。(为了方便这一过程, SCID-5-CV 包含了相应诊断标准的 DSM-5 中文版的页码。)

最后，尽管 SCID-5-RV 的大多数障碍在目前和终身两个时间范围作了评估，SCID-5-CV 更多地着重于目前是否符合诊断标准，因为障碍的目前临床状况与治疗决策最为相关。SCID-5-CV 仅有一些障碍包含了终身评估，它们是重性抑郁障碍、双相 I 型及 II 型障碍、精神分裂症谱系及其他精神病性障碍、惊恐障碍以及创伤后应激障碍。

3.3 SCID 临床试验版（SCID-5-CT)

SCID-5-CT 最初是与 i3 Research 公司合作开发的，是 SCID-5-RV 经过调整、删减和优化的修改版，用于包含典型入组/排除标准的临床试验。针对重性抑郁障碍、双相障碍、精神分裂症、广泛性焦虑障碍、创伤后应激障碍以及注意缺陷/多动障碍治疗的临床试验已经研发了 SCID-CT 英文模板。后来还制定了增补的“排除”SCID-5-CT，主要用于排除符合研究排除标准障碍的个体（例如，为排除 SCID 没有含在内的药物所致的障碍或重度神经认知障碍)。为了制定针对研究方案的 SCID-CT，必须根据研究方案特定的入组/排除标准定制合适的模板。请访问 www.scid5.org 以获得有关商业授权信息和安排针对研究方案的 SCID-CT 英文版定制。

为满足中国精神卫生研究者这方面的需求，我们制定适宜特定研究的 SCID-5 纸质版及电子软件，有需求的人或单位可以联系上海市精神卫生中心危机干预研究室。(联系人和电子邮件：费立鹏 mphillipschina@outlook.com)

4. SCID-5-RV 的诊断范畴

在制定 SCID-5 的过程中，最初计划增加纳入障碍的数量。然而，鉴于许多评审人员担心 SCID-5-RV 的内容太多和所需时间太长，我们决定以核心障碍（必须询问的障碍）和可选障碍的形式呈现。对哪些障碍作为可选障碍、哪些作为核心障碍的决策则是基于一项对 SCID-Ⅳ用户的调查结果。根据是否包含可选障碍，我们将 SCID-5-RV 英文版分为两个独立的版本：

- 标准的**核心版**包括概述和基本的 SCID-5 障碍。
- **加强版**包括概述以及标准的核心版障碍和下列 13 个可选障碍：分离焦虑障碍、囤积障碍、躯体变形障碍、拔毛癖(拔毛障碍)、抓痕(皮肤搔抓)障碍、失眠障碍、嗜睡障碍、物质/药物所致的睡眠障碍、回避性/限制性摄食障碍、躯体症状障碍、疾病焦虑障碍、间歇性爆发性障碍和赌博障碍。

为了简化 SCID-5-RV 流程和增加其灵活性, SCID-5-RV 中文版只有一个版本，包括概述、核心障碍和 13 个可选障碍(见表 4-1)，在每个可选障碍开头会用一个条目来决定是否评估该可选障碍。

表 4-1　SCID-5-RV 中文版诊断范畴（可选障碍用***加粗斜体***表示）

模块	内容
A 模块 **心境发作、环性心境障碍、持续性抑郁障碍和经前期烦躁障碍**	重性抑郁发作 躁狂发作 轻躁狂发作 环性心境障碍 持续性抑郁障碍（恶劣心境） 经前期烦躁障碍 由于其他躯体疾病所致的双相及相关障碍* 物质/药物所致的双相及相关障碍* 由于其他躯体疾病所致的抑郁障碍* 物质/药物所致的抑郁障碍*
B 模块 **精神病性及相关症状**	妄想 幻觉 言语紊乱和行为紊乱 紧张症行为 阴性症状
C 模块 **精神病性障碍的鉴别诊断**	精神分裂症 精神分裂样障碍 分裂情感性障碍 妄想障碍 短暂精神病性障碍 由于其他躯体疾病所致的精神病性障碍 物质/药物所致的精神病性障碍 其他特定/未特定精神病性障碍

（续表）

模块	内容
D 模块 **心境障碍的鉴别诊断**	双相Ⅰ型障碍 双相Ⅱ型障碍 其他特定/未特定双相及相关障碍 重性抑郁障碍 其他特定/未特定抑郁障碍 由于其他躯体疾病所致的双相及相关障碍* 物质/药物所致的双相及相关障碍* 由于其他躯体疾病所致的抑郁障碍* 物质/药物所致的抑郁障碍*
E 模块 **物质使用障碍**	酒精使用障碍 镇静剂、催眠药或抗焦虑药使用障碍 大麻使用障碍 兴奋剂使用障碍 阿片类物质使用障碍 吸入剂使用障碍 苯环利定及相关物质使用障碍 其他致幻剂使用障碍 其他（或未知）物质使用障碍
F 模块 **焦虑障碍**	惊恐障碍 广场恐惧症 社交焦虑障碍 特定恐惧症 广泛性焦虑障碍 ***分离焦虑障碍(可选)*** 由于其他躯体疾病所致的焦虑障碍 物质/药物所致的焦虑障碍 其他特定/未特定焦虑障碍
G 模块 **强迫及相关障碍**	强迫症 ***囤积障碍(可选)*** ***躯体变形障碍(可选)*** ***拔毛癖(可选)*** ***抓痕障碍(可选)*** 其他特定/未特定强迫及相关障碍 由于躯体疾病所致的强迫及相关障碍 物质/药物所致的强迫及相关障碍

（续表）

模块	内容
H 模块 ***睡眠－觉醒障碍(可选)***	***失眠障碍(可选)*** ***嗜睡障碍(可选)*** ***物质/药物所致的睡眠障碍(可选)***
I 模块 **喂食及进食障碍**	神经性厌食 神经性贪食 暴食障碍 ***回避性/限制性摄食障碍(可选)*** 其他特定/未特定喂食及进食障碍
J 模块 ***躯体症状及相关障碍(可选)***	***躯体症状障碍(可选)*** ***疾病焦虑障碍(可选)***
K 模块 **外化障碍**	成人注意缺陷/多动障碍 ***间歇性爆发性障碍(可选)*** ***赌博障碍(可选)***
L 模块 **创伤及应激相关障碍**	急性应激障碍 创伤后应激障碍 适应障碍 其他特定/未特定创伤及应激相关障碍

*在A模块和D模块均有的障碍

5. 为你的研究定制 SCID-5-RV 的步骤

SCID-5-RV 的内容可以分为两种类型：核心内容（即所有调查对象都必须使用的内容）和可选内容(即检查者可选择性地使用的内容)。核心内容包括：总评分表、概述以及 A—G、I、K 和 L 模块的大部分内容。可选内容包括：扫描模块；A 模块中抑郁和躁狂发作的标注；选择 B/C 模块或者 B 和 C 模块；F—K 模块中 13 个可选的障碍；以及 L 模块中选择标准或者详细的创伤扫描。

SCID-5-RV 英文版由 18 个未装订成册的单独模块组成,检查者应该自行决定纳入哪些可选内容,将它们与核心内容组合装订在一起,生成符合其研究要求的版本。该操作过程相对比较复杂,不太适合国内用户。SCID-5-RV 中文版将所有模块合并成了一本装订成册的调查手册，通过许多特定的结构调整和跳转选择以及相应记录单的制定，从而完整地保留了英文版原有内容、评估效果和可定制性,检查者在评估中可针对特定需求剔除不必要的内容并选择合适的内容进行评估。

评估之前检查者要考虑的问题

1. 概述：考虑是使用精神障碍患者还是非精神障碍患者精神病理时段的条目。

   概述除条目 R59—R90 需要根据调查对象进行选择外，其余大部分的内容适合所有调查对象的评估。条目 R59—R81 收集精神障碍患者目前和既往精神病理时段的相关信息，适合于评估自认为是精神障碍患者的个体。问题设计的假设是患者目前在治疗或者既往寻求过治疗。因此，该评估部分会详细地描述和记录存在的问题及其病程。条目 R82—R90 收集非精神障碍患者目前和既往病理时段的相关信息，没有对访谈对象目前或既往是否为精神病患者做设定。因此，它包括几个用来识别可能的未诊断的精神病理阶段的问题（例如,“回顾你整个人生，你什么时候最难过?”)。

2. 扫描模块：考虑是否使用扫描问题。

   在扫描模块和相应障碍的评估前面均安排有扫描问题。大部分调查会使用扫描模块；但在特殊情况下可以不纳入扫描模块（例如，研究只关注某个障碍的诊断，不需要考虑其他障碍的诊断)，此时，可以询问位于相应障碍评估中的扫描问题。扫描模块一共包含 30 个扫描问题，15 个为核心障碍的扫描问题（问题 1—7、9—12、19、20、26、27)，另外 15 个为可选障碍的扫描问题（问题 8、13—18、21—25、28—30)，后者的问题在序号后带有“[可选障碍]”字样并有灰色底纹以与前者区别。注意，扫描模块包括了用于所有可选障碍的扫描问题（物质/药物所致的睡眠障碍要除外，它只在评估失眠障碍和嗜睡障碍时才评估)。如果在你定制的 SCID-5-RV 中，你只使用了部分的可选障碍，你可以只询问相应可选障碍的扫描问题。

3. A 模块诊断标注：考虑是否评估抑郁发作和躁狂发作的标注。

   A 模块的评估内容取决于你是否对以下标注感兴趣：伴焦虑痛苦、伴混合特征、伴围产期起病、伴紧张症、伴忧郁特征及伴非典型特征，它们适用于目前重性抑郁发作、目前躁狂发作、目前轻躁狂发作、目前环性心境障碍以及目前持续性抑郁障碍。在每个目前心境发作或选定的目前障碍之后会有一个跳转指导语，用来决定是否要评估发作或障碍的标注，例如，通过评估，存在目前重性抑郁发作，那么，在 A33 之后就有以下跳转指导语："若不需要评估目前重性抑郁发作的标注，跳至 A.23 [A134]"——如果需要评估标注，从 A34 继续评估；若不需要评估标注，则跳至 A.23 [A134]，从目前躁狂发作继续评估。

4. B/C 模块或者 B 和 C 模块：考虑是仅仅做精神病症状的扫描还是要做出精神病性障碍的诊断。

   B/C 模块为合并的精神病扫描，只评估幻觉和妄想的终身存在，通常用于筛除有终身精神病性症状病史的个案。选择 B 模块和 C 模块取决于你是否需要评估整套阳性和阴性精神病性症状，以及确定这些症状的鉴别诊断。B 模块评估整套精神病性症状，而 C 模块确定这些症状的鉴别诊断。

5. F—K 模块：考虑需要评估 F—K 模块 13 个可选障碍中的哪些障碍。

   F—K 模块包括的可选障碍如下：F 模块的分离焦虑障碍；G 模块的囤积障碍、躯体变形障碍、拔毛癖和抓痕障碍；H 模块的失眠障碍、嗜睡障碍、物质/药物所致的睡眠障碍；I 模块的回避性/限制性摄食障碍；J 模块的躯体症状障碍和疾病焦虑障碍；K 模块的间歇性爆发性障碍和赌博障碍。

   为了使 SCID-5-RV 的流程同时适合核心障碍和可选障碍的评估，检查者根据每个可选障碍的第一个条目决定是否要评估该可选障碍。若不需要评估该可选障碍，将第一个条目固定评估为"1"，直接跳至下一个障碍的评估；若需要评估该可选障碍，将第一个条目固定评估为"3"，继续该障碍的评估。通过这样的设定，你可以灵活地选定需要评估的可选障碍。举例来说，如果你只想评估模块中的一个可选障碍，而跳过其他的可选障碍，那么你就只需将该可选障碍的第一个条目评估为"3"，并将该模块的其他可选障碍的第一个条目评估为"1"，这样 SCID 诊断流程就只包括了那一个障碍。例如，对于 G 模块，研究者只想评估躯体变形障碍——而对囤积障碍、拔毛癖和抓痕障碍不感兴趣。在定制 SCID 时，研究者只需在躯体变形障碍第一个条目 G58 评估为"3"，而将其他可选障碍的第一个条目（G35、G76 和 G95）评估为"1"，这样就可以做到只评估躯体变形障碍。

6. L 模块：考虑选择标准或者详细的创伤扫描。

   L 模块组成取决于你要用标准创伤史扫描还是要用更全面的创伤史扫描作为诊断急性应激障碍和创伤后应激障碍的前序。条目 L1："是否需要使用详细的创伤扫描？"可帮助做出选择。条目 L2—L10 为标准的创伤扫描，包括 6 个一般性问题，覆盖了不同类型的创伤（例如，"你是否曾目睹别人被杀害、死亡或受到严重的伤害？"）。条目 L11—L43 包括 28 个替代创伤史问题，覆盖了各种具体的创伤类型（例如，"在你一生的任何时候，你目击过与你关系亲密的人发生了威胁到生命的医疗事件吗，例如，需要复苏？"）。

6. SCID-5-RV 的基本特征

6.1 概述

SCID 以目前疾病和既往精神病理发作的开放式概述开篇，随后引导检查者系统地询问特定 DSM-5 诊断标准条目存在与否。概述为检查者提供了机会去倾听患者用他自己的话所描述的困境，以及收集在评估特定诊断标准时可能不会涉及的信息（例如，治疗史、社会和职业功能、症状产生的背景)。治疗史记录表提供了一个按时间先后顺序记录既往治疗史的框架，对既往治疗史特别复杂的个体可能会有帮助。概述还包括对终身酒精和物质使用的评估，目的是在 SCID 评估过程中引出精神病性症状时，能让检查者意识到物质所致病因的可能性。在概述结束时，检查者应该已经收集了足够的信息去形成一系列的初步诊断，之后再通过诊断模块排除或证实它们。

6.2 总评分表

在完成检查后，检查者填写位于 SCID 记录单上的总评分表（记录单第 38—45 页，访谈手册第 3—11 页)。使用总评分表的指导语在 11.1 "总评分表" 中详细阐述。SCID-5-RV 总评分表包括标示每种评估的障碍存在（不存在)的评估。对那些终身和目前时段都要评估的障碍，评估标示该障碍在调查对象终身是否曾经存在过（或只在阈下水平存在)，以及目前是否符合该障碍的诊断标准。对那些仅评估目前时段的障碍，评估仅用来标示该障碍目前是在阈上水平存在，还是在阈下水平存在或者根本不存在。在 SCID 中，通过包含 "(可选)" 字样来标明可选障碍。在即将完成总评分表时，检查者在记录单第 45 页有机会标明哪个 SCID 诊断是 "主要的" (即该障碍是或应该是目前临床关注的主要焦点)，若与 SCID 诊断不同，标明检查者的诊断，以及最后标明 "临时诊断" (即需要更多信息才能排除的障碍)。

总评分表结尾是《社会和职业功能评定量表》 (Social and Occupational Functioning Assessment Scale, SOFAS，访谈手册第 11 页)。该量表收录在 DSM-Ⅳ-TR 附录 B "用于进一步研究的诊断标准集和轴" (美国精神医学学会，2000，第 817—818 页)。认识到评估功能损害的宝贵价值，《社会和职业功能评定量表》被收录了进来以取代《功能大体评定量表》 (Global Assessment of Functioning, GAF)，后者之前收录在 DSM-Ⅳ轴Ⅴ，现已不再是 DSM-5 的组成部分。DSM-5 第三部分 "新出现的量表及模式" 收录了《世界卫生组织残疾评定量表》(World Health Organization Disability Assessment Schedule, WHODAS)，这是一个 36 个条目的自评量表，由于其长度、复杂性、对自评的依赖以及对精神障碍个体的适用性不清楚等原因，而没有被收录进 SCID。与《功能大体评定量表》相似，《社会和职业功能评定量表》的设计也是在一百分的范围内，以十分为单位，从功能良好到功能严重受损对社会和职业功能进行连续的评估；不同于《功能大体评定量表》的是，《社会和职业功能评定量表》只关注个体的功能水平，不直接受个体精神症状的整体严重程度的影响。还有与《功能大体评定量表》相反的是，一般躯体疾病所致的社会和职业功能的任何损害在进行《社会和职业功能评定量表》评估时都需要考虑。《社会和职业功能评定量表》通常用于目前时段（即最近 1 个月）的功能评估（即在评估时的功能水平)。《社会和职业功能评定量表》也可用于其他时间段的功能评估。举例来说，出于某些目的需要评估去年的功能（即在最近 1 年至少几个月的最高功能水平)。Goldman, Skodol 和 Lave (1992) 阐述了从《功能大体评定量表》发展到《社会和职业功能评定量表》的过程。在 SCID-5-RV 中文版中，该表与其他量表合并为“最近 1 个月社会功能的评估”，位于记录单第 46 页，其使用指导语位于本书第 202 页，“附录 C:增补评定量表使用指南”。

6.3 诊断流程

SCID 问题顺序的设计类似经验丰富的临床医生进行鉴别诊断的流程。随着检查的进展和对嵌入 SCID 中 DSM-5 诊断标准的评估，临床医生实际上在不断地验证诊断假设。需要注意的是，对于某些障碍，诊断标准并没有按照 DSM-5 的顺序列出，而是重新排序以使 SCID 检查更为有效和人性化。举例来说，精神分裂症的标准 D 紧跟在标准 A 后列出，如果精神病性症状与心境症状的时间关系不符合精神分裂症诊断的话，就允许检查者从精神分裂症跳走。

6.4 评估

评估过程中所有按照SCID-5-RV调查表进行提问所收集的信息应该记录在SCID-5-RV记录单的相应位置上。即便提供了特定的定式问题以帮助引出诊断信息，请务必牢记，**SCID 评估要反映的是 DSM-5 诊断标准的符合与否**，**并不一定是患者对 SCID 问题的回答**。SCID-5-RV 的评估方法表述如下，并将在本书第 8.3 节“SCID-5-RV 的常规及用法：诊断标准条目的评估”中进一步说明：

?= 资料不足，无法将诊断标准编码为“1”“2”或“3”

1= 无或否（即假命题）

2= 阈下

3= 阈上或是（即真命题）。

SCID 的问题大多数能简单地以“是”或“否”来回答，然而，“是”这种不详尽的回答极少能提供充足的信息来判断是否符合诊断标准。为进行有效的诊断评估，通常有必要请患者进行详细的描述或举出特定的例子。例如，重性抑郁发作的一个问题是询问患者是否曾经有过“思考或集中注意力方面的问题”。如果调查对象对这个问题回答“是”，为确保个体的经历符合相应的诊断标准（即思考或注意能力的下降），检查者将该诊断标准评估为“3”之前必须进一步地询问探索（例如，“你做什么事情会感到难以集中注意力呢?”）。只有检查者对自己已有足够信息去确定完全符合诊断标准满意之后，才能评估为“3”。有时，这就需要对标准进行措辞的修改或者解释，使调查对象对概念更加清楚。在其他情况下，检查者可能有必要从其他来源（例如，家人、以往记录）寻求确凿的信息。

请注意，并不是非得调查对象承认存在症状才可评估为“3”或者不存在症状才可评估为“1”。（更多评估信息参见本书第 8.3 节“SCID-5-RV 的常规及用法：诊断标准条目的评估”。）评估结果最终取决于检查者对诊断标准符合与否的临床判断。尽管调查对象否认症状的存在，但如果检查者对该特定症状的存在有把握，检查者可以温和地对调查对象的回答表示质疑（例如，“尽管你告诉我你从来没有听到过任何声音，但我在入院记录中了解到，你在急诊室的时候听到过声音”），或者，在有充分证据支持的情况下（例如，调查对象说每天在洗手仪式上花两小时并不过分或荒唐）甚至可直接将该症状评估为存在（即“3”）。另一方面，如果检查者听了调查对象的描述之后仍然怀疑症状是否存在，该条目应评估为不存在（即“1”）或阈下（即“2”）。

6.5 确定诊断是否为"目前"

对于 SCID 中大多数障碍，检查者评估的是某一诊断是否曾经存在过（**终身患病情况**），以及是否有**目前发作**，它被定义为在持续到 SCID 检查当时的特定时间段内是否存在符合诊断标准的症状。目前时间范围的设定因诊断而异，根据 DSM-5 诊断标准中对病程和症状聚集的要求而定（总结于表 6-1）。举例来说，要求病程至少 1 个月的创伤后应激障碍将最近 1 个月作为目前的时间范围。鉴于广场恐惧症、社交焦虑障碍和特定恐惧症要求每个障碍持续超过 6 个月，因此将最近 6 个月作为目前的时间范围。因为物质使用障碍的症状聚集时间范围要求在一个 12 个月的时间段内至少有 2 项症状，所以物质使用障碍的目前时间范围采用最近 12 个月。对于那些没有具体病程要求的诊断，将 1 个月默认为目前时间范围。注意，对于那些要求症状病程不足 1 个月的障碍（例如，重性抑郁发作为连续 2 周），如果完全符合诊断标准的症候群持续至目前这个月时，则考虑该障碍为目前（例如，重性抑郁发作开始于 5 周之前，即便在 2 周后就部分缓解了，仍应视为目前）。

表 6-1　考虑障碍为目前的时间范围

时间范围	障碍
最近 1 个月	双相 I 型障碍 双相 II 型障碍 重性抑郁障碍 精神病性障碍（精神分裂症、精神分裂样障碍、分裂情感性障碍、妄想障碍、短暂精神病性障碍） 惊恐障碍 强迫及相关障碍（强迫症、囤积障碍、躯体变形障碍、拔毛癖、抓痕障碍） 回避性/限制性摄食障碍 创伤及应激相关障碍（急性应激障碍、创伤后应激障碍、适应障碍） 由于其他躯体疾病所致的精神障碍（由于其他躯体疾病所致的双相及相关障碍、由于其他躯体疾病所致的抑郁障碍、由于其他躯体疾病所致的精神病性障碍、由于其他躯体疾病所致的焦虑障碍、由于其他躯体疾病所致的强迫及相关障碍） 物质/药物所致的障碍（物质/药物所致的双相及相关障碍、物质/药物所致的抑郁障碍、物质/药物所致的精神病性障碍、物质/药物所致的焦虑障碍、物质/药物所致的强迫及相关障碍、物质/药物所致的睡眠障碍） 其他特定/未特定精神障碍（其他特定/未特定双相及相关障碍、其他特定/未特定抑郁障碍、其他特定/未特定精神病性障碍、其他特定/未特定焦虑障碍、其他特定/未特定强迫及相关障碍、其他特定/未特定喂食或进食障碍、其他特定/未特定创伤及应激相关障碍）

（续表）

时间范围	障碍
最近 3 个月	失眠障碍 嗜睡障碍 神经性厌食 神经性贪食 暴食障碍
最近 6 个月	广场恐惧症 社交焦虑障碍 特定恐惧症 广泛性焦虑障碍 分离焦虑障碍 躯体症状及相关障碍（躯体症状障碍、疾病焦虑障碍） 注意缺陷/多动障碍
最近 12 个月	经前期烦躁障碍 物质使用障碍 间歇性爆发性障碍 赌博障碍
最近 2 年	环性心境障碍 持续性抑郁障碍

注意，终身的评估可以在目前时间范围评估之前、之后或者同时进行——这取决于问题的逻辑流程，以及对整个诊断标准集的终身和目前时段的序贯评估，与对每一项诊断标准条目进行终身和目前的同时评估之间的相对优势。举例来说，对于物质使用障碍，最为合理的是首先评估物质使用障碍症状的目前时间范围（即最近 12 个月），只有在不符合目前诊断标准的情况下才评估终身时段，因为反复在目前物质使用和既往物质使用之间转换对调查对象和检查者来说都是不方便的。另一方面，对于社交焦虑障碍，最为合理的是首先评估社交焦虑障碍的终身症状，然后仅对某些关键的诊断标准进行评估，看诊断是否还符合目前（例如，在最近 6 个月内对社交场合存在显著的害怕或焦虑；在最近 6 个月内回避社交场合或带着强烈的焦虑去忍受；以及在最近 6 个月内这些症状是否引起了痛苦或损害）。

SCID 使用 3 种不同的方法评估调查对象在目前时段和在以往是否符合诊断标准:

1）先确定终身，后确定目前。在完成诊断标准的终身评估之后，接下来仅仅使用选定的诊断标准（即那些与确定是否应该考虑目前障碍最相关的诊断标准）对“目前”时段障碍的存在进行评估。这种方法主要用于具有单元性诊断标准集的障碍，例如，广场恐惧症和社交焦虑障碍，它们有一系列字母标明的诊断标准，而且这些诊断标准全部都是诊断时所需要的。举例来说，即使社交焦虑障碍全部诊断标准集有 10 条诊断标准（A—J），要确认目前社交焦虑障碍仅仅需要重新评估诊断标准 A（在两种或以上场合显著的焦虑），D（主动回避场社交合或带着强烈的焦虑去忍受），G（引起有临床意义的痛苦或损害），如下面的示例所示。

社交焦虑障碍时序			
若以下信息尚未知: **在最近 6 个月内，从**（6 个月前）**至今，你还害怕或回避**（上述社交场合）**吗?**	A. 在最近 6 个月内，在一种或多种社交场合产生显著的害怕或焦虑。	?　1　3 跳至 ***既往社交焦虑障碍***F112，见下	F105
在最近 6 个月内，从（6 个月前）**至今,你会想尽办法回避**（害怕的社交场合）**吗?** *若否:* **在最近 6 个月内,忍受**（害怕的社交场合）**对你来说有多困难?**	D. 在最近 6 个月内，主动回避社交场合，或者带着强烈的害怕或焦虑去忍受。	?　1　3 跳至 ***既往社交焦虑障碍*** F112，见下	F106
在最近 6 个月内，（社交焦虑症状）**对你的生活有什么影响?** *若社交焦虑障碍并未影响到生活:* **在最近 6 个月内,**（社交焦虑障碍症状）**给你造成了多大程度的困扰或烦恼?**	G. 在最近 6 个月内，这种害怕、焦虑或回避引起有临床意义的痛苦，或者导致社交、职业或其他重要功能方面的损害。	?　1　3 跳至 ***既往社交焦虑障碍*** F112，见下	F107

目前社交焦虑障碍			
*[**注**: 如果 **F105**、**F106** 或 **F107** 编码为“?”，则需重新核对这些条目，判断是否可改为“3”。]*	诊断标准 A [**F105**]，D [**F106**] 和 G [**F107**] 均编码为“3”。	1：跳至 ***既往社交焦虑障碍***F112，见下 3：目前社交焦虑障碍	F108

2）先确定目前，后确定终身。如果目前存在一种精神障碍，那么认为它在调查对象的终身也存在。因此，对于某些障碍，只有在目前时段不符合障碍诊断标准时，终身存在的评估才有必要。这适用于重性抑郁发作、躁狂发作、轻躁狂发作、持续性抑郁障碍、广泛性焦虑障碍以及物质使用障碍。为此，对于这些障碍，首先进行整个诊断标准集在“目前”时间范围的评估，只有在这个时间范围内不符合诊断标准时，检查者才询问既往发作。

3）同时确定终身和目前。最后，对于一些障碍，尤其是那些有复杂的多元性诊断标准集的障碍，例如，创伤后应激障碍，进行诊断需要诊断标准子集（例如，7 项中至少有 2 项），就要使用第三种方法：首先评估每一条诊断标准的终身存在，然后对于终身评估为“3”的每条诊断标准，检查者确定这些标准是否在“目前”时段内也存在。如果是这种情况，就要接着对最近 1 个月评估（见下面的示例）。

现在我要询问一下，在（创伤性事件）**发生后至今的任何时候，**（创伤性事件）**对你有哪些具体的影响。**	B. 在创伤性事件发生后，存在以下一个（或多个）与创伤性事件有关的侵入性症状：		
从（创伤性事件）**发生到现在……** **……在你没有预期或者不愿意想的时候，你是否出现过**（创伤性事件）**的记忆，包括情绪、身体感觉、声音、气味或图像？（这种情况有多频繁？）** *若终身编码为“3”：* **在最近的 1 个月内，从**（1 个月前）**至今，也发生过这种情况吗？有多少次？**	1. 对创伤性事件反复的、非自愿的和侵入性的痛苦记忆。	? 1 2 3 最近 1 个月 ? 1 2 3	L118 L119

不管使用什么方法评估目前或终身的症状，鉴于不同的时间范围适用于不同的障碍，检查者需特别小心，确保调查对象将其注意力集中在正确的时间范围上。

应该注意的是以下障碍仅需评估目前时段——无须进行终身评估：

环性心境障碍（最近 24 个月）
经前期烦躁障碍（最近 12 个月）
分离焦虑障碍（最近 6 个月）
睡眠-觉醒障碍（最近 3 个月）
回避性/限制性摄食障碍（最近 1 个月）
躯体症状障碍（最近 6 个月）
疾病焦虑障碍（最近 6 个月）
注意缺陷/多动障碍（最近 6 个月）
间歇性爆发性障碍（最近 12 个月）
赌博障碍（最近 12 个月）
急性应激障碍（最近 1 个月）
适应障碍（最近 6 个月）

6.6 信息来源

检查者做评估时，应该使用所有有关调查对象的可用信息来源。这可能包括转诊记录以及家人和朋友的观察。在一些情况下，检查者可能要就调查对象的陈述与其他信息来源有出入的地方温和地向调查对象提出质疑。

如果调查对象本人报告的病史不清楚（例如，伴急性精神病性症状和激越的住院患者、伴认知损害的慢性患者），许多信息可能要通过病历记录或其他来源获取。在开始检查这样的调查对象之前，检查者应查看患者的病历记录，在记录单“治疗史记录表”中（记录单第 6 页）记录既往症状和住院日期，并在记录单的相应章节中记录相关症状（例如，在 B 模块中记录精神病性症状）。在这种情况下，SCID-5-RV 与其说是一份检查指南，不如说是系统记录患者病历所记载症状的地方。

7. SCID-5-RV 的施测

在正常情况下，SCID-5-RV 是单次完成施测，通常需要 45—90 分钟，这取决于精神病史的复杂性以及调查对象简洁地描述其精神病症状的能力。特别复杂的案例可能要 3 个小时。在某些情况下，SCID-5-RV 可能需要多次来完成施测。如果在检查完成后获得了补充信息，检查者要修改相应的 SCID 数据。

通过电话施测，SCID 显示了良好的信度（Crippa 等, 2008; Hajebi 等,2012; Kendler 等, 1992; Kessler 等, 2004; Lee 等, 2008; Rohde 等, 1997; Sobin 等, 1993）。当通过电话施测 SCID 时，必须特别注意在电话检查过程中尽可能地获得那些通常通过非言语方式交流的信息。举例来说，在面对面检查时观察面部表情可获得调查对象的情感信息；而电话检查时，检查者必须依靠其他非言语线索，例如，调查对象讲话的速度和语调变化、抽噎等。同样地，检查者在面对面时可以通过非语言的方式交流理解，而在进行电话检查时言语上表示理解尤为重要（例如，通过停顿，小结所听到的内容或做共情的陈述，如“上个月对你来说一定是段艰难的时期”）。

Shore 及其同事（2007）在美国印第安农村社区进行了一项研究，比较了视频会议方式的 SCID 施测与面对面评估之间的差别。该研究发现以实时互动视频会议方式的 SCID 评估与面对面的评估之间没有显著差异。

8. SCID-5-RV 的常规及用法

注意：建议当你阅读接下来的章节时，旁边要准备一本 SCID-5-RV 访谈手册。

8.1 三栏格式

SCID-5-RV 访谈手册每页的左边一栏包括检查问题（**加粗**显示）和对检查者的指导语。此外，左边一栏包含了位置标记（用于显示跳转的目标位置），以**加粗**显示的短语前后加星号表示（例如，***精神分裂症***）。检查问题所参考的 DSM-5 诊断标准位于页面的中间一栏。每页右边一栏包含每条诊断标准的评估。最右边小字体的是条目标签，它们是为了方便将 SCID 数据录入计算机数据库。将这些条目标签作为计算机程序中的变量名，研究者可以更容易地将自己的 SCID 数据与使用相同条目标签命名管理建立起来的 SCID 数据库进行比较。注意，每个评估条目都分配了一个由一个大写字母（标明 SCID-5-RV 模块）和一个数字组成的条目标签，每个条目标签都是独一无二的，没有重复。

8.2 SCID 的问题

8.2.1 逐字询问的问题

不在括号中的 SCID 访谈手册问题应该要逐字询问每个调查对象。对于 SCID 这项基本规定，唯一例外的情况是调查对象在先前 SCID 检查中已经提供了必要的信息。举例来说，如果调查对象在概述部分说过就诊的原因是最近几个月非常抑郁，那么检查者则不用逐字询问 A 模块开始的问题：“……你有没有一段时间几乎每天大部分时间都感到抑郁或情绪低落?”然而在这种情况下，检查者**不**应该在没有经过询问得到证实的情况下，就假定症状存在并将该条目评估为“3”，因为诊断标准的某些方面可能尚未充分地探讨（例如，它的病程，或者几乎每天大部分时间存在）。此时，检查者应修改原问题的措辞来确认已获得的信息。举例来说，检查者可以问“你已经跟我讲过，在最近几个月内你一直感到抑郁。是否有 2 周的时间几乎每天大部分时间感到抑郁?”

在逐字询问了问题之后，如果询问对象由于方言、文化水平低、认知水平差等原因明显没有理解问题的含义，检查者则可以在不改变问题主要意图的情况下，使用对方可以理解的方式重新组织语言询问问题。

8.2.2 括号中的问题

SCID 的常规是应该在有必要澄清回答时才询问括号中的问题，如果检查者已经知道括号中的问题的答案或有足够的信息将此标准评估为“3”，则可以跳走。举例来说，躁狂发作“目标导向的活动增多”条目［诊断标准 B(6)，条目 A143］的第一个问题询问调查对象如何度过时间。如果调查对象提供了明显符合标准的详细行为叙述，则不需要询问括号里的附加问题，例如，“你那段时间是否更爱交际，例如，给朋友打电话，和朋友出去得更频繁，或者结交许多新朋友?”然而如果调查对象对第一个问题的回答并没有详细到足以判定是否符合标准，检查者应尽量多地询问括号里的问题直至足以做出评估。问题放在括号中并不意味着该问题所要引出的信息没有那么重要。举例来说，重性抑郁发作的第一个条目［诊断标准 A(1)，条目 A1］在括号中询问了“有 2 周吗?”除非调查对象提到了抑郁心境的持续时间，否则检查者必须询问症状是否持续长达 2 周，因为抑郁心境的病程是将此症状评估为存在的关键要求。

8.2.3 “自用词”(和其他括号内的词语，例如，“广场恐惧症症状”)

许多 SCID 问题包含放在括号中的词语，例如，“(自用词)”“(广场恐惧症症状)”等。这种常规表示检查者需要修改这些问题，插入针对特定调查对象的词汇以替换这些说法。对于“(自用词)”，检查者应插入调查对象用来描述特定症状的词汇。举例来说，如果调查对象把躁狂发作称为“当我很古怪的时候”，那么，检查者应将问题“你哪一周最（兴奋/易激惹/自用词)?”改为“你哪一周最古怪?”对类似“(广场恐惧症症状)”的词语，检查者应插入调查对象在检查过程中已承认的特定症状。举例来说，广场恐惧症标准 G 的相应问题（临床意义标准；条目 F70）询问“(广场恐惧症症状）对你的生活有什么影响?”在这种情况下，检查者应该将已承认的广场恐惧症症状插入问题中（例如，“无法驾车过桥或进入拥挤的商店对你的生活有什么影响?”)。

8.2.4 “1 个月前”(和括号内的其他时间范围)

对记忆和回忆的研究已经证明了，当问题锚定在以前的特定日期而非宽泛的时间范围时，人们对事件的追述会更为准确。出于这个原因，对于询问在特定时间范围内（如“在最近 6 个月内”）某一症状是否存在的问题，采用“从（6 个月前）至今”之类的短语来加强，要求检查者在询问时既要使用时间范围，又要使用确切的日期。举例来说，在判断终身广场恐惧症的诊断是否也是目前时，评估广场恐惧症临床意义标准的问题（条目 F70）是“在最近 6 个月内，从（6 个月前）至今，(广场恐惧症症状）对你的生活有什么影响?”如果 SCID 评估是在 12 月份进行的，检查者应将问题改为“在最近 6 个月内，从 7 月份至今，无法出门对你的生活有什么影响?”

8.3 诊断标准条目的评估

大多数 DSM-5 诊断标准要求精神病的病征、症状或表现要达到一定水平的严重程度、持续性或存在时间才能做出诊断。对于这些条目，SCID-5-RV 提供了 4 种可能的评估结果：“? =资料不足”“1=无”“2 = 阈下”和“3 = 阈上”。然而，对于其他的诊断标准，如那些调用的诊断排除标准（例如，“不能用其他精神障碍来更好地解释”，以及算法语句（例如，“诊断标准 A 至少 3 项被评估为‘3’”)，则只有 3 种可用的评估结果：“?=资料不足”“1 =否”和“3 =是”。对 SCID-5-RV 的这些评估解释如下：

? =资料不足，无法将诊断标准编码为“1”“2”或“3”

在没有获得足够的信息对诊断标准进行更明确编码的情况下，应该保留“?”。举例来说，在评估既往重性抑郁发作的睡眠条目时，如果调查对象记不清发作时是否有睡眠紊乱，评估“?”就合适。也可以临时评估“?”以标明不确定性（例如，虽然调查对象否认存在幻觉，但是被观察到在自言自语，在某种程度上表明他可能听到了声音)。当后续的信息足以重新评估这条诊断标准时，应该划掉“?”，并在记录单中正确的评估上画圈。这些后续信息可能来自其他渠道、调查对象后来在同次检查提供的信息或后续的检查。需尽一切努力解决这些存疑的数据。然而，正如上述有关既往重性抑郁发作中睡眠紊乱的例子，可能永远也无法获得相关信息，在这种情况下，评估“?”应视为不符合诊断标准。在某些情况下，尤其是那些需要评估“是”或“否”的诊断标准，检查者可能不会有足够的信息对两个结果进行有把握的评估。举例来说，排除物质使用和一般躯体疾病病因的诊断标准——即“该紊乱并非由于物质使用（例如，毒品、药物）或其他躯体疾病的生理效应所致”——要求做“是”或“否”的二分评估。如果存在可能的物质/药物或一般躯体疾病病因，但是检查者没有把握确定它是否确实是这些症状的病因，那么评估“?”也许是最合适的。在大多数情况下，评估“?”与评估“1”有着相同的影响（即二者指向同一个跳转指导语)，但是在某些情况下，评估“?”有其单独的跳转指示。举例来说，对于 C 模块（精神病性障碍的鉴别诊断）中的许多诊断标准,评估“?”会引导检查者跳至其他特定精神病性障碍，因为这个剩余的分类（尤其是“未特定”这个分类）适合缺乏足够资料进行更精确诊断的情况。

1 = 无或否

无：诊断标准中所描述的症状显然不存在（例如，没有明显的体重减轻或增加，没有食欲的减退或增加)。

否：诊断标准的陈述显然为否（例如，对于以“这种紊乱不能用其他精神障碍来更好地解释”形式来表述的诊断标准，如果检查者判断该紊乱可以用其他精神障碍来更好地解释，应评估为“1”)。

2 = 阈下

接近，但不完全符合诊断标准的阈值（例如，调查对象抑郁仅有 10 天，而非所要求的最少 2 周；调查对象报告仅对某些事情失去兴趣，而非所要求的“几乎所有的活动”)。这一评估不适合二分法的诊断标准（例如，排除标准)，这些诊断标准必须是“是”或“否”(例如，这种紊乱要么是由于物质/药物或一般躯体疾病所致，要么不是；该诊断标准没有“中间”的状态)。

3 = 阈上或是

阈上：刚好达到（例如，调查对象报告抑郁了2周）或者超过（例如，调查对象报告抑郁了几个月）诊断标准的阈值。

是：诊断标准的陈述为是（例如，诊断标准 A、B 和 C 评估为“3”)。

8.4 记录描述性信息

对于大多数条目，检查者应该要求调查对象提供想法、感受和行为的具体细节以支持诊断标准的评估。这些信息应记录在 SCID 记录单上以佐证检查者的评估。对于特定信息的记录尤为重要的诊断标准，在它们下方会有“描述”一词。在这种情况下，检查者记录从调查对象获得的认知和行为的描述就尤为重要。若信息来源于调查对象，检查者只需在 SCID 记录单上记录相关信息；若信息来源于其他渠道（例如，病历、知情人）而非调查对象，检查者还应该同时在 SCID 记录单上清楚地标记出信息来源。

8.5 诊断流程和跳转

当进行 SCID 检查时，除非另有指示，否则默认的规则总是跳至下一个条目。各个条目依次进行的顺序流程遇到跳转指导语时才会改变，以便跳过不再需要评估的诊断标准（即因为已经不会再符合该障碍的诊断标准）或不再需要考虑的发作或障碍（例如，因为已经符合躁狂或轻躁狂发作的标准而跳过持续性抑郁障碍的评估）。

这些跳转指导语有三种基本形式:

1）在章节的开头： 许多章节都有告知检查者在何种情况下可跳过整个章节的指导语。举例来说，C 模块（精神病性障碍的鉴别诊断）以下列指导语开始：

B 模块是否有任何症状编码为“3”?	*注：当评估该项和 C 模块所有障碍时，不考虑文化认可的反应性的信念；也不考虑能被躯体变形障碍或强迫症，伴缺乏自知力/妄想信念的诊断更好解释的妄想。*	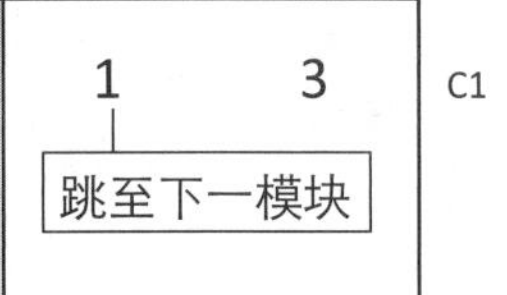 1 3 跳至下一模块	C1

检查者评估该条件语句（即是否在之前的模块中有任何精神病性症状被评估为“3”），如果为否，将 C1 评估为“1”，并继续 SCID 下一个模块的评估（心境障碍的鉴别诊断）。

2）在一系列评估的下方： 在这种情况下，跳转指导语位于右边一列，即进行评估的地方，而且最常位于评估“1”下方悬挂的文本框中。这种常规的目的是当检查者在判断所评估的诊断标准为无/阈下或者错误时，能够跳过某一诊断章节。检查者应顺着垂线找到包含“跳至”指导语的方框，它会告知检查者跳至的具体页码，在左边一列寻找位置标识（通常在页面的顶部），并从那里继续检查。

你对（编码为“3”的场合）**的害怕或回避持续了多久**? (**至少有 6 个月吗**?)	F. 这种害怕、焦虑或回避通常持续了至少 6 个月。	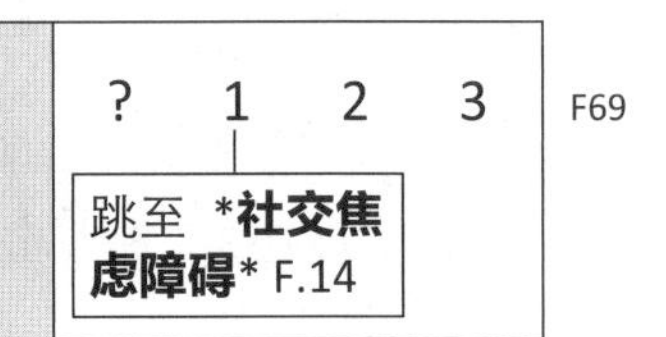 ? 1 2 3 跳至 ***社交焦虑障碍*** F.14	F69

在上面的例子中，对于 F.10 页广场恐惧症的评估，如果诊断标准 F 的评估为“1”，检查者应跳至 F.14 页，寻找位置标识***社交焦虑障碍***，并从那个点继续询问问题。需注意，这并不表示诊断是社交焦虑障碍，仅仅是引导检查者跳至社交焦虑障碍的评估。如果做出的评估为“2”或“3”，检查者应遵循 SCID 的规则，继续下一个条目（即广场恐惧症的诊断标准 G），除非有相反的指导语，否则总应该继续下一个条目。

在一些情况下，在前一个问题评估为“1”之后，在跟进问题下方悬挂有带跳转指导语的文本框。这种结构经常用于发作性障碍（例如，既往重性抑郁发作、躁狂发作和轻躁狂发作）的评估，在最初选择的发作不符合诊断标准的情况下，能让检查者考虑除了最初选做评估的发作之外是否还有其他的发作。在下面这个摘自 A.18 页的既往重性抑郁发作的评估例子中，如果“A”症状的数目低于 5 项这一阈值（证明这个小结条目 A117 应评估为“1”），检查者则应继续跟进问题，即条目 A118，判断是否存在更多症状的其他既往发作。

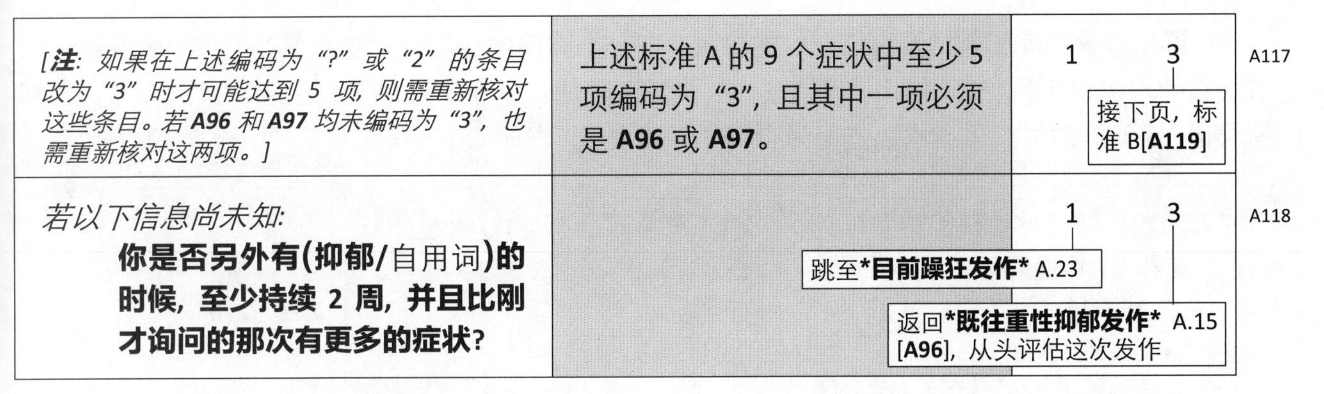

*[**注**: 如果在上述编码为 "?" 或 "2" 的条目改为 "3" 时才可能达到 5 项，则需重新核对这些条目。若 **A96** 和 **A97** 均未编码为 "3"，也需重新核对这两项。]*	上述标准 A 的 9 个症状中至少 5 项编码为 "3"，且其中一项必须是 **A96** 或 **A97**。	1　3 接下页，标准 B[**A119**]	A117
若以下信息尚未知: **你是否另外有(抑郁/**自用词**)的时候，至少持续 2 周，并且比刚才询问的那次有更多的症状?**		1　3 跳至***目前躁狂发作*** A.23 返回***既往重性抑郁发作*** A.15 [**A96**]，从头评估这次发作	A118

不太常见的是，跳转指导语可能取决于不止一项诊断标准的评估。举例来说，重性抑郁障碍的诊断需要存在抑郁心境（诊断标准 A1）或者丧失兴趣或愉快感（诊断标准 A2）；因此，在指示跳过抑郁发作评估的过程中，这两项都必须考虑。这种组合式的跳转指导语（如下所示）通过连接这两个条目中 "1" 的垂线来标示，跟随的是指导语 "如果条目 **A1** 和 **A2** 均编码为 '1'，跳至***既往重性抑郁发作*** A.15"，表明只有在这两条诊断标准都判断为不存在的情况下（即均评估为 "1"），检查者才应该跳至 A.15 页既往重性抑郁发作章节。

在最近 1 个月内，从（1 个月前）**至今，你有没有一段时间几乎每天大部分时间都感到抑郁或情绪低落？（有人说你看起来悲伤、情绪低落或抑郁吗?）** *若否:* **你有没有几乎每天大部分时间都感到悲伤、空虚或毫无希望?** *若上述两个问题任一回答为"是":* **情况是怎样的? 几乎每天吗? 持续了多久?(有 2 周吗?)**	1. 几乎每天的大部分时间都心境抑郁，既可以是主观的报告（例如，感到悲伤、空虚、无望），也可以是他人的观察（例如，表现为流泪）。**注:** 儿童和青少年，可能表现为心境易激惹。	?　1　2　3	A1
若上一条目编码为 "3": **在这段时间内，对于平日所喜欢的事情，你的兴趣或愉快感是否明显减少了？（情况是怎样的？请给我些例子。）** *若上一条目未编码为 "3":* **从**（1 个月前）**至今，你有没有一段时间对于平日所喜欢的事情，兴趣或愉快感明显减少了？（情况是怎样的？请给我些例子。）** *若上述两个问题任一回答为 "是":* **几乎每天吗? 持续了多久?（有 2 周吗?）**	2. 每天或几乎每天的大部分时间，对于所有或几乎所有的活动兴趣或愉悦感都明显减少（既可以是主观体验，也可以是观察所见）。	?　1　2　3 如果条目 **A1** 和 **A2** 均编码为 "1"，跳至***既往重性抑郁发作*** A.15	A2

3）评估障碍中间出现“两者任一”的决策： 在一个障碍的诊断评估过程当中，跳转指导语有时通过加粗的指导语标明，也可能用“两者任一”的方式标明。举例来说，在强迫症评估中，G.4 页顶部的指导语，出现在对强迫思维或强迫行为存在的评估之后，表述如下：

（检查者判断）调查对象是否曾有强迫思维（**G6** 和 **G7** 均编码为“3”）或强迫行为（**G12** 和 **G13** 均编码为“3”）? [***注***:*如果在 **G6**、**G7**、**G12** 或 **G13** 中编码为“?”或“2”的条目改为“3”时才能满足上述条件，则需重新核对这些条目。*]	*是否符合诊断标准 A（具有强迫思维、强迫行为或两者皆有）?*	1 3 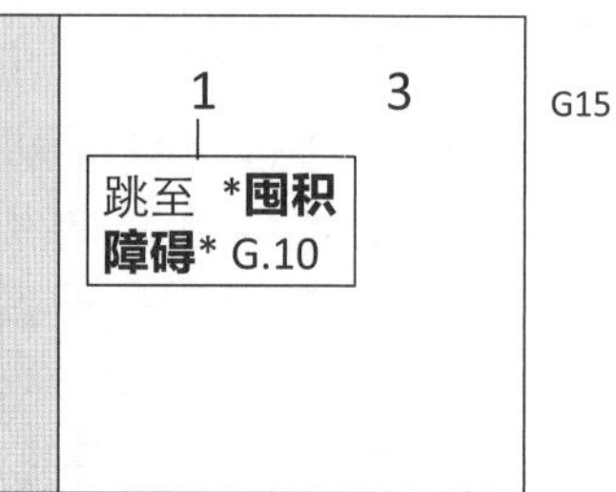 跳至 ***囤积障碍*** G.10	G15

在这种情况下，根据先前三页的评估，检查者考虑是否存在强迫思维或者强迫行为。如果存在两者当中的任意一种情况，检查者继续评估下一条目（这种情况编码为“3”）。

时刻得留心观察跳转指导语。当没有跳转指导语时，默认原则是继续下一条目。

8.6 诊断标准集的多重子句

DSM-5 的许多诊断标准包含以“或/或者”连接的多重子句（例如，有减少**或**控制酒精使用的持久欲望或失败努力）。如果任一子句判定为存在，则该诊断标准评估为“3”。对于这类诊断标准，通常会有多个 SCID 检查问题，初始问题之后的跟进问题放在“若否”后面。因此，为了将检查效率最大化，只有在考虑诊断标准的第一部分为无的情况下，检查者才需要询问附加问题。如果对应于第一个问题的诊断标准部分评估为在阈上水平（“3”），检查者可以停止询问。下面的例子来自 E.1 页物质使用障碍，如果调查对象对第一个问题回答为“是”并提供了辅助的例子，该条目可评估为“3”，检查者无须再询问调查对象饮酒时间是否比计划的要长。

在最近 12 个月内，你是否发现，一旦你开始喝酒，到结束时所喝的酒量比你<u>打算</u>喝的要多得多？例如，你只打算喝一两杯，但是最后喝的要多得多（跟我讲一讲，这种情况发生的频率如何？） *若否：* **你喝酒所用的时间是否比<u>打算</u>喝的要长得多？**	1. 酒精的摄入常常比意图的量更大或时间更长。	? 1 2 3	E3

应该注意，对于一些诊断标准，尤其是每个亚成分都有临床意义的诊断标准（例如，重性抑郁发作诊断标准集中的亚成分），无论对诊断标准初始部分相应问题的回答为“是”还是“否”，检查者都必须询问所有与该诊断标准各成分相应的问题。举例来说，虽然重性抑郁发作诊断标准 A(7)（条目 A13）要求存在无价值感，**或者**有过分的或不适当的内疚，但由于这两种症状的临床意义，SCID 提供了用来评估这两个成分的问题。通过对诊断标准下方两个条目（条目 A14 和 A15）的评估和圈选注明是否存在无价值感或不恰当的内疚感或者两者都有。

……你是否感到自己没有价值? **……你是否对自己做过的或没做过的事情感到内疚?** *若是:* **是什么事呢?(这仅仅因为你生病了不能处理事情吗?)**	7. 几乎每天都感到自己没有价值,或者过分地、不适当地感到内疚,这些感受可以达到妄想的程度。(若仅仅是因为患病而自责或内疚,则不符合该标准。)	? 1 2 3	A13
若上述问题任一回答为"是": **几乎每天吗?**	***检查是否有:*** 无价值感	1 3	A14
	不适当内疚感	1 3	A15

8.7 标示互斥问题的箭头

互斥问题通过将页面左边的问题由箭头连接起来予以标明。在这种情况下,检查者通过审查以斜体字显示的条件语句来弄清楚这对问题中哪一个适合,并决定接下来要读这对问题中的哪一个。举例来说,在目前重性抑郁发作(A.1 页,条目 A2)的评估中,针对兴趣丧失条目[诊断标准 A(2)]的提问从下面的一对互斥问题开始:

→ *若上一条目编码为"3":* **在这段时间内,对于平日所喜欢的事情,你的兴趣或愉快感是否明显减少了?(情况是怎样的?请给我些例子。)** → *若上一条目未编码为"3":* **从**(1 个月前)**至今,你有没有一段时间对于平日所喜欢的事情,兴趣或愉快感是否明显减少了?(情况是怎样的?请给我些例子。)** *若上述两个问题任一回答为"是":* **几乎每天吗?持续了多久?(有 2 周吗?)**	2. 每天或几乎每天的大部分时间,对于所有或几乎所有的活动兴趣或愉悦感都明显减少(既可以是主观体验,也可以是观察所见)。	? 1 2 3 如果条目 **A1** 和 **A2** 均编码为"1",跳至***既往重性抑郁发作*** A.15	A2

在这种情况下,对兴趣丧失问题说法的选择取决于对诊断标准 A(1) 抑郁心境条目(条目 A1)的评估结果。如果抑郁心境条目被评估为"3",则选择第一个问题(即确定在 2 周的抑郁心境期间是否有兴趣丧失)。如果抑郁心境条目未被评估为"3"(表示没有 2 周的抑郁心境),则应采用兴趣丧失问题的另一个询问方法,以确定在最近 1 个月内是否有 2 周的兴趣或愉悦感减少。

8.8 由于一般躯体疾病所致的、物质/药物所致的或原发的

纳入 SCID 的大部分诊断都包含一条诊断标准，要求检查者判断精神病理是否是一般躯体疾病或物质/药物使用对中枢神经系统的直接效应所造成的 [即 “这种紊乱不能归因于某种物质（例如，毒品、药物）或其他躯体疾病的直接生理效应”]。如果检查者确定紊乱不是由于一般躯体疾病或物质/药物使用的直接生理效应所致，则考虑症状为**原发的**，检查者继续进行下一条目（因为 “排除器质性” 标准常常是诊断标准集里的最后一个条目，所以下一步通常是做出诊断）。如果，与之相反，检查者判断症状的确是由于一般躯体疾病或物质/药物使用的直接生理效应所致，检查者则按照指导语继续评估，并做出由于其他躯体疾病所致的精神障碍或物质/药物所致的精神障碍的相应诊断。注意在整个 SCID-5 中，保留了 DSM-Ⅳ术语 “一般躯体疾病”，用以指代非精神疾病的躯体疾病，而非 DSM-5 术语“其他躯体疾病”。之所以选择一般躯体疾病这个术语，是为了避免 “其他躯体疾病” 可以解释成既包括精神疾病又包括躯体疾病所造成的混淆。根据 DSM-5 的观点，精神障碍实际上也是 “其他躯体疾病”，因为它将所有精神障碍都视为躯体疾病。仅在特指 DSM-5 障碍名称（例如，由于其他躯体疾病所致的抑郁障碍）或出现在 DSM-5 诊断标准 [例如，“这次发作不能归因于某种物质（例如，毒品）、药物或其他躯体疾病的直接生理效应”] 时，才会在 SCID-5 中用到术语 “其他躯体疾病”。

举例来说，在评估重性抑郁发作的诊断标准时，检查者到了 A.5 页标准 C(1) [“这次发作不能归因于其他躯体疾病（例如，甲状腺功能减退症）的生理效应”]和 A.6 页标准 C(2) [“这次发作不能归因于某种物质（例如，毒品）或药物的生理效应”]。如果检查者判断抑郁继发于物质（例如，可卡因），则应诊断可卡因所致的抑郁障碍。另一方面，如果检查者判断抑郁是原发性的（或者独立于物质/药物或一般躯体疾病），则应继续下一个条目（即重性抑郁发作诊断标准 A[**A22**]、B[**A23**] 和 C[**A30**] 均编码为 “3”）。

> **SCID 新手需注意**：排除器质性标准条目中双重否定是最常导致混淆的地方。如果紊乱**不是**由于某种物质/药物或一般躯体疾病所致，编码为 “3”，即症状是原发的，接下来给出原发发作或障碍的诊断。与之相反，如果紊乱**是**由于某种物质/药物或一般躯体疾病所致，编码为 “1”，即症状是继发的， 诊断由于一般躯体疾病所致的或物质/药物所致的精神障碍，按照指导语进行跳转。

关于如何判断紊乱是由于一般躯体疾病所致的、物质/药物所致的或者原发的更详细的指导请参阅本用户指南第 10 章 “一般躯体疾病和物质/药物病因与原发障碍的鉴别”。

8.9 治疗效应的考虑

将症状编码为存在或不存在时，不应带有 “若非患者正在接受治疗会存在什么症状” 的假设。因此，如果一名精神分裂症患者正在服用 12 毫克/天的利培酮，不再有听幻觉的声音了，此时应该认为听幻觉目前是不存在的，即使检查者相信在不用药物的情况下可能再会出现听幻觉。类似地，如果患者每晚服用催眠药且不再有睡眠问题，那么，在评估目前重性抑郁发作时应将失眠编码为目前不存在(即评估为“1”)。

8.10 临床意义

SCID-5 的大多数障碍包含一条诊断标准，即在做出 DSM-5 诊断之前要确认有临床意义的痛苦或功能损害。需注意有两个成分，即痛苦和功能损害，其中任何一个都可标明临床意义。通常来说，判断什么是有临床意义的功能损害比有临床意义的痛苦更为直观，因此，SCID-5 功能损害的问题放在前面。所以，只有在一些相对不常见的只有痛苦而无任何功能损害的情况下，才需要评估痛苦。（根据个体在多大程度上受到自己有症状这一情况的困扰来考虑“痛苦”，通常是有帮助的。）SCID-5 中相应问题的重点集中在症状对调查对象生活的影响程度上。这些临床意义评估的每一项都包括一系列可选的问题，用以评估症状对工作和学习功能、社交功能、休闲活动以及其他领域功能的影响。对于多大程度的功能损害才可视为“有临床意义”，DSM-5 没有提供任何指南，而是将它留给检查者的临床判断。当然，寻求治疗是有临床意义的痛苦或功能损害的表现，但对于评估过程中发现的共病症状是否应该考虑有临床意义，这个基本法则可能没有帮助。

8.11 扫描模块的应用

在 SCID-5-RV 概述以后，检查者可以选择使用扫描模块。它由扫描问题组成，这些问题可用来询问调查对象有关焦虑障碍、强迫及相关障碍、睡眠-觉醒障碍、喂食及进食障碍、躯体症状及相关障碍以及外化障碍模块障碍的情况。更多指导语参阅本书第 11.3 节“扫描模块”。

扫描模块的每一个问题都针对其余 SCID-5-RV 中特定的 DSM-5 诊断标准。当扫描问题的答案为“否”时，允许检查者跳过相应障碍的评估，因此，它起到了一个“筛子”的作用。当扫描问题的答案为“是”时，检查者需要在 SCID-5-RV 相应障碍的评估开始时改述该问题（例如，惊恐发作的条目 F3，“你说过你曾有过‘惊恐发作’，那时你突然感到极度害怕或焦虑或者突然出现许多躯体症状。”），然后通过跟进问题继续询问细节。如果检查者决定不使用扫描模块，那么在评估该障碍时，检查者仅需在 SCID 检查过程中询问扫描问题（例如，如果没有使用扫描模块，检查者开始评估 F.1 页的惊恐发作时，要先询问条目 F2“在你一生的任何时候，你是否有过‘惊恐发作’，就是说突然感到极度害怕或焦虑或者突然出现许多躯体症状?”）。

在 SCID 开始时使用这些扫描问题有助于降低在 SCID-5-RV 使用过程中可能出现的“阴性反应偏差”风险，尤其是焦虑障碍及之后的章节。在这些章节中，每种障碍的评估都以一个问题开始，如果该问题为否定回答，就会跳转至下一障碍的评估。一旦调查对象意识到对起始问题回答为“是”，则会导致继续回答附加的跟进问题，而回答“否”则导致跳至下一章，那么有些调查对象可能为了尽快完成检查而开始用“否”来回答问题（即假阴性）。在回答“否”对调查对象的影响变得明显之前先询问这些扫描问题，可能会将阴性反应偏差降至最小。使用扫描模块的另一个优势是，它给已知精神病理的范围提供了快速的预览，这可能有助于把握 SCID 检查的节奏。例如，如果在进行扫描模块的过程中，调查对象对大部分扫描问题都是肯定回答，这表示安排检查的时间可能不够，需要安排一次后续检查来完成整个 SCID 评估。

扫描模块共有 30 个扫描问题,其中 15 个针对 SCID 的核心障碍，另外 15 个针对 SCID 的可选障碍。注意,如果定制时不纳入某些可选障碍,使用包含这些可选障碍扫描问题的扫描仍然具有优势，在后续检查中，检查者可以灵活地根据需要对扫描结果阳性的这些可选障碍进行定式评估。

8.12 右边一栏条目标签的纳入

SCID 的最右边一栏是连续编号的条目标签，在 SCID 中,每评估一个条目就有一个标签。它们包括单个诊断标准条目的评估、亚型和标注的评估、从 SCID 障碍合理跳转的评估以及特定信息记录的标识（例如,“若存在，描述____________”)。尽管条目标签最初的目的是为了将 SCID 数据标准化，以便将来自不同研究的 SCID 结果进行比较，但这些条目标签还可作为 SCID 督导时单个评估条目的定位。

8.13 SCID-5 的特定和未特定障碍

DSM-5 用两个选择来替代 DSM-Ⅳ未特定(Not Otherwise Specified, NOS) 的说法，供临床使用：其他特定障碍和未特定障碍。根据 DSM-5 中文版（第 15 页):

> 有了其他特定障碍的类别，检查者就可以清楚地揭示在某个诊断类别中，其临床表现不符合任何特定类别诊断标准的特定原因。这是通过先记录类别的名称，随后记录特定的原因来实现。举例来说，个体有临床意义的抑郁症状持续了 4 周，但其症状达不到重性抑郁发作的诊断阈值，那么检查者会记录“其他特定抑郁障碍，症状不足的抑郁发作”。如果检查者选择对不符合特定障碍诊断标准的原因不做具体的说明，那么应给予“其他未特定抑郁障碍”的诊断。

SCID-5 包含 7 种其他特定分类：其他特定精神病性障碍、其他特定双相及相关障碍、其他特定抑郁障碍、其他特定焦虑障碍、其他特定强迫及相关障碍、其他特定喂食或进食障碍、其他特定创伤及应激相关障碍。这些特定分类障碍每种都提供了亚型，与 DSM-5 正文中提到的针对每种其他特定分类的“能够使用‘其他特定’命名的临床表现举例”相对应。举例来说，其他特定抑郁障碍下的第三个临床表现举例是“症状不足的抑郁发作”(DSM-5 中文版，第 176 页)；而 SCID-5 的 D.14 中相对应的其他特定抑郁障碍的第三个“亚型”也是“症状不足的抑郁发作”。SCID-5 中每一种其他特定障碍分类都包括一个“其他亚型”和一个“未特定亚型”。“其他”亚型允许检查者在调查对象的表现不符合任何特定障碍诊断标准的时候记录其原因，这在 DSM-5 中也是被允许的。SCID-5 中没有包括 DSM-5 中的任何未特定障碍；相反，每一个其他特定障碍都提供了“未特定亚型”选项，用于那些有必要使用 DSM-5 中未特定障碍诊断的情况，例如，“临床表现因没有充足的信息而无法做出更特定的诊断（例如，在急诊室的环境下)”(DSM-5 中文版，第 117 页)。

8.14 与 DSM-5 诊断标准的差别

SCID-5 中间一栏一般包含的是 DSM-5 诊断标准的逐字逐句转载。在几种情况下，它的诊断标准与 DSM-5 的诊断标准有差别。在 SCID 的修订过程中，我们发现 DSM-5 诊断标准存在几处明显的错误和歧义，以及 DSM-5 诊断标准与相应说明文字之间的不一致性。在这种情况下，我们与 DSM-5 工作组成员进行了商议，以确认这些的确是错误并找到最佳的解决方案，我们修改了 DSM-5 诊断标准集以反映这些讨论的结果。在其他情况下，修改是为了加强 SCID 的检查。举例来说，DSM-5 删除了 DSM-Ⅳ诊断标准附带的物质依赖和物质滥用的说明举例，而 SCID 却将其收录了。对 DSM-5 诊断标准措辞调整的说明以及我们修改的理由放在第 11 章“各模块的特殊说明”对各诊断标准的注释中。

当 SCID 中的 DSM-5 诊断标准与 DSM-5 正式的诊断标准不相同的时候，在 SCID 英文版中作者会用括号框住文字以标明改动，但在 SCID 中文版中，出于对可读性和翻译等方面的考虑，我们在与原作者和出版社达成共识的基础上做了较多修订,所以没有一一标示出来,有兴趣的读者可参考相关书籍进行核对。

出于编辑的原因，我们有将障碍和标注的名称加粗显示的常规，以便更清楚地区分这些诊断结构与其他文字。出于类似的原因，我们也决定在整个 SCID-5 指导语中保留 DSM-Ⅳ术语“一般躯体疾病”以指代国际疾病分类（ICD）中精神障碍这章以外列出的躯体疾病，而不使用 DSM-5 术语“其他躯体疾病”。然而，当“其他躯体疾病”出现在 DSM-5 诊断标准和障碍名称之中时，我们将其保留（例如，SCID-5 诊断总评分表提到的“由于其他躯体疾病所致的抑郁障碍”）。

9. SCID 的要和不要

要	不要
要在开始前向调查对象简明扼要地介绍检查目的。(在调查研究中，这通常是获取知情同意的一部分。)	**不要**因为你所询问的问题或检查时间的长度而道歉。大多数调查对象会感激 SCID 的全面性，很高兴有机会详细地描述自己的症状。
要利用概述信息收集的过程来建立良好的关系和奠定检查的基调。陪伴调查对象，展示出非评判的立场，同时也展示适宜的专业素养和界限。	**不要**让难应付的调查对象主导了检查: • **不要**让调查对象做不必要的无关紧要的诉说。如果调查对象正在提供的信息对完成诊断检查来说是不必要的，应引导他重归正题。 • **不要**向愤怒的或有敌意的调查对象使用防御性话语。使用反馈性话语表达出共情。 **不要**忽视调查对象对其痛苦遭遇的报告。在保持客观立场的同时表达出共情。
要使用概述收集有关调查对象症状和功能的资料，为你在诊断模块即将询问的问题提供所需的信息。(概述还可用于收集那些 SCID 未涉及但特定研究又需要的信息，例如，家族史。)	**不要**在概述访谈期间询问 SCID 后面章节会涉及的特定症状的细节。
要在检查开始时充分获得目前疾病的概述，以理解疾病发展的背景。	**不要**在草率地了解目前疾病的概况之后就询问症状的特定问题。
要使用开放式问题来获取调查对象用自用词描述的对问题的看法。	**不要**询问诱导性的问题。对假设保持开放的心态。谨慎使用封闭式问题。
要坚持使用初始问题，按照它们的书面原文来提问，除非考虑到患者已经诉说的内容而做稍许必要的修改，或者要求说明或澄清。在按原文提问后,如果询问对象由于方言、文化水平低或认知水平差等原因不理解问题,可在不改变问题的主要意图的基础上用对方可以理解的语言重新询问。	**不要**因为你认为有更好的方法获得相同的信息而自创初始问题。你轻微的改动可能对初始问题的含义造成重大的不良影响。由于想用规范的方法来收集所需的信息，检查者均应该首先使用初始问题。只有在询问对象不理解初始问题的情况下，检查者才可以根据原意重新组织语言。
要询问附加的澄清问题，以获取调查对象用自用词描述的细节，例如，“你能告诉我那是怎么回事吗?”或“你的意思是……?”	**不要**把检查当作核对清单或者“是/非”测试。
要注意调查对象报告与已知症状信息之间的一致性。 **要**对不一致的地方温和地提出质疑。	**不要**害怕追问问题会冒犯调查对象。事实上，当你试图澄清他们的答复时，调查对象更可能觉得他们被真正地倾听了。

要	不要
要根据 SCID 中的 DSM-5 诊断标准进行诊断，并在总评分表中进行记录。	**不要**做出你自认为正确而非按照 SCID 规则做出的诊断。(如果你自己的诊断与 SCID 的诊断不同，你可以在总评分表结尾处进行记录。)
要按顺序完成 SCID，除非有指导语告诉你跳至其他章节。	**不要**因为你确信一个章节不适用就跳过整个章节并一字不写（例如，不要因为你根据概述确信调查对象从未有过精神病性症状而跳过整个精神病性症状章节)。至少将标示跳走的条目编码为“1”，表明你是有意跳走的。
要确保你和调查对象在评估每个问题时都聚焦在相同的（且适合的）时间段。	**不要**假设症状集中在同一时间段内，除非你已经澄清了时间段。举例来说，当你关注在 2 周时段的可能重性抑郁发作中一同出现的症状时，调查对象谈论的一个症状可能出现在 1 年前，而另一个症状可能出现在上一周。
要将重点放在获得判断所考虑的诊断标准要求的全部必要信息上。如上所述，这可能需要询问附加的问题。	**不要**将重点只放在得到 SCID 问题“是”或“否”的回答上。
要在精神病性症状有疑问时,应认为调查对象没有症状，将其评估为“1”（无或否）或者“2”(阈下)。	**不要**将亚文化接受的宗教信仰或超价观念视为妄想。 **不要**将思维反刍或强迫思维同听幻觉相混淆。
要确保每个记录为存在的症状均有诊断意义。	**不要**仅仅因为承认某个症状就认为它具有诊断意义。举例来说，如果某个调查对象说“是”，他有睡眠问题，但他一直有睡眠问题，那么，在使用 SCID 进行重性抑郁发作的诊断时，该症状不应该记录为存在，除非睡眠问题在正评估的时段内有加重。当发作性疾病（例如，重性抑郁发作）与慢性疾病（例如，持续性抑郁障碍）有叠加时，这一点尤为重要。
要注意双重否定，特别是在排除标准中。举例来说，如果调查对象否认在紊乱起病期间使用了毒品或药物或者患了其他疾病，那个条目就评估为“3”（即“是，确实没有躯体疾病或物质使用导致该紊乱”)。	**不要**在你打算把排除病因标明为**不存在**的情况下，将要求相应病因不存在的排除标准评估为“1”(这时应将该诊断标准评估为“3”)。举例来说，如果诊断标准说“不能归因于某种物质或其他躯体疾病的直接生理效应”，那么，评估为“1”意味着该紊乱是继发性的（即由于一般躯体疾病或物质/药物所致)，而评估为“3”则意味着该障碍是原发的，不是由于一般躯体疾病或物质/药物所致。

10. 一般躯体疾病和物质/药物病因与原发障碍的鉴别

这一章描述了器质性疾病排除标准的评估过程，SCID 评估的大多数障碍的诊断标准包含这条标准，且通常是每个诊断标准集最后的条目。这一诊断标准典型的出现方式如下："这种紊乱不能归因于某种物质（例如，毒品、药物）或其他躯体疾病的直接生理效应。"在评估这一标准时首先要考虑的是**在起病或症状恶化的时候**，该调查对象是否正患有某种一般躯体疾病（无论急性的或慢性的）、正在服用某种药物或者正大量饮酒或滥用毒品。因此，SCID-5-CV 与该诊断标准相对应的问题以如下方式开始："在这种情况开始之前不久，你有躯体疾病吗？""在这种情况开始之前不久，你有服用药或者有喝酒或使用毒品的习惯吗？"如果没有躯体疾病、药物使用或物质使用与症状出现或恶化的时间同步（即对这两个问题的回答均为"否"），则自动符合这条诊断标准，检查者可将该条目评估为"3"，表明该紊乱是原发的。问题所询问的时间范围并**不**一定是诊断评估所关注的人为限定的时间段（例如，对可能的目前重性抑郁发作最近 1 个月内症状最严重的 2 周，或对可能的既往躁狂发作症状最严重的 1 周），而是症状开始或显著恶化的时间点，明白这一点是重要的。因此，对 SCID-5 这个节点来说，知晓症状是什么时候开始的就至关重要了。出于这个原因，在上述两个问题前还有一个这样的问题："若以下信息尚未知：**这段时间的（**症状**）是什么时候开始的？**"

注：访谈手册中的问题都是针对症状开始之前的情况，如果检查者认为症状明显恶化可能与躯体疾病或物质/药物使用相关，可以将访谈手册中的问题改为："在这种情况明显恶化之前不久，你有躯体疾病吗？""在这种情况明显恶化之前不久，你有服用药或者有喝酒或使用毒品的习惯吗？"另外，如果病程很长，躯体疾病或物质/药物使用应该与精神症状长期共存，才可以诊断是由躯体疾病或物质/药物所致的（评估为"1"）。在躯体疾病康复或停用物质/药物后，精神症状应在 1 个月内有所缓解，若无明显缓解，则不能诊断是由躯体疾病或物质/药物所致的（评估为"3"）。

接下来需要考虑的是，躯体疾病、药物或毒品是否<u>有可能导致正在询问的症状</u>。为帮助检查者对此做出判断，诊断标准包括了特定症状的病因学上一般躯体疾病和病因学上物质/药物的列表，这些列表的大部分内容由 DSM-5 改编而来。

如果根据病因因素的出现时间和其作为器质性病因的已知可能性，怀疑它可能会导致症状，检查者需参考中间一栏的指导语，看是否符合由于其他躯体疾病所致的或物质/药物所致的精神障碍的诊断标准。如果符合这两种情况之一的诊断标准，那么检查者应将器质性排除标准的条目评估为"1"，表明症状实际上**是**由于一般躯体疾病所致的或物质/药物所致的（即症状**不是**原发），评估完继发性障碍的相关条目之后，结束该段原发障碍的评估。

举例来说，考虑对复发性突发性惊恐发作调查对象的评估。惊恐障碍诊断标准 C（F.4 和 F.5 页）涉及考虑惊恐发作是否归因于一般躯体疾病或物质/药物的生理效应。如果检查者发现惊恐发作似乎仅在重度咖啡使用时才出现，检查者应先评估 F24 [即诊断标准 C(1) 考虑一般躯体疾病作为病因]，然后，因为发作在时间上与一般躯体疾病没有关系，将 F24 评估为"3"，跳至 F28 [即诊断标准 C(2)]，考虑咖啡因所致的焦虑障碍是否可以解释惊恐发作。如果咖啡因所致的焦虑障碍的诊断最终确立，那么，检查者应将 F28 评估为不存在（"1"），完成 F29—F32 的评估，然后跳至 F35。否则，如果惊恐发作为原发（即不存在一般躯体疾病或物质/药物的病因），检查者继续评估 F.6 页的惊恐障碍标准 D。

应该注意的是，要确定精神症状最好是考虑原发的或者由于一般躯体疾病或物质/药物所致的,其可用信息经常不足以让检查者做出自信的判断。为帮助检查者处理这类情况，我们建议某些特定研究的研究者建立“研究范围政策”，确定一个足以支持判断一般躯体疾病或物质/药物使用是否为病因的证据阈值。鉴于由于其他躯体疾病所致的精神障碍相对罕见，对大多数研究来说，保持相对较高的诊断阈值可能会合理（即当存在疑义的时候，不要诊断为“由于其他躯体疾病所致的……障碍”)。然而，对于那些排除可能的一般躯体疾病或物质/药物病因特别重要的研究来说，设定很低的阈值以排除那些报告任何可能与一般躯体疾病或物质/药物有关的个体也许会合理。

在 SCID-5-RV 英文版中，原作者参考一般精神障碍诊断标准的样式总结和编撰了由于其他躯体疾病所致的和物质/药物所致的精神障碍的诊断标准 A、B、C 和 E，以方便检查者使用；它们被安排在模块的最后的两节进行评估。这样的安排存在两个不足：(1) 不清楚它们的诊断是与哪个特定障碍相关；(2) 从原发性特定障碍的排除标准至继发性障碍的来回跳转烦琐。在 SCID-5-RV 中文版中，继发性障碍的评估参考 SCID-5-CV 的方式，因而没有像英文版那样单独列出的症状诊断标准，但诊断标准 A、B、C 和 E 均会在评估中考虑。继发性障碍的诊断嵌在特定障碍器质性排除标准评估之中，且一般躯体疾病和物质/药物病因学单独进行评估，这样的安排可以对继发性障碍作出即刻诊断，避免跳转，同时清晰地展示出继发性障碍典型症状是与哪个原发性特定障碍最相关。

10.1 评估由于一般躯体疾病所致的障碍

注意：与 SCID 英文版不同, SCID 中文版没有单独列出由于一般躯体疾病所致精神障碍的诊断标准 A、B、C 和 E，这是因为继发性障碍的评估嵌入在原发性障碍器质性排除标准之中。

诊断标准 A——主要的临床表现为障碍的特征性症状

评估原发性障碍器质性排除标准时，已经符合原发性特定障碍的症状标准,这也等于符合由于其他躯体疾病所致的精神障碍症状标准 A，因此，不必再重复评估了（例如，检查者将 F23 评估为“3”，表明有临床意义的焦虑症状存在之后，才会考虑这些焦虑症状是否由于其他躯体疾病所致)。

诊断标准 B/C——从病史、体格检查或实验室发现的证据表明，该紊乱是其他躯体疾病的直接的病理生理性结果，而且这种症状不能用其他精神障碍来更好地解释

诊断标准 B/C 的评估需参考一般躯体疾病排除标准条目中间一栏的指导语。因为判断紊乱是一般躯体疾病的直接生理结果的过程与排除症候学的其他解释是密不可分的，所以 SCID-5 将这两条诊断标准合二为一。

该诊断标准的第一部分说明必须有来自病史、体格检查或实验室发现的证据，证明调查对象患有躯体疾病，并且根据文献该躯体疾病会导致考虑之中的精神症状。如上所述，对于每一类症状, SCID 在原发性障碍的诊断标准下面提供了可能的病因学上的一般躯体疾病的清单，要求检查者排除这些病因学上的一般躯体疾病。一旦确定存在候选的躯体疾病，下一步就要确定精神症状病程与一般躯体疾病病程是否存在密切的时间联系。举例来说，精神症状是在一般躯体疾病起病之后开始的吗？随着一般躯体疾病的病情波动起伏而好转或恶化吗？随着一般躯体疾病的缓解而缓解吗? SCID 左边一栏所提供的问题用以处理这些关系。这些关系显示得越多，精神症状与一般躯体疾病之间存在因果关系的事实证明就越令人信服。

需注意，显示有密切的时间联系并不一定意味着存在生理层面的因果关系，心理反应也可能具有密切的时间关系。举例来说，在麻痹性卒中后立刻出现的抑郁可能反映的是负责调节心境的大脑结构的损伤（生理层面的因果关系），也可能是对彻底丧失移动身体某一部位能力的心理反应（心理层面的因果关系）。而且，缺乏时间联系并不一定能排除因果关系。在一些情况下，精神症状可能是一般躯体疾病的首发症状，可能比躯体表现要早数月或数年（例如，甲状腺功能减退症、低睾酮症、脑部肿瘤）。反之亦然，精神症状也可能是相对较晚的症状，在一般躯体疾病起病数月或数年后才出现（例如，帕金森病的抑郁症状）。

另一个可能提示一般躯体疾病与精神症状之间病因学关系的因素是症状表现的不典型性。举例来说，在抑郁相对轻微的情况下出现体重的严重下降，或老年调查对象的首发躁狂，这些就是不寻常的临床表现，提醒检查者应该考虑共患的一般躯体疾病是病因的可能性。然而，我们必须承认，不典型性不一定是令人信服的证据，就其本质而言，精神病学表现在特定诊断的内部也有相当大的异质性。

最后，考虑是原发还是物质/药物所致的精神障碍对症状最好地解释了症状是重要的。精神症状最好作为对罹患一般躯体疾病这一应激因素的心理反应来解释吗？（这种情况下诊断适应障碍更加合适）调查对象之前是否有相同类型的、不是由于一般躯体疾病所致的精神症状的发作？（例如，既往复发性抑郁发作）调查对象正在滥用的物质或服用的药物会导致这种精神症状吗？调查对象有考虑中疾病的明显家族史吗？

需注意“由于其他躯体疾病所致的……”的诊断相对罕见。精神症状与一般躯体疾病共病（例如，抑郁和心脏病）的情况要普遍得多。因此，当心存疑问时，检查者的默认假设应是一般躯体疾病**不**是病因（即精神障碍是原发的）。

诊断标准 E——临床意义

对于大多数障碍，临床意义诊断标准强调的是在考虑诊断为精神障碍之前，要求症状模式必须导致功能损害或痛苦。尤其是在非患者的研究中，当其表现的严重程度接近障碍的症状阈值时，该诊断标准可以帮助检查者决定是否应该做出诊断。与由于其他躯体疾病所致的精神障碍诊断标准 A 类似，在进入原发性特定障碍器质性排除标准条目之前业已确定症状是有临床意义的，即导致了功能损害或痛苦，所以，诊断标准 E 的评估也被省略了。

10.2 评估物质/药物所致的障碍

在 DSM-5 中，“物质/药物使用”这一术语包括毒品、处方药或非处方药的使用。当物质/药物使用和精神症状同时出现时，它们关系的性质存在三种可能：

1. 精神症状是物质/药物使用的直接生理结果（例如，可卡因所致的抑郁障碍，在戒断期起病）。
2. 物质/药物使用可能是精神障碍的一种标示（例如，使用可卡因以自我治疗潜在的抑郁障碍）。
3. 精神症状和物质/药物使用可能在时间上纯属巧合。

物质/药物所致的障碍的评估涉及将第一类的因果联系与其他两种情况进行鉴别。DSM-5 中物质/药物所致的障碍通常遵循以下诊断标准集：

注意：与英文版 SCID 不同，中文版 SCID 没有单独列出物质/药物所致精神障碍的诊断标准 A、B 和 C，这是因为继发性障碍的评估嵌入原发性障碍器质性排除标准之中。

诊断标准 A——主要的临床表现为障碍的特征性症状

继发性障碍的评估嵌入在原发性障碍器质性排除标准之中，当进入排除标准评估时，原发性特定障碍的症状标准业已符合，这就等同于符合物质/药物所致的精神障碍症状标准 A，因此，不必再评估症状标准了(例如，评估目前重性抑郁发作时，在条目 A27 要排除重性抑郁症状是否为物质/药物所致之前,在条目 A23 已经确定其符合重性抑郁发作的症状学和有临床意义的标准)。

诊断标准 B——来自病史、体格检查或实验室的证据表明：(1) 症状是在物质中毒或戒断或者使用药物的期间或之后不久出现，以及 (2) 涉及的物质能够产生该症状

该诊断标准要确定物质/药物使用和精神症状的发展之间的时间关系，而且从调查对象使用的剂量和时间长短来说，物质/药物使用确实足以导致精神症状。诊断标准 B 的评估需参考物质/药物排除标准条目中间一栏的指导语。诊断标准 B1 涉及的是诊断标准 A 中的症状在物质中毒或戒断过程中或不久后或者在接触某种药物之后出现，而标准 B2 涉及的是要求物质/药物能够产生诊断标准 A 的症状。对于毒品，该诊断标准确定精神障碍是在中毒或戒断的背景下产生的，因而意味着使用了足够引发中毒或戒断的物质的量。如上所述，SCID-5 为每一组症状提供了可能的病因学上的物质分类和药物类型的清单。对于物质分类，有“在中毒期间起病的物质”“在戒断期间起病的物质”或者“在中毒或戒断期间起病的物质”的字样标明症状是否在中毒期间、在戒断期间或两者之一的期间产生。

诊断标准 C——症状不能用一种非物质/药物所致的障碍来更好地解释

鉴于诊断标准 B 已确定了精神症状起病与物质使用之间的时间关系，该诊断标准则通过排除能够更好地解释精神症状的其他非物质相关的解释，确定物质/药物与精神症状之间病因学上的关系。

此处提供了评估该诊断标准（与相应的检查问题）的三条指南，用以确定是否存在证据表明症状**不是**物质/药物所致的：

1. **是否有证据表明精神症状在物质/药物使用开始之前已存在**？精神症状在物质/药物使用之前就已出现的明确病史提示上述三类因果关系中的第二类（即使用物质以自我治疗），并强烈地支持症状不能由物质/药物使用来解释的假设。
2. **精神症状持续存在吗**？**甚至在很长时间的戒断（例如，1 个月左右）之后也是如此吗**？如果症状是物质/药物使用所导致的，则在中毒和戒断的急性效应消退之后，它们也应该随之缓解。如果在停止使用物质/药物很长一段时间以后症状仍继续存在，表示该症状代表原发性精神障碍（或者由于其他躯体疾病所致的精神障碍）。尽管 DSM-5 建议等停止使用物质/药物 1 个月之后便足够了，但 1 个月的等待期只应视为一项宽松的指导。得出精神症状为原发的结论实际所需的戒断时间取决于诸多因素，包括所使用的特定物质/药物、剂量以及半衰期。
3. **是否存在其他证据，更加支持用原发性精神障碍或由于一般躯体疾病所致的障碍来解释症状**？检查者应将许多因素纳入考虑，例如，明显的原发性精神障碍的家族史、与物质/药物使用无关的这些精神病症状的既往发作，以及可在病因学上解释这些精神症状的一般躯体疾病的证据。

11. 各模块的特殊说明

本书接下来的章节提供了 SCID-5-RV 各模块的具体指导。建议你在浏览这些小节时准备好一本 SCID-5-RV 访谈手册在旁边以方便查阅。

11.1 总评分表

总评分表依次列出了 SCID-5 所包含的障碍，在每个障碍诊断名称左侧一列有一个两位数的数字，用来代替诊断名称，填写条目 P131 时将使用最主要诊断的数字来替代。诊断指标（在总评分表的中间两栏）标明符合 SCID-5 障碍诊断标准的程度。除非另行注明，否则这里指的是终身患病情况。诊断指标的说明如下：

? = 资料不足：无法确定或排除该障碍的诊断（例如，对一个排除标准或关键病程标准的评估“?”)。

1 = 无：有足够的资料判断不符合该障碍的诊断标准，或者即使存在一些表现,该障碍的特征很少。

2 = 阈下：不完全符合诊断标准（例如，调查对象虽然既有抑郁心境又有兴趣和愉悦感的丧失，但只有 2 个其他重性抑郁发作的特征性症状；调查对象具有躁狂发作所要求的 3 个症状中的 2 个)。注意，无论是对症状还是对诊断的“阈下”评估，均没有建立和提供明确的指南，因而留给了临床判断。

3 = 阈上：完全符合诊断标准。对于大多数障碍，当评估了“3”的时候，检查者将继续指出该症状是否为“目前”存在，这个时间间隔根据障碍不同而变化，从最近 1 个月到最近 2 年不等，这取决于如何定义该障碍的“目前”时间范围（参见本书第 6.5 节“确定诊断是否为‘目前’”)。

对于那些只有目前存在才进行的诊断（例如，躯体症状及相关障碍、睡眠-觉醒障碍、适应障碍)，中间栏的评估变成表明目前符合诊断标准。在诊断为“由于其他躯体疾病所致的障碍或物质/药物所致的障碍”的情况下，还有一个附加指导语（例如,“特定物质/药物：__________”)，说明应该注明具体的病因学上的一般躯体疾病或物质/药物。

11.2 概述

概述目的和访谈技巧

概述模块是 SCID 的基础，有着许多重要的功能：

1. 在深入了解调查对象的精神病理之前建立检查者和调查对象之间的良好关系。
2. 允许调查对象用自己的话描述自己的精神病理。
3. 为描述症状的发展过程提供一个背景基础。
4. 确定调查对象的目前功能，这可能有助于判断目前症状的临床意义。

5. 探究调查对象的既往功能，这可能有助于确定障碍的起病时间、未诊断精神障碍的存在以及躯体疾病和物质/药物使用的共病可能性，其中一些可能是目前或既往精神症状的致病因素。
6. 确定目前和既往的自杀观念、自杀计划和自杀未遂。
7. 揭示对自己精神病缺乏自知力的调查对象目前或既往存在的妄想信念系统（有时候妄想存在的唯一迹象是在概述中调查对象报告但检查者没有马上理解的不寻常或不典型的行为或想法，例如，一名有被害妄想的调查对象报告他对邮政局提起过几次邮件篡改的诉讼）。

鉴于概述的问题可能会包括调查对象的整个生活史，做概述的挑战在于获取充分的信息以理解调查对象生活史的“全貌”（即精神疾病事件的大致顺序），而不是纠缠于具体细节。而且，检查者不应该在概述部分就深究调查对象症状的具体细节，因为这些在SCID各模块中会全面地涉及；精神病性症状是一个例外，在概述中出现这些症状的当时就应该详细地探究。

概述一般用时20—30分钟，但是对于病史特别复杂或病史回忆困难的调查对象，时间可能会大大延长。当施行概述时，检查者容易犯以下两种错误之一：1）没有跟进调查对象提供的重要信息（例如，没有询问既往因自杀未遂而住院的细节和背景），或2）过度探究与治疗计划相关而与SCID诊断无关的细节（例如，获取调查对象一生中服用过的每种药物的名称及其确切剂量）。

概述几乎都是由一般临床检查借鉴而来的开放性问题组成。因此，与在其他SCID章节中要求检查者严格地遵循问题的措辞及顺序不同，概述给予了检查者更大的灵活性，如果有临床意义的话，检查者可以修改问题的顺序和措辞，只要最后收集到概述所包含的所有信息即可。举例来说，如果在询问条目R19“你目前和多少人住在一起？”时，调查对象回答说和父母住在一起，并解释说在最近一次住院后刚出院回家，而住院的原因是因为听幻觉命令他烧毁其父母的房子。这时比较合理的方式是马上询问他住院的情况，以及获取最近精神病性症状的更多细节，而不是继续询问概述的下一个问题。

当使用SCID检查有精神病性症状而自知力有限的调查对象时，在概述过程中常常需要依靠辅助信息以获得答复。举例来说，如果调查对象没有主诉，而且否认知晓他被带到精神科的原因，检查者可以这么说：“入院记录上说你在浴缸中焚烧你的衣物，然后你妈妈报了警。那是怎么一回事？”许多情况下，如果患者目前有精神病性症状，大部分信息可能需要从病历或其他知情人那里获取。

概述的主要内容

概述开始是人口学资料，包括的问题有性别、年龄、婚姻状况、子女、住所类型及位置。本节最主要的作用是建立良好的关系，并提供潜在精神病理线索的背景信息（例如，如果调查对象有残疾人联合会发放的精神残疾证，这一事实提示目前或既往存在相对严重的精神疾病）。教育和工作经历的一节通常有助于发现目前或既往精神病史。举例来说，学业中断、多次学业失败、既往工作表现有问题、有残疾等等都是精神病理的潜在线索，需要仔细地追问以确定这些教育和工作问题的原因。

第二部分重点放在目前和既往精神病理的存在；此处有两种选择，依据不同类型的调查对象而定：**精神障碍患者部分**（条目R59—R81）和**非精神障碍患者部分**（条目R82—R90）。

精神障碍患者部分用于自认为是或曾是精神病患者的个体；包含以下内容：现病概述、主诉和对问题的描述、现病起病、新症状或复发、环境背景和可能的触发因素、现病病程或恶化以及既往精神疾病治疗史。当存在有部分缓解或恶化阶段的慢性障碍时（例如，慢性重性抑郁障碍），检查者必须判断疾病的目前阶段是从什么时候开始的。通常这个判断所依据的信息是功能存在巨大下降（例如，不得不辞职或辍学）。如果目前疾病不能与慢性或复发问题清楚地区分开来，概述问题的顺序将不会进行得很顺畅，检查者可能不得不随机应变地问一些问题来阐释完整的临床病程。

调查对象会被问及所有的既往治疗，包括药物治疗。如果任何处方用药与所描述的疾病有出入，检查者一定要询问调查对象。这通常会为调查对象没有提到的问题提供线索。举例来说，调查对象只报告了慢性抑郁，但过去接受过锂盐治疗，当询问为什么给他开锂盐时，他也许会描述可能的躁狂发作。当然，单凭处方用药或既往诊断都不足以给出 SCID-5 诊断，除非实实在在的证据表明调查对象符合该障碍诊断标准。当询问既往治疗史时，如果很显然调查对象的病史特别复杂，跳至访谈手册第 17 页（记录单第 6 页）结尾的治疗史记录表会有帮助。该表提供了按时间的前后顺序记录既往治疗史的框架。

非精神障碍患者部分适合评估社区居民或因为躯体问题求治的个体，调查对象被认为不存在精神病的主诉。它包含目前和既往精神病理的评估，询问调查对象可能曾经接受过的治疗，除此之外，是否有一段时间，调查对象自己或别人因为调查对象的情绪或行为而认为调查对象应该去求治。而且，为了帮助发现尚未导致求治的潜在精神病理时段，非精神障碍患者部分会询问调查对象在其整个人生什么时候最难过。

而后的两个部分是询问所有调查对象的物质成瘾治疗史和精神病住院史。

接下来的两部分评估终身的和最近 1 周的自杀观念和行为。在 SCID 之前的版本中，自杀仅仅在目前或既往重性抑郁发作诊断标准 A(9) 的评估过程中进行评估。因为除了与重性抑郁障碍相关之外，自杀观念和行为可能与许多种其他障碍也相关,所以在概述中增加评估自杀的问题，不仅有助于诊断(例如，确认既往精神症状特别严重的时期)，也是为了评估患者目前的人身安全。如果存在目前或终身的自杀观念或行为，应该根据指导填写相应的选项。

接下来的部分将重点放在目前时间段（“其他目前问题”），询问潜在的应激源、目前心境、目前身体健康情况、目前药物治疗、目前酒精和毒品使用以及目前社会功能。

概述以评估终身酒精和毒品使用情况结束。这是对以往 SCID 版本的一个修改，以往在酒精/物质模块中评估酒精和毒品的终身使用情况，它通常只有在完成心境和精神病性模块的评估之后才进行。因为考虑到物质和药物在心境和精神病性障碍发展中所起的病因学作用的重要性，所以将终身物质使用情况的评估作为概述的一部分放在了心境和精神病性模块的前面。

进行物质使用评估的步骤如下。在使用指导语“现在我想询问你一生毒品和药物的使用情况”引入评估之后，检查者应口头询问以下列出的每一分类中的物质使用情况，从镇静剂、催眠药或抗焦虑药这类开始。如果调查对象承认使用过某一分类的物质，检查者应跟进询问位于第 22 页（记录单第 11 页）底部方框中的问题。前面三个问题［即“你一生之中什么时候使用（物质）最多?”“你曾经有过一段时间使用（物质）给你带来麻烦吗?”“你曾经有过一段时间别人反对你使用（物质）吗?”］的目的是确定物质使用最严重或带来问题最多的时段。后面三个问题［即“你曾经在任何长为 12 个月的时间段中至少用了（物质）6 次吗?”“你对（处方药）上瘾或有依赖了吗？你曾经使用的量比处方的量要大、提前用完或频繁地看多名医生以保证你不会断药吗？”“你对（非处方药）上瘾或有依赖了吗？你曾经使用的量比指导剂量要大吗?"] 是为了确定物质使用是否足够严重以致需要在后来的检查中（即模块 E）进行物质使用障碍的评估。因为对物质使用障碍的评估被分成了两个时间段——最近 12 个月和最近 12 个月之前（终身）——所以在两列里分别评估这些时间段内的物质使用水平。第三列对应终身使用，第四列对应最近 12 个月的使用。如果调查对象报告在<u>任何 1 年内</u>使用物质 6 次以上，或者对处方或非处方药物成瘾或依赖，应考虑在第三列“终身”评估为“3”。如果调查对象承认在<u>最近 1 年内</u>使用物质 6 次以上，或者对处方药或非处方药有依赖，应在右第四列评估为“3”。当终身或最近 1 年评估为“3”的时候，应该在第二列“名称和使用情况”记录特定物质的名称和使用情况。

11.3 扫描模块

在施测 SCID 障碍评估的过程中，调查对象在回答“是”的时候会有附加的跟进问题，而回答“否”会受到“奖励”跳至下一个问题，一旦这种情况变得显而易见，调查对象就会产生阴性反应偏差，扫描模块最主要的目的是降低这种风险（参阅本书第 8.11 节“扫描模块的应用”）。出于同样的原因，扫描问题回答“是”之后也不应该接着询问附加的、即兴的澄清问题或要求其举例。相反地，检查者应该不带任何跟进或说明地询问扫描模块中提供的扫描问题，默认是检查者在考虑该障碍的 SCID 章节中会有机会询问调查对象附加的跟进问题。因此，当调查对象对扫描问题给出肯定回答时，检查者应该回应说“我们稍后再具体讨论这个”。

如果对扫描问题明确的回答“否”，应在扫描模块中记录为“1”，而如果对问题有明确的肯定回答，则应记录为“3”。需要进一步跟进才能判断的模糊回答可先记录为“3”，在后续模块再予以跟进评估。

在每个扫描问题评估完成后,检查者可立即将扫描问题的答案转抄至记录单上每个新障碍的相应条目，正如扫描问题的“1”和“3”下面悬挂的方框所示，从而达到扫描问题的答案与 SCID 主体中初始评估问题对接的目的。不过，检查者也可先评估完所有的扫描问题，而后在进行 A 模块评估之前暂停检查，迅速将所有扫描问题的答案转抄至记录单上每个新障碍的相应条目。

从 F 模块（焦虑障碍）开始，检查者使用扫描问题的答案确定是否可以跳过相应障碍的评估。举例来说，示例 11-1 显示的是扫描模块的第一个问题（**S1**），是对终身存在惊恐障碍的扫描。悬挂在答案“3”和“1”下的方框指示检查者在记录单第 30 页惊恐障碍的条目 F3 同样圈“3”或“1”。当检查者到了访谈手册 F.1 页惊恐障碍评估的位置时（见示例 11-2），应将条目 F1（是否使用扫描模块？）评估为“3”，跳至条目 F3，根据记录单条目 F3 圈的结果“3”或“1”来确定下一步的评估。如果 F3 圈“1”，检查者根据指示要忽略惊恐障碍的评估，跳至 F.9 页的 *广场恐惧症*；如果 F3 圈“3”，检查者就询问 F3 的问题（它是扫描问题的改述版本，说明调查对象之前承认存在惊恐发作的症状，此处要求调查对象复述其症状），然后询问条目 F4 的跟进问题。如果检查者决定根本不使用扫描模块，检查者只需将条目 F1 评估为“1”，接着询问惊恐障碍的初始问题 F2（与扫描模块的问题相同），如果编码为“3”，那么询问条目 F4 的跟进问题。

示例11-1　惊恐障碍的扫描问题示例

1. **在你一生的任何时候，你是否有过“惊恐发作”，就是说<u>突然</u>感到极度害怕或焦虑或者<u>突然</u>出现许多躯体症状?** *(扫描惊恐发作)*	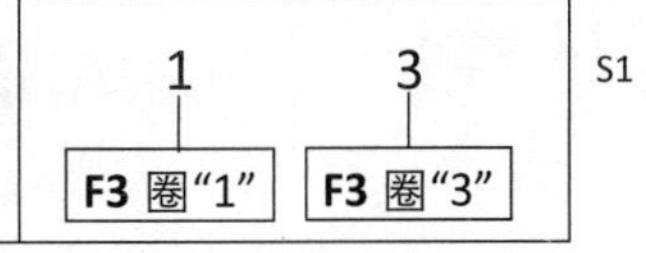	S1

示例11-2　F.1页惊恐障碍的相应问题

是否使用扫描模块?		1　3 跳至 **F3**，见下	F1
在你一生的任何时候，你是否有过“惊恐发作”，就是说突然感到极度害怕或焦虑或者突然出现许多躯体症状? *若是:* **跟我讲一讲。**	调查对象承认有过惊恐发作样症状。	1　3 跳至 ***广场恐惧症*** F.9 跳至 **F4**，见下	F2
扫描问题 **S1** 是否编码为“3”? *若是:* **你说过你曾有过“惊恐发作”，那时你突然感到极度害怕或焦虑或者突然出现许多躯体症状。跟我讲一讲。**		1　3 跳至 ***广场恐惧症*** F.9	F3
最近一次严重发作是什么时候?当时情况是怎样的?它是怎么开始的? *若以下信息尚未知:* **症状来得突然吗?** *若是:* **从发作开始到症状很严重有多长时间?(是否就在几分钟之内?)**	惊恐发作是一种突然涌现的强烈的害怕或强烈的不适感，在几分钟内达到高峰，在此期间至少出现下列4项症状: **注:** 这种突然的涌现可以出现在平静状态或焦虑状态。	?　1　2　3 跳至 ***广场恐惧症*** F.9	F4

11.4 A 模块：心境发作

A 模块评估重性抑郁发作（目前和既往）、躁狂发作（目前和既往）、轻躁狂发作（目前和既往）、持续性抑郁障碍（目前和既往）、环性心境障碍（目前）、经前期烦躁障碍（目前）、由于其他躯体疾病所致的与物质/药物所致的双相及相关障碍（目前和既往），以及由于其他躯体疾病所致的与物质/药物所致的抑郁障碍（目前和既往）。使用 A 模块收集到的信息还有 B 模块和 C 模块对精神病性障碍的评估结果,在 D 模块中对双相Ⅰ型障碍、双相Ⅱ型障碍、重性抑郁障碍、其他特定/未特定双相及相关障碍、以及其他特定/未特定抑郁障碍作出真正的诊断。

SCID-5-RV 提供了 A 模块标注纳入与否的选择，检查者可依据目前心境发作或目前障碍之后的跳转指导语来决定是否跳过标注评估。可供纳入的心境标注如下——对于目前重性抑郁发作：伴焦虑痛苦（A.7—A.8），伴围产期起病（A.8），伴混合特征（A.9—A.10），伴紧张症（A.10—A.11），伴忧郁特征（A.12—A.13），伴非典型特征（A.13—A.14）；对于目前躁狂发作：伴焦虑痛苦（A.29—A.30），伴围产期起病（A.30），伴混合特征（A.31—A.32），伴紧张症（A.32—A.33）；对于目前轻躁狂发作：伴焦虑痛苦（A.39—A.40），伴围产期起病（A.40），伴混合特征（A.41—A.42）；对于目前环性心境障碍：伴焦虑痛苦（A.61）；对于目前持续性抑郁障碍：伴焦虑痛苦（A.67—A.68）和伴非典型特征（A.68—A.69）。

在 SCID 之前的版本中，目前环性心境障碍只能诊断为“其他双相及相关障碍”的一种类型，而现在在 SCID-5-RV 中可被全面评估，尽管只评估目前发作（即最近 2 年内符合诊断标准）。SCID-5-RV 既包括目前持续性抑郁障碍（即在最近 2 年内存在）的评估，又包括既往持续性抑郁障碍（在 2 年之前的大多数日子里存在抑郁心境）的评估。作为 DSM-5 新增内容，目前经前期烦躁障碍（即在最近 12 个月内存在）也被收录进来。

11.4.1 目前重性抑郁发作的评估（A.1—A.14）

诊断标准 A——*确定至少 2 周的病程*。当检查者开始询问一次可能的重性抑郁发作时，第一项任务是确定最近 1 个月内是否存在长达 2 周的抑郁心境和/或者兴趣或愉悦感减退。如果对抑郁心境的病程是否真有 2 周存在疑问，检查者无论如何都应该询问具体的症状。事实证明调查对象在第一次被询问时往往会将问题最小化，而通过细想后会回忆起他实际上已经有整整 2 周的症状了。

***确定症状在同一个 2 周时间段内一起出现*。**一旦确定抑郁心境或者兴趣或愉快感减退持续了至少 2 周，且在几乎每天大部分时间存在，接下来的任务便是判断是否有至少 4 个其他症状在同一个 2 周的时间段内几乎每天出现。要做到这点，首先要同调查对象确定最近 1 个月内“目标”的 2 周时间段，然后通过在问问题的时候定期地提醒调查对象这一时间范围，以确保调查对象清楚接下来的问题仅仅指的是这 2 周（例如，“在最近 1 个月的前 2 周内，你的睡眠如何?”）。最近 1 个月内任何 2 周都可以作为目标，一般建议检查者要关注最近 1 个月内调查对象认为最严重的 2 周。如果调查对象报告整个月的抑郁心境都差不多，检查者应该关注最近 2 周。注意，如果目前发作最严重的时期其实是在 1 个月以前（即抑郁心境在最近 1 个月内已部分缓解），检查者仍应关注最近的 4 周以判断是否符合目前重性抑郁发作的诊断标准。如果最终不符合诊断标准，检查者应继续评估既往重性抑郁发作，将最近 1 个月之前最严重的时期作为焦点。

复合条目的评估。重性抑郁发作的几条诊断标准包含了多个子成分［例如，诊断标准 A(3)、A(4)、A(5)、A(7)和 A(9)］，其中有些子成分是截然相反的（例如，失眠和睡眠过多，精神运动性激越和精神运动性迟滞）。评估这些条目时，应先逐一评估子成分的问题，然后根据所有子成分的评估结果来最终确定这些条目的评估结果。虽然将这些条目评估为“3”反映了某个子成分的存在（例如，在这 2 周内几乎每天失眠**或**睡眠过多），但是检查者仍需按照指示，将所列子成分评估为“3”，以标示该子成分的存在。**注意**,这与之前 SCID 版本的评估方式相反，原来为了使效率最大化，如果根据前面子成分的相应问题的回答足以评估为“3”，那么检查者可根据指示跳过后面子条目的相应问题［例如，对于诊断标准 A(5)中的精神运动性激越或精神运动性迟滞，如果存在别人能注意到的精神运动性激越且已持续了至少 2 周，则可跳过精神运动性迟滞的评估］。SCID-5 对此进行了更改，因为当前面的子成分不存在时，很多检查者都会错误地跳过后面的子成分，而且评估所有子成分的存在可能对临床和研究项目来说都很重要。

评估重性抑郁发作时常犯的错误

评估重性抑郁发作时最常犯的错误之一是检查者未能确保在询问开始时确定的 2 周时间范围内每个症状几乎每天存在。因此我们强烈建议检查者即使是烦琐枯燥地重复，也要在每个症状后专门询问“几乎每天吗?”因为没有其他方法能确保每一个条目都会像重性抑郁发作标准集所要求的那样符合持续性的标准。为强调这一点，在“几乎每天”这个短语下面添加了下划线以作为提醒。不应该因为前几个症状在这 2 周的时段内几乎每天存在，便认为余下的每个症状也持续了 2 周，因为每个症状可能有自己独立的病程（例如，睡眠和食欲的改变可能在所询问的 2 周时间段内几乎每天存在，但是疲乏和注意力集中困难可能只在少数日子里出现）。需注意诊断标准 A(9)（反复出现死亡的想法、自杀观念、自杀未遂或具体计划）是唯一一个不要求几乎每天存在的诊断标准，反复出现的自杀观念或单次的自杀未遂均足以评估为“3”。

第二个常见的错误是忽略了建立一个明确的 2 周时间范围作为整个诊断标准 A 的参照。正如在诊断标准 A 开始时所提及的，即便对目前重性抑郁发作询问的初始时间范围为“在最近 1 个月内”，真正的要求是 5 个（或更多）症状出现在同一个 2 周的时间段。忽略了将问题限定在 2 周的时间范围会导致调查对象认为每个条目要求的最短病程是 1 个月而非仅仅 2 周。即使检查者明确地表达了关注的仅仅是特定 2 周的时间段，仍然建议在评估重性抑郁发作诊断标准 A 的 9 个条目的过程中至少有 1 次到 2 次要提醒调查对象所适用的时间范围。

第三个可能导致评估错误的问题是将在一般躯体疾病共病背景下出现的症状计算在内。一般躯体疾病可能表现出与抑郁发作特征性症状相同的症状（例如，体重减轻、失眠、疲乏）。这些症状在什么情况下应归因于抑郁或一般躯体疾病呢？DSM-5 的规定是将这些症状视为重性抑郁发作的一部分，除非它们明显归因于一般躯体疾病。举例来说，完全可以用支气管炎患者的频繁夜间咳嗽来解释的失眠不应该算作符合诊断标准 A(4)。

最后一个问题是，是否将这次发作起病前就存在的症状（例如，慢性失眠）视为重性抑郁发作的一部分。诊断标准 A 的起始部分要求每个症状“代表之前功能的改变”。因此，只有慢性症状在抑郁发作期间明显加重的情况下才应计入重性抑郁发作的诊断。举例来说，如果患者通常需用 30 分钟才能入睡，自抑郁发作开始之后要用 2 个小时才能入睡，那么，将诊断标准 A(4) 评估为此次发作时存在是合理的。如果本次发作持续的时间较长，检查者应该将在本次发作开始之后出现的慢性症状纳入考虑范围内；对于在本次发作之前存在的症状，除非它们在本次发作之后明显恶化，否则不考虑。

诊断标准 A(1)——抑郁心境。抑郁心境可以是直接承认（例如，“我一直感到抑郁”或“我无法停止哭泣”）；也可以表现为众多同义词中的一个(悲伤、忧郁、爱哭、空虚、闷闷不乐)；还可以表现为 DSM-5 的新增内容，无望感。另外，如果调查对象报告别人说他看上去抑郁或情绪低落，该诊断标准亦可被评估为存在。重性抑郁发作的抑郁心境可根据其持续性和严重程度与“一般的”(即非病理性的)抑郁相鉴别。如要计入这条诊断标准，调查对象的抑郁心境必须持续至少 2 周，且几乎每天的大部分时间都存在。需注意，即使观察信息与调查对象的报告相反，仍可根据观察信息将该诊断标准评估为“3”(例如，一名坚忍的老年患者否认抑郁了，但是护理人员报告患者一直泪流满面)。

诊断标准 A(2)——兴趣或愉悦感减少。虽然重性抑郁发作最主要的症状是抑郁心境，但有时候在缺乏主观抑郁感受的情况下也可进行诊断。有些患者，尤其是那些病情严重的人，已经丧失了感知悲伤的能力。其他患者可能是因为自身具有的认知风格或所处的文化背景，悲伤的感受被淡化了。对于这类调查对象，兴趣或愉悦感的丧失可当作“抑郁等位症状”，并可在确定了适用于诊断标准 A(3)至 A(9) 的 2 周时间段后，代替抑郁心境。鉴于诊断标准 A(2) 的双重功能（即作为抑郁等位症状和作为重性抑郁发作的 9 个症状之一），根据所适用的功能不同而提供了两种不同的提问措辞方式（由带括号的箭头连接）。如果检查者已经确定了存在持续至少 2 周的抑郁心境 [即诊断标准 A(1) 被评估为“3”]，则应询问第一个版本的问题，以判断在之前确定的抑郁心境期间是否也存在兴趣或愉悦感的减退。如果没有证实存在长达 2 周的抑郁心境时间段，则应询问第二个问题以判断是否存在长达 2 周的几乎每天大部分时间都有的兴趣或愉悦感减退。该症状存在的证据可以是调查对象报告一般的愉悦感显著减退（例如，“再没有什么能令我高兴了”），也可以是具体的例子，例如，不再阅读、看电视、看电影、与朋友或家人交往或者做爱。评估这个条目时需注意，评估为“3”并非要求兴趣或体验快乐能力的完全丧失，存在体验愉快的能力显著下降的证据就足够了。

诊断标准 A(3)——食欲/体重改变。如果在 2 周的目标时间段内存在显著的食欲改变，无论是增加还是减退，**或**体重的显著改变，此条目都应评估为“3”。鉴于在 2 周的时间范围内出现明显的体重完全改变相对少见，SCID 首先询问的是食欲改变。如果没有显著的食欲改变，检查者才需询问体重改变。然而，需要注意的是，在没有相应食欲改变的情况下，体重的显著改变提示一般躯体疾病可能才是体重改变的原因。需注意，这个条目的第一部分关注的是食欲而非食物的摄入量，因此，仅在调查对象承认食欲显著改变的情况下才应评估“3”。

诊断标准 A(4)——睡眠紊乱。失眠有多种表现形式，其中的任何一种都可算作符合这个条目。它们包括入睡困难、夜间多次醒来，以及比这个人正常情况下醒来的时间要早得多并且醒后无法再次入睡。睡眠过多指人睡得比正常情况多了许多。为了证实睡眠模式对调查对象来说确实存在改变，重要的是判断本次发作的抑郁心境或者兴趣或愉悦感减退开始之前的典型睡眠模式。需注意，由于个体对睡眠需求存在很大的差异，定义失眠或睡眠过多的绝对小时数不仅是困难的，而且也可能不是很有意义。然而，一般来说，通常比日常的睡眠多睡或少睡 2 个小时就构成了睡眠过多或失眠。需注意，如果某人一天的大部分时间都卧床但没有入睡，不应评估为睡眠过多。

诊断标准 A(5)——精神运动性改变。精神运动性激越和抑制是指躯体活动和思维速度的改变。虽然许多抑郁调查对象描述有主观的坐立不安或迟缓，但是只有当症状对外部观察者明显可见时，才

可算符合诊断标准 A(5) (例如，调查对象看起来动作迟缓或者来回踱步或无法静坐)。如果症状目前不存在或者检查者无法观察到，则必须有对既往激越或迟缓具有说服力的行为学描述，且严重到能被他人观察到。确保将精神运动性迟滞中迟缓的感觉（例如,“我感觉就像在一桶糖浆中行走一样”）与没有动力做任何事的感觉［诊断标准 A(2) 中评估］以及没有精力的感觉［诊断标准 A(6) 中评估］相鉴别。

诊断标准 A(6)——疲劳或精力不足。有该症状的调查对象可能报告总是感觉累，提不起劲，总是感觉“虚弱”，或在轻微的身体活动后便感觉精疲力竭。当调查对象主诉什么事也不想做时，检查者应该区分精力缺乏［诊断标准 A(6)］与可能同时存在的兴趣或动力丧失［诊断标准 A(2) 中评估］。

诊断标准 A(7)——无价值感或内疚。评估这个条目时要仔细，因为当抑郁的调查对象没有重性抑郁发作综合征的全部症状时，常常承认感觉自己不好或感觉内疚。实际上该条目要求更严重的自我感知紊乱——要么感觉无价值，**要么**感到过分的或不适当的内疚。虽然调查对象经常报告因为自己的问题给别人带来了负面影响而感到内疚（“我真是个负担，我感到很内疚”)，但是这种感受不应视为该诊断标准所要求的“过分的或不适当的内疚”。真正的阳性回答需要有夸大的且不适当的内疚的证据 (例如,“我感觉我已永远地毁掉了我的家庭”)，要超出调查对象对患病的自责。

诊断标准 A(8)——认知紊乱。重性抑郁发作的认知损害有时严重到堪比痴呆。在损害程度较轻但依然显著的情况下，由于无法过滤掉忧郁的想法，调查对象可能无法将注意力集中在任何活动上 (例如，看电视、读报纸)。检查者应该注意，该症状造成的功能损害会由于调查对象的基线情况不同而有差异。举例来说，一位理论数学家可能依然能看电视却无法专注于数学证明——在这种情况下，足以评估为“3”。需注意，该条目的第二部分评估的是另一种功能损害（即犹豫不决)。有此症状的调查对象可能会报告，即便是简单的决定也会让他手足无措，如当天穿什么衣服或午餐吃什么。

诊断标准 A(9)——自杀观念。这是唯一一个不需要在至少 2 周内几乎每天都存在就能评估为“3”的症状。任何反复出现的死亡的想法（而不仅仅是害怕死亡)，反复出现没有具体计划的自杀观念，单次自杀未遂或存在实施自杀的具体计划都足以评估为“3”。频繁想到被动自杀意念也足以评估为“3”，例如,“我死了会更好”或“如果我死了，我的家人会更好”。如果目前存在自杀观念，检查者必须判断观念的性质（主动的还是被动的自杀观念）并采取适当的措施，这可能包括通知临床主管医生。无自杀意图的自伤行为（例如，割伤、烧伤）可能是愤怒或挫败的表达，或者旨在控制强烈的情绪,应被评估为“1”。

诊断标准 B——临床意义。DSM-5 大多数障碍都包含“临床意义”诊断标准，目的是为了强调一个要求，即症状模式必须导致损害或痛苦才能诊断为精神障碍。在大多数情况下，在引出那些支持抑郁综合征各条目评估的描述性信息的过程中，检查者已经知晓症状对调查对象的生活有显著影响的事实。然而，如果症状对调查对象功能的影响尚不清楚，则需通过提供的附加问题来确定症状对调查对象学业、工作以及社会功能的影响。

诊断标准 C——不是由于一般躯体疾病所致的也不是物质/药物所致的。该诊断标准指导检查者考虑并排除一般躯体疾病或物质/药物作为致病因素。可跳至本书第 10 章“一般躯体疾病和物质/药物病因与原发障碍的鉴别”，参考如何使用这条诊断标准的综合讨论以及如何评估由于其他躯体疾病所致的抑郁障碍或物质/药物所致的抑郁障碍的诊断标准。

发作次数。在评估为“3”标明符合目前重性抑郁发作的诊断标准之后，检查者按照指示要粗略地估计总的发作次数，用来稍后决定重性抑郁障碍是单次发作还是反复发作。这要求调查对象报告他有多少次独立的重性抑郁发作——这并不意味着检查者必须询问每次发作的每个症状。在大多数情况下，对发作次数的估计值就足够了。需注意，根据 DSM-5 对重性抑郁障碍“反复发作”的定义，必须有至少连续 2 个月达不到重性抑郁发作诊断标准的间歇期，才考虑发作为相互独立的。因此，并不要求在发作之间有完全无症状的时间段。

目前重性抑郁发作的标注

如果检查者选择评估目前重性抑郁发作的标注，此时评估以各种适用标注的诊断标准集结束：伴焦虑痛苦、伴围产期起病、伴混合特征、伴紧张症、伴忧郁特征、伴非典型特征。注意，大多数的这些标注所采用的时间范围不同于评估重性抑郁发作诊断标准的症状所用的时间范围（即最近 1 个月内最严重的 2 周）。具体内容请参照下面每个标注的讨论。

伴焦虑痛苦：DSM-5 增加这一标注是为了强调常见且有临床意义的抑郁发作和焦虑症状共病。鉴于共病焦虑症状的时间范围是“目前重性抑郁发作的大多数日子里”，所以第一个问题被设计用来确定目前重性抑郁发作的起病时间，以便确定此次发作的总病程。我们已经解释过短语“在大多数日子里”(这是在之前 DSM 版本中没有出现过的新的选词)，它意味着从目前重性抑郁发作起病开始，每个焦虑症状须在大多数日子里存在，且在一天中至少有部分时间存在。因此，当确定了某一特定焦虑症状存在之后，检查者接着询问这一症状是否在调查对象感觉抑郁的“大多数日子里”存在。列出的 5 个症状中至少 2 个（即感到激动或紧张，感到异常的坐立不安，因担心而难以集中注意力，害怕会发生可怕的事情，感觉对焦虑或担心会失去自我控制）评估为“3”才符合标注的诊断标准。分为“轻度”“中度”“中-重度”和“重度”的严重程度也应该被评估，评估依据是存在症状的数量以及这些症状是否伴随“运动性激越”的附加评估。(因为运动性激越只与“中-重度”和“重度”的鉴别有关，所以只有在 4 或 5 个症状评估为“3”时才询问运动性激越。)

注意，列于 SCID 的诊断标准 5（“感觉对焦虑或担心会失去自我控制”）与 DSM-5 中的措辞（“感觉会失去自我控制”）略有不同。在给 SCID-5-RV 新诊断标准条目制定问题的过程中，并不是很清楚要如何操作该诊断标准（个体在哪方面会感觉他/她要失去自我控制了？膀胱和肠道功能？冲动控制？静坐的能力？极度抓狂和无法控制的尖叫?）。根据 DSM-5 心境工作组的介绍，组成伴焦虑痛苦标注诊断标准的条目是基于广泛性焦虑障碍的诊断标准集编写的。伴焦虑痛苦这一标注（诊断标准 5）旨在对应广泛性焦虑障碍的诊断标准 B (“个体难以控制这种担心”)，但它的改写有误。因此，SCID-5-RV 中的诊断标准 5 已改为表明个体特别担心对自己的焦虑或担心失去控制。

伴围产期起病：如果目前**重性抑郁发作**起病于怀孕期间或产后 4 周内的任何时间，该标注就适用。除了标明该标注存在或不存在之外，SCID 还提供了附加评估，允许检查者标明起病是在孕期还是在产后 4 周（产后）。

伴混合特征：DSM-5 增添此标注是为了取代狭义得多的“混合发作”概念，后者是之前双相 I 型障碍定义的一部分。该标注允许检查者记录与重性抑郁发作共病的且在阈下水平的相反极症状的存在。与伴焦虑痛苦标注的情况一样，共病躁狂/轻躁狂症状的时间范围为“目前重性抑郁发作的大多数日

子里”。(在此处重复询问目前重性抑郁起病的初始问题是避免检查者因为任何原因而选择跳过了伴焦虑痛苦的评估，且没有询问初始问题的时间。）在列出的躁狂症状中必须至少有 3 项在大多数日子里存在，该标注才能评估为存在。

由于若干原因，发生在重性抑郁障碍背景下的重性抑郁发作伴混合特征标注诊断标准 C（即“对于症状完全符合躁狂或轻躁狂诊断标准的个体，应诊断为双相Ⅰ型障碍或双相Ⅱ型障碍”；DSM-5 中文版，第 177 页）已从 SCID-5 中删除。诊断标准 C 只是简单地陈述了症状符合躁狂和轻躁狂发作诊断标准的个体患有双相Ⅰ型障碍或双相Ⅱ型障碍，表面上这种老生常谈并没有传递在重性抑郁障碍背景下伴混合特征标注定义的相关信息。然而，在双相Ⅰ型障碍和双相Ⅱ型障碍背景下的重性抑郁发作伴混合特征标注的相应诊断标准 C 为：“对于症状同时完全符合躁狂发作和抑郁发作诊断标准的个体，应诊断为躁狂发作，伴混合特征”(DSM-5 中文版，第 145 页)。这看起来诊断标准 C 的意图是在躁狂发作伴混合特征和重性抑郁发作伴混合特征之间建立起等级关系，躁狂发作伴混合特征要优先（即优于重性抑郁发作伴混合特征的诊断)。由于双相障碍和重性抑郁障碍之间的等级关系已植入 SCID-5-RV 的诊断算法中，纳入诊断标准 C 可能引起许多的混淆。举例来说，如果调查对象有重性抑郁发作，持续了 2 周且在发作期间每天都有符合躁狂发作诊断标准的症状，检查者会因为存在共病躁狂症状而诊断为目前重性抑郁发作伴混合特征的标注。检查者接着会评估目前躁狂发作，将其评估为存在，然后由于共病抑郁症状而标明伴混合特征。根据 D 模块中的 SCID-5-RV 算法，最终诊断将为双相Ⅰ型障碍，目前为躁狂，伴混合特征。

还需注意，对于那些有共病躁狂症状的重性抑郁发作的个体即便符合伴混合特征标注的诊断标准，那些躁狂症状也不会自动符合躁狂发作的诊断标准，因为伴混合特征与躁狂发作的时间范围不是一致的。根据 DSM-5，如果要适用伴混合特征标注，症状须在重性抑郁发作的<u>大多数日子里</u>存在，而构成躁狂发作的症状必须<u>持续至少 7 天，在几乎每天的大部分时间里</u>存在。因此，举例来说，一名伴混合特征的重性抑郁发作调查对象，在重性抑郁发作期间其混合特征只要比隔天出现频繁一点点，这样就可以视为在“重性抑郁发作的大多数日子里”存在。然而，因为缺乏持续性，所以那种症状模式并不符合躁狂发作的诊断标准。

伴紧张症：根据 DSM-5，“如果紧张症的特征在大部分发作期内存在”(DSM-5 中文版，第 179 页)，则伴紧张症标注适用于目前**重性抑郁发作**。DSM-5 接着建议读者“参见精神障碍伴发紧张症的诊断标准”。这些诊断标准可在 DSM-5“精神分裂症谱系及其他精神病性障碍”章节中找到，且总是根据知情人或者回顾既往记录之后获得的历史资料进行编码，因为有紧张症的调查对象无法提供这样的一手资料。有些条目相对来说是专门针对紧张症的，容易识别，像模仿语言和蜡样屈曲。其他症状，像紧张性兴奋和紧张性木僵，仅在程度上与心境症状不同，例如，激越和迟滞。举例来说，行动迟缓导致个体用了 2 个小时才把衣服穿上，是精神运动性迟滞的证据，而几个小时完全静止不动则应视为紧张症。注意，诊断标准 A 已从 DSM-5 的“临床表现主要包括 3 项（或更多)下列症状”改为 SCID-5-RV 的“以下至少 3 项症状在目前重性抑郁发作的大多数日子里存在”。因为精神障碍伴发的紧张症要求紧张症状为主要临床征象，这与**重性抑郁发作**伴紧张症标注的指导语不一致，后者要求紧张症特征“在目前重性抑郁发作的大多数日子里存在”，所以这个更改是必要的。而且，SCID-5-RV 中条目的顺序与 DSM-5 相比也做了改动，根据被评估的方式将条目组合在一起：有 6 个通过观察评估（或通过知情人提供信息，包括查阅病历)(例如，扮鬼脸)，随后 3 个在访谈期间评估（例如，模仿言语)，最后 3 个在体检中评估（例如，蜡样屈曲)。

伴忧郁特征：在重性抑郁发作期间同时出现忧郁症状表明一种特别严重的抑郁形式，它更可能会对生物治疗有反应。该标注适用于目前发作最严重的时段，它也许会或也许不会出现在最近 1 个月。因为这些症状中有些［例如，诊断标准 A(1)、B(4)、B(5)、B(6)］是重性抑郁发作 9 个条目的一部分，如果最严重的时段就是检查者在评估目前重性抑郁发作过程中所询问的最近 1 个月内的 2 周时段，检查者可能无须再进一步询问调查对象就可以进行评估。然而需要注意，该标注的诊断标准 A(1)、B(4) 和 B(5)（即分别为“失去愉悦感”“明显的精神运动性迟滞”和“明显的厌食”）每一个都比重性抑郁发作相应的条目更严重，可能需要询问附加问题以确定症状是否在应有的严重水平。余下的条目专门用于伴忧郁特征标注。诊断标准 A(2) 缺乏反应性描述了抑郁的特征，它似乎有自己的方式，因为它不会对那些通常会让调查对象感觉良好的事情产生反应。对于诊断标准 B(1)，调查对象必须报告说抑郁的感觉与“正常”的悲伤存在质的区别。有些调查对象报告感觉像是“在迷雾之中”或像身体生了病一样。

伴非典型特征：仅当目前发作尚未符合伴忧郁特征或伴紧张症的情况下才能诊断该标注。与伴焦虑痛苦和伴混合特征标注一样，“非典型”综合征的时间范围是目前**重性抑郁发作**的“大多数日子”。(在此处重复询问目前重性抑郁起病的初始问题是避免检查者因为任何原因而选择跳过了伴焦虑痛苦的评估。）不同于之前的只是简单地询问焦虑或相反极症状的存在的两个标注，该标注的这些标准要求非典型症状“占主导地位”。

与经常存在无反应心境的伴忧郁特征相反，伴非典型特征标注要求抑郁有反应（即对真正的或预期的正性事件，心境会变得开朗）。伴非典型特征的个体通常对于好的或坏的消息都特别敏感。事实上，发作通常由人际丧失（例如，恋爱分手）引发，并当丧失逆转时又会大幅改善（例如，开始新的恋爱关系）。这些特征性的植物神经症状与那些忧郁中的体验完全相反。通常没有失眠和厌食，而是存在睡眠过多和暴食（尤其是甜食）。

在纽约州精神医学研究所抑郁评估服务门诊，Stewart 及其同事（1993）对这些条目的操作定义如下——<u>心境反应</u>：心境改善 50%；<u>明显的体重增加或食欲增加</u>：在最近 3 个月增加 10—15 磅（1 磅=0.4536 kg），每周至少 3 次想要暴食，或每周至少 5 天有暴食冲动；<u>睡眠过多</u>：每周至少有 3 天，每天至少睡 10 个小时；<u>灌铅样麻痹</u>：每周至少有 3 天，每天至少 1 个小时。

11.4.2 既往重性抑郁发作的评估（A.15—A.22）

如果症状不符合目前发作的诊断标准，检查者需要详细询问任何既往时间段的抑郁心境或者兴趣或愉悦感减退。因为一些调查对象可能在回忆多年前出现的特定症状的存在与否和时间关系上有困难，所以检查者<u>有必要</u>在既往抑郁期选出特定的 2 周时间段作为后续 8 个问题的目标时间段。我们推荐使用假期、季节或其他生活事件（例如，生日、毕业）作为“路标”以限制到抑郁最严重的 2 周。为了让这段时间成为调查对象思维的集中焦点，另一种策略是询问那段时间与个人生活相关的背景因素的具体问题（例如，“当时你在哪里居住？在哪里工作？在哪个学期或哪个年级上学?”）。仔细回顾调查对象过去经历的过程，有助于将这个时间段从一个抽象的概念（即“10 年前当我抑郁的时候”）转化成更生动的记忆，这样对特定症状的报告会更有效。举例来说，假设调查对象报告他在大学三年级抑郁了几个月。检查者可以尝试用如下方法精确地定位 2 周的时间段：“我知道很难如此精确，但我需要你重点关注症状最严重的 2 周。你是在大学三年级的秋季学期还是春季学期感到抑郁的?”调查对象回答“春季”。检查者则询问：“是在春假之前还是之后?”“离期末考试有多近?”等。我们承认这一过程相对耗时，而且一些检查者在开始评估既往重性抑郁发作前可能很想接受调查对象提供的模糊的时间范围。因为对诸如“在 8 年前你抑郁的那段时间里，你的食欲如何?”这类问题，调查对象的回答可能缺乏有效性，所以我们强烈推荐花时间和精力构建一个肯定、明确的时间范围。

在调查对象报告一生中有不止一次既往发作的情况下，检查者应该确定哪次发作是“最严重的”，跟进问题应围绕这次“最严重的”发作中最差的 2 周。然而，这条原则有几个例外:

1. 如果最近 1 年内有 1 次发作，即使它不是“最严重的”，检查者也应首先询问这次发作。因为它时间更近，调查对象可能对症状细节的记忆更清晰。
2. 当有多次发作可供选择时，理应选择调查对象在那期间既**没有**正在使用已知可导致抑郁的物质/药物又**没有**罹患可能导致抑郁的一般躯体疾病的那些发作。举例来说，如果调查对象报告了 2 次既往发作，较严重的那次发作出现在重度可卡因使用的期间，而较轻的那次发作出现在很长的戒断期间，检查者则应该从后一次发作（戒断期）开始检查，只有在后一次发作不符合重性抑郁发作诊断标准时才考虑前一次发作（与可卡因使用共病）。

记住，根据 SCID-5 的算法，**只有**在**不**符合目前重性抑郁发作诊断标准的情况下才需对既往重性抑郁发作进行详细的症状学评估（即目前没有抑郁心境或者虽有抑郁心境但伴随的症状不足以符合目前重性抑郁发作的诊断标准）。

注意，当检查者询问既往发作时，引导问题的具体措辞（即“你任何时候是否有过……”）应根据之前关于目前抑郁心境或者兴趣或愉悦感减退的引导问题［对应于目前重性抑郁发作诊断标准 A(1) 和 A(2)，条目 A1 和 A2］的回答而进行调整。如果对其中任一问题的回答是肯定的（表示存在目前时间段的抑郁心境或者兴趣或愉悦感减退，但最终不完全符合重性抑郁发作诊断标准），检查者按照指导应该用短语（字体加下划线以帮助识别）“**在你一生中的任何时候,是否有过另外一段时间**……”来替换“**你任何时候是否有过一段时间**……”

既往重性抑郁发作诊断标准 A 的 9 个条目问题除了询问的是过去的时间段之外，内容均与目前重性抑郁发作中对应的问题一致。请参考本书第 11.4.1 节“目前重性抑郁发作的评估”(第 41—42 页）诊断标准 A(1)—A(9) 的指导语及针对这 9 个条目的评估指南。在评估既往重性抑郁发作期间，当检查者已经清楚不符合诊断标准时，如果存在多个既往抑郁时间段，检查者在跳过既往重性抑郁发作评估并继续目前躁狂发作评估之前，应先考虑其他时间段是否会完全符合既往重性抑郁发作的诊断标准。在两种情况下，某次发作比选定的发作更有可能完全符合重性抑郁发作诊断标准: 1) 检查者根据 SCID 指导语，决定把重点放在最近 1 年的一次发作而非调查对象一生中“最严重的”那次，或 2) 调查对象理解的“最严重的”发作不同于重性抑郁发作诊断标准的要求（即调查对象选择了最痛苦的那次发作，但症状相对较少或对功能影响较小）。无论如何，如果另一个抑郁时间段是符合重性抑郁发作诊断标准的可信候选，检查者应该返回既往重性抑郁发作评估的开头,并评估那次发作是否符合重性抑郁发作的诊断标准。

目前重性抑郁发作，部分缓解期需评估为既往发作。有时调查对象会在重性抑郁发作，部分缓解时接受 SCID 检查。举例来说，2 个月前调查对象可能有抑郁伴持续的兴趣丧失、失眠、食欲不佳、缺乏精力和自杀观念。在 SCID 检查时，他的抑郁心境和兴趣丧失仍持续存在，但是他现在睡眠好转，食欲恢复正常且不再想自杀。因此，当检查者评估 SCID-5-RV 的目前重性抑郁发作时，调查对象的症状不符合目前重性抑郁发作（最近 1 个月）的诊断标准。然而，当检查者评估既往重性抑郁发作时，调查对象的症状会符合既往重性抑郁发作的标准（2 个月之前起病）。在总评分表中，调查对象的这种情况在终身重性抑郁障碍处评估为“3”，在“最近 1 个月符合诊断标准”处评估为“1”。在 D 模块的时序一节中记录为“部分缓解”。

11.4.3 目前躁狂发作的评估（A.23—A.33）

记住，就SCID而言，“目前”指整个的最近1月，因此调查对象不必非要在检查时表现出躁狂才能诊断为有目前躁狂发作。

诊断标准 A

诊断标准 A（第一部分）——异常的心境高涨或易激惹+活动增多或精力旺盛。在 SCID-5 中，诊断标准 A 分成了两个独立的部分，以便在诊断标准第一部分不存在的情况下可将躁狂发作和轻躁狂发作的诊断都排除。第一部分确定在一段明确的时间段内有异常的心境高涨、膨胀或易激惹，伴活动增多或精力旺盛，至少持续几天，这一点是躁狂发作和轻躁狂发作都要求有的特征。（括号内的短语“至少持续几天”，实际上并非 DSM-5 诊断标准的一部分，加上它是为了提供症状的最短病程，以便在这个条目评估为“1”的情况下，有理由跳过目前躁狂和轻躁狂发作的评估。）此诊断标准要求存在异常且持续的心境高涨、膨胀或易激惹，并伴有持续的活动增多或精力旺盛。注意，在 DSM-5 中增加持续的活动增多或精力旺盛的要求是为了增加这个条目的诊断特异性。

为确保检查者不会忽视易激惹的心境，关于易激惹性的询问被单独做成了一个问题（即“你是否曾有几天每天大部分时间都感到易激惹、生气或者易怒?”）。调查对象经常会描述数个时间段的易激惹，它们是与重性抑郁发作相关的特征或者是作为人格问题症状的习惯性易激惹。真正体现躁狂发作的易激惹对于本人来说是异常强烈的（例如，相比仅仅是跟配偶“急”，他向客户服务代表疯狂地咆哮），而且根据定义必须伴有活动增多和精力旺盛，这些特征在易激惹的抑郁或人格障碍中是不常见的。然而，如果对易激惹是否是躁狂或轻躁狂发作的一部分存有疑问，检查者应继续询问全部的躁狂（或轻躁狂）症状问题，以判断易激惹是躁狂或轻躁狂发作的症状，还是能由其他疾病（例如，抑郁）来更好地解释。

诊断标准 A（第二部分）——1 周的病程。躁狂发作和轻躁狂发作的诊断标准集在症状学上是一致的，但在最短病程（躁狂发作的最短病程为 1 周，而轻躁狂发作的最短病程为 4 天）和严重程度（躁狂发作导致显著的功能损害，而轻躁狂发作根据其定义**绝不能**导致显著的功能损害）上是不同的。诊断标准 A 的第二部分的作用是通过病程鉴别这两种发作（即如果高涨/易激惹心境的病程短于 1 周，检查者应根据指导跳至 A.34 去检查目前轻躁狂发作）。需注意，如果发作严重到需要住院，则即使发作病程短于 1 周也符合躁狂发作的要求。

如果问题按照以下顺序出现，评估心境高涨和心境易激惹的独立问题可能导致诊断算法的错误：

- 检查者询问调查对象是否在一段明确的时间内有异常的心境高涨或欣快，并有活动增多和精力旺盛。
- 调查对象回答“是”，有理由将诊断标准 A 的第一部分评估为“3”。
- 检查者接着向调查对象询问心境高涨或欣快的病程。
- 调查对象表示心境高涨或欣快只持续了 5 天（未住院），因此检查者跳至目前轻躁狂发作的评估（排除目前躁狂发作的诊断）。

在此顺序下，检查者并不知道是否在一段明确的时间内有心境易激惹（如果调查对象开始时对心境高涨的问题给予了肯定回答，就没有问及易激惹的问题）。有可能调查对象有持续 1 周或以上的异常心境易激惹并伴有活动增多和精力旺盛，这就说明需继续评估躁狂发作的诊断标准。因此，SCID-5-RV 诊断标准 A 的第二部分添加了一条**注**，指导检查者在跳过目前躁狂发作的评估之前务必核实是否有至少 1 周的心境易激惹（即“若心境高涨持续不足 1 周且无须住院，在跳至 A.34 之前，检查有无一段时间心境易激惹持续至少 1 周”）。

类似于目前重性抑郁发作的评估，为了确保躁狂症状在同一周内同时存在，有必要在最近 1 个月内确定一个 1 周的时间范围。因此，检查者以询问调查对象在最近 1 个月内什么时候最躁狂开始评估。如果严重程度在最近 1 个月内差不多相同，那么应将最近 1 周作为时间范围。

诊断标准 B 重要的是要记住，诊断标准 B 的症状必须在心境高涨或心境易激惹的时间段内出现且需持续存在并有临床意义，才可算作诊断标准 B 的症状。

诊断标准 B(1)——自我评价过高或夸大。 夸大或自我评价过高必须是明显不合理的；仅仅是比平常更为自信并不足以评估为“3”。

诊断标准 B(2)——睡眠的需求减少。 如果要将这一条目评估为“3”，调查对象应该报告在仅睡了几个小时之后就感觉休息好了。典型的调查对象会感到自己根本不需要睡觉，报告觉得充满动力或“兴奋”，并无法安静下来睡觉。区分诊断标准 B(2) 与失眠是重要的——虽然都以比平时睡眠时间减少为特点，但失眠个体是想睡觉却无法入睡，而且第二天感到疲倦。

诊断标准 B(3)——更健谈或有持续讲话的压力感。 更健谈表现在语速和语量两个方面。说话常有种被驱使的感觉，好像有太多话要说却没有足够的时间去说。如果在检查过程中出现这种情况，检查者要打断调查对象的长篇大论可能会非常难。

诊断标准 B(4)——意念飘忽或思维奔逸。 这一诊断标准可以根据调查对象主观报告自己有思维奔逸或根据临床判断存在意念飘忽（根据对调查对象思考模式的观察或根据病史）来评估为“3”。意念飘忽包括联系松散的想法，调查对象从一个话题飞快地跳到另一个话题，但话题间仅有一丝主题上的联系。在某些情况下，联系可能是根据发音而不是意义。

诊断标准 B(5)——随境转移。 随境转移指当试图专注于某项特定任务时无法过滤掉外界刺激（即来自个体之外的刺激）。举例来说，调查对象可能由于街道上的警笛声分心而难以专注于检查者的问题，并可能在检查中突然站起来去查看外面发生了什么事。因为自己的思维奔逸而分心不可评估为“3”。

诊断标准 B(6)——目标导向的活动增多或精神运动性激越。 作为心境高涨、精力旺盛或自尊心增强的后果，个体可能比平常更多地参与社交、工作、学习或性方面的目标导向活动。典型的“躁狂”活动包括晚上随时打电话给朋友，无休止地发微信或电子邮件，开始新的创意项目或性生活更频繁。另外，活动增多可能更弥散并表现为精神运动性激越（即无目的非目标导向的活动，例如，踱步或静坐不能）。

诊断标准 B(7)——过度参与高风险活动。 为了追求快乐、兴奋或刺激，或者仅仅是由于躁狂时判断力差，个体可能会在没有考虑可能出现的不良后果情况下，参加与其性格不符的活动。典型的例子包括：将大量的金钱花在奢侈品或服务、给别人的礼物或者昂贵的度假上；鲁莽驾驶；或者愚蠢或高风险的商业投资；或者进行轻率的性行为。

需至少 3 项症状，若仅有心境易激惹则需至少 4 项症状。 符合诊断标准 B 所需的条目数量取决于将诊断标准 A 编码为“3”的根据是心境欣快或仅仅是心境易激惹。如果存在心境欣快，则只需要 3 个诊断标准 B 条目存在。仅有易激惹的躁狂则需要至少 4 个诊断标准 B 条目存在，以将其与易激惹的重性抑郁发作进行鉴别。

诊断标准 C——导致显著的功能损害、需要住院或精神病性症状。 将躁狂和轻躁狂发作进行比较就会发现，这两种障碍症状相同，但在最短病程和严重程度上有差别。正如这条诊断标准所示，躁狂发作的症状必须足够严重，以至于导致了显著的功能损害、需要住院或伴精神病性特征，否则应考虑轻躁狂发作的诊断（在大多数情况下，如果检查者已到达了诊断标准列表的这个点，肯定会诊断轻躁狂）。因此，如果将这个条目评估为“1”，检查者根据指示应跳至目前轻躁狂发作的诊断标准，从诊断标准 C，A.36 继续（因为符合躁狂发作诊断标准 A 和 B 意味着必然符合轻躁狂发作对应的诊断标准 A 和 B）。

诊断标准 D——并非由于一般躯体疾病或者物质/药物所致。 这条诊断标准指导检查者去考虑并排除一般躯体疾病或物质药物作为病因的情况。可跳至本书第 10 章“一般躯体疾病和物质/药物病因与原发障碍的鉴别”，参考如何使用这条诊断标准的综合讨论以及如何评估由于其他躯体疾病所致的双相及相关障碍或物质/药物所致的双相及相关障碍的诊断标准。

需注意，由抗抑郁躯体治疗（包括光疗和电抽搐治疗）引发的，并且持续时间超过这些治疗的生理效应的躁狂发作，按 DSM-Ⅳ的规则应被视为物质/药物所致，但在 DSM-5 中，它们被视为真正的躁狂发作。因此，对于这类发作，这条诊断标准应评估为“3”。

目前躁狂发作的标注

如果检查者选择评估目前躁狂发作的标注，此时评估以各种适用标注的诊断标准集结束：伴焦虑痛苦、伴围产期起病、伴混合特征、伴紧张症。注意，大多数的这些标注所采用的时间范围不同于评估躁狂发作的诊断标准的症状所适用的时间范围（即最近 1 个月内最严重的 1 周）。具体内容请参照下面每个标注的讨论。

伴焦虑痛苦： 参考本书第 43 页“目前重性抑郁发作的标注”中有关伴焦虑痛苦标注的描述。用“**躁狂发作**”代替“**重性抑郁发作**”；“**躁狂**”代替“**抑郁**”；以及“**躁狂的**”代替“**抑郁的**”。

伴围产期起病： 参考本书第 43 页“目前重性抑郁发作的标注”中有关伴围产期起病标注的描述。用“**躁狂发作**”代替“**重性抑郁发作**”。

伴混合特征： DSM-5 增添此标注是为了代替狭义得多的“混合发作”概念（后者是双相Ⅰ型障碍定义的一部分），从而允许检查者记录与躁狂发作共病的且在阈下水平的相反极症状的存在。与伴焦虑

痛苦标注一样，共病抑郁症状的时间范围是“目前**躁狂发作**的大多数日子”。(在此处重复询问目前躁狂发作起病的初始问题是避免检查者因为任何原因而选择跳过了伴焦虑痛苦的评估。）在列出的抑郁症状中必须至少有 3 项在大多数日子里存在，该标注才能评估为存在。

在 SCID-5-RV 中已经删除了 DSM-5 的一个错误——在双相 I 型障碍背景下出现的**躁狂发作**伴混合特征标注的诊断标准 C（即“由于完全躁狂发作的显著功能损害和临床严重性，如果个体的症状同时完全符合躁狂发作和抑郁发作的诊断标准，诊断应该是躁狂发作伴混合特征”，DSM-5 中文版，第 144 页)。在**躁狂发作**期，同时符合重性抑郁发作诊断标准个体的症状不一定按照诊断标准 C 所描述的那样符合伴混合特征标注的诊断标准，因为**躁狂发作**和抑郁发作的时间范围不一样。

伴紧张症：参考本书第 44 页“目前重性抑郁发作的标注”中有关伴紧张症标注的描述。用“**躁狂发作**”代替“**重性抑郁发作**”。

11.4.4 目前轻躁狂发作的评估（A.34—A.42）

开始评估轻躁狂发作时，先核对是否符合“目前躁狂发作”的诊断标准。如果符合，跳至经前期烦躁障碍的评估。再次确认是为了确保检查者在“目前躁狂发作”评估结束时不会遗漏跳转的指导语。

诊断标准 A——心境紊乱+活动增多或精力旺盛持续 4 天。在 SCID-5 中跳至轻躁狂发作评估的第一个路径是在评估躁狂发作诊断标准 A 第二部分时跳出躁狂发作评估（即躁狂发作诊断标准 A 的第一部分评估为“3”，表明存在一个时间段的心境欣快、心境高涨或心境易激惹，并伴有持续数日的活动增多或精力旺盛；然后诊断标准 A 的第二部分评估为“1”，表明病程没有达到躁狂发作所需的至少 1 周)。在大多数情况下，要评估这条诊断标准，检查者只需确定心境紊乱+活动增多或精力旺盛是否连续存在至少 4 天。(第二个跳至轻躁狂发作评估的路径是症状持续时间超过 7 天，但在询问躁狂发作时发现这些症状没有导致显著的社会功能损害，所以从躁狂发作的诊断标准 C 跳至轻躁狂发作的诊断标准 C 继续评估。）

因为最近 1 个月内可能有多次持续至少 4 天的轻躁狂时间段，所以要求检查者判断哪一次是“最严重的”，并将本节余下的问题重点放在这个时间段。

诊断标准 B——轻躁狂症状的综合征。根据定义，轻躁狂发作严重到足以与“正常的”心情好区分开来（见诊断标准 C 和 D)，但尚未严重到造成显著的功能损害（见诊断标准 E)。从该诊断标准可以看出，对特定轻躁狂症状的描述在字面上与对躁狂发作的定义完全是一样的，仅根据严重程度将二者相区分。如需更多信息，参阅本书第 48—49 页“目前躁狂发作的评估”中诊断标准 B 的注释。

诊断标准 C——明确的功能改变。要将这条诊断标准评估为“3”，检查者必须确认心境改变及其他症状导致了明确的功能改变（例如，工作效率提高)，且这一改变不是个体功能在非发作期间的典型表现。

诊断标准 D——可被他人观察到的功能改变。为了进一步确定心境的改变是显著的，这条诊断标准要求功能改变可被他人观察到，用他人对调查对象行为改变进行评价的例子来代替知情人的信息是可接受的。如果仅仅本人主观感觉到心境高涨,但未被他人证实，则应评估为“1”。

诊断标准 E——没有显著的损害。该诊断标准与躁狂发作诊断标准 C 截然相反，要求轻躁狂症状**不应**严重到导致显著的功能损害或必须住院，还**不应**有精神病性症状。如果轻躁狂症状严重到足以造成显著的功能损害，导致住院或伴有精神病性症状，则应将诊断标准 E 评估为“1”，即排除目前轻躁狂发作的诊断。

在这种情况下，检查者有两种选择，如 A.36[**A220**] 评估“1”下面所注：

(1) 将该时间段的心境高涨或心境易激惹视为一次躁狂发作（即必须住院或者对症状病程的重新考虑表明本次发作实际上持续了至少 1 周）。此时，检查者按照指示返回目前躁狂发作的评估，从 A.23 [**A137**] 诊断标准 A 的第二部分重新开始，把目前轻躁狂发作诊断标准 B 症状的评估（**A208—A217**）抄录到目前躁狂发作诊断标准 B 症状的评估处（**A138—A147**）。然后，将 **A148** 的诊断标准 C 评估为“3”，表明症状足够严重到导致显著的功能损害、必须要住院或存在精神病性症状。

(2) 若无须住院治疗，但伴有精神病性特征或存在显著损害，且整个发作持续 4—6 天，跳至***既往躁狂发作*** A.43。评估后，若不符合既往躁狂发作和目前环性心境障碍的诊断标准，将此次严重但短暂的发作诊断为“目前其他双相及相关障碍”，并且在 D.8 [**D30**] 标明类型为“5”。

诊断标准 F——并非由于一般躯体疾病所致或物质/药物所致。该诊断标准指导检查者去考虑和排除一般躯体疾病或物质/药物作为病因的情况。可跳至本书第 10 章“一般躯体疾病和物质/药物病因与原发障碍的鉴别”参考如何使用这条诊断标准的综合讨论以及如何评估由于其他躯体疾病所致的双相及相关障碍或物质/药物所致的双相及相关障碍的诊断标准。如果检查者认为诊断是由于其他躯体疾病所致的双相及相关障碍或者物质/药物所致的双相及相关障碍，应在诊断总评分表中记录该诊断。

注意，如果轻躁狂发作是由抗抑郁躯体治疗（包括光疗和电抽搐治疗）引发的，并且持续时间超过这些治疗的生理效应，DSM-5 将其考虑为真正的轻躁狂发作而非 DSM-Ⅳ中的物质/药物所致。因此，对于这类发作，应将该诊断标准评估为“3”。

目前轻躁狂发作的标注

如果检查者选择评估目前轻躁狂发作的标注，此时评估以各种适用标注的诊断标准集结束：伴焦虑痛苦、伴围产期起病、伴混合特征。注意，大多数的这些标注所采用的时间范围不同于评估轻躁狂发作的诊断标准的症状所适用的时间范围（即最近 1 个月内最严重的 4 天）。具体内容请参照下面每个标注的讨论。

伴焦虑痛苦：参考本书第 43 页“目前重性抑郁发作的标注”中有关伴焦虑痛苦标注的描述。用“**轻躁狂发作**”代替“**重性抑郁发作**”；“**轻躁狂**”代替“**抑郁**”；以及“**轻躁狂的**”代替“**抑郁的**”。

伴围产期起病：参考本书第 43 页“目前重性抑郁发作的标注”中有关伴围产期起病标注的描述。用“**轻躁狂发作**”代替“**重性抑郁发作**”。

伴混合特征：参考本书第 49—50 页“目前躁狂发作的标注”中有关伴混合特征标注的描述。用“**轻躁狂发作**”代替“**躁狂发作**”。

11.4.5 既往躁狂和轻躁狂发作的评估（A.43—A.56）

如果符合了目前躁狂发作的诊断标准，则无须再评估是否存在既往躁狂发作，因为只要个体一生中有一次躁狂发作便足以确定双相 I 型障碍的诊断。然而，如果不符合目前躁狂发作的诊断标准但符合目前轻躁狂发作的诊断标准，仍然有必要检查是否符合既往躁狂发作诊断标准以确定是双相 I 型障碍还是双相 II 型障碍。

与既往重性抑郁发作的评估一样，评估既往躁狂和轻躁狂发作时，检查者必须选出一个特定的时间段（躁狂发作为 1 周，轻躁狂发作为 4 天）作为后续 7 个问题的目标时间段。我们建议使用假日、季节或其他生活事件（例如，生日、毕业）作为“路标”以缩小到躁狂/轻躁狂症状最严重的时间段。为了让这段时间成为调查对象思维的关注焦点，另一种策略是询问与调查对象那段时间生活相关的背景因素的具体问题（例如，“当时你住在哪里？在哪里工作？上学是哪个学期或年级？”）。仔细回顾调查对象过去经历的过程有助于将这个时间段从一个抽象的概念（即“10 年前我特别兴奋和高兴过头的时候”）转化成更生动的记忆，因此，对特定症状的报告会更有效。

在调查对象报告了不止一个既往躁狂或轻躁狂时段的情况下，检查者应该确定哪个时间段发作是最严重的，将跟进的问题重点放在“最严重的”1 周（对于躁狂发作）或 4 天（对于轻躁狂发作）。然而，这条规定有一些例外的情况：

1. 如果在最近 1 年内有 1 次躁狂或轻躁狂发作，即便它不是调查对象一生中最严重的，检查者也应询问这个时间段，因为它时间更近，调查对象可能对症状细节的记忆更清晰。
2. 当有多次发作可供选择时，理应选择调查对象在那期间既**没有**正在使用已知可导致躁狂或轻躁狂的物质/药物又**没有**罹患可能导致躁狂或轻躁狂的一般躯体疾病的那些发作。举例来说，如果调查对象报告了 2 次既往发作，较严重的那次发作出现在重度可卡因使用的时间段内而较轻的那次发作出现在很长的戒断期间，检查者则应该从后一发作（戒断期）开始检查，只有在后一发作不符合躁狂或轻躁狂发作诊断标准时才考虑前一发作（与可卡因使用共病）。

注意，当检查者询问既往躁狂发作时，条目 A251 引导问题的具体措辞（即“你任何时候是否有过……”）应根据之前关于目前时间段心境高涨或心境易激惹的引导问题（对应于目前躁狂诊断标准 A 的第一部分，A.23）的回答而进行调整。如果 A134 评估为“3”(表明存在目前时间段的心境高涨或心境易激惹)，检查者应该用短语（字体加下划线以帮助识别）“**在你一生中的任何时候，是否有过另外一段时间……**”来替换“**你任何时候是否有过一段时间……？**”

既往躁狂或轻躁狂发作诊断标准 B 的 7 个条目的问题除了询问的是过去时段外，内容均与目前躁狂或轻躁狂发作中对应的问题一致。对诊断标准 B 这 7 个条目的评估请参考本使用指南者第 48—49 页。当检查者已经清楚正在评估的既往躁狂或轻躁狂发作不符合诊断标准时，如果存在多个躁狂或轻躁狂发作的既往时间段，那么检查者在跳过这部分并继续评估持续性抑郁障碍之前，应先考虑其他时间段是否会完全符合躁狂或轻躁狂发作的诊断标准。在两种情况下，某次发作比选定的发作更有可能完全符合躁狂或轻躁狂发作诊断标准：1）检查者根据 SCID-5-RV 指导语,决定把重点放在最近 1 年的 1 次发作而非调查对象一生中“最严重的”那次；或 2）调查对象理解的“最严重的”发作不同于躁狂或轻躁狂发作诊断标准的要求，(即调查对象选择了印象最深刻的那次发作，但症状相对较少或对功能影响较小)。因此，如果存在可能完全符合躁狂或轻躁狂发作诊断标准的既往躁狂或轻躁狂其他时间段，检查者返回既往躁狂或轻躁狂发作评估的开头，评估那次发作是否符合躁狂或轻躁狂发作的诊断标准。

11.4.6 目前环性心境障碍的评估（A.57—A.61）

在 SCID 以往的版本中，环性心境障碍不是通过访谈问题进行评估的，而是被编码为 D 模块“其他双相及相关障碍”之下的一个“类型”。虽然 SCID-5 在 A 模块包括了环性心境障碍的正式评估，但是因为环性心境障碍在多数情况下倾向于持续存在，从而可能在最近 2 年会有表现，所以仅仅评估目前环性心境障碍（即最近 2 年存在)。如果符合躁狂发作、轻躁狂发作或重性抑郁发作的诊断标准，就不能诊断环性心境障碍，因此，如果符合躁狂、轻躁狂发作或重性抑郁发作的诊断标准，那么，根据条目 **A319** 的指导语跳至目前持续性抑郁障碍。SCID-5 而后把评估限定在目前环性心境障碍，重点放在个体是否有过多个抑郁时段（不符合重性抑郁发作的诊断标准）和多个轻躁狂时段（不符合轻躁狂发作的诊断标准)，而且在最近 2 年内至少一半时间存在上述情况。注意，诊断标准 D 指明了，如果这些症状可用精神病性障碍更好地解释，就不诊断环性心境障碍。尽管概述阶段获得的信息可用于这一诊断标准,还是有可能对这一诊断标准要先进行临时评估，等在 C 模块诊断了精神病性障碍之后，再返回此处。

目前环性心境障碍的标注

如果检查者选择评估目前环性心境障碍的标注，此时评估以伴焦虑痛苦标注的诊断标准集结束，这是唯一适合环性心境障碍的标注。

伴焦虑痛苦：参考本书第 43 页“目前重性抑郁发作的标注”中有关伴焦虑痛苦标注的描述。用“**环性心境障碍**”代替“**重性抑郁发作**”；用“**轻躁狂或抑郁症状**”代替“**抑郁发作**”；以及用“**有轻躁狂或抑郁症状**”代替“**感到抑郁**”。注意，将该标注用于环性心境障碍时，检查者需要考虑该障碍的整个病程，它可能已经持续了数年，而非只是最近 2 年。

11.4.7 目前和既往持续性抑郁障碍的评估（A.62—A.74）

与评估心境发作一样，检查者首先得评估是否符合目前持续性抑郁障碍的诊断标准（即在最近 2 年内)。只有在不符合目前持续性抑郁障碍的诊断标准的情况下，检查者才需要继续评估既往持续性抑郁障碍（A.70—A.74)。如果曾经有过躁狂或轻躁狂发作，则不诊断持续性抑郁障碍，因此，如果符合躁狂或轻躁狂发作的诊断标准，那么，根据条目 A340 的指导语跳至经前期烦躁障碍的评估。虽然在持续性抑郁障碍中，诊断标准 A（抑郁心境，在 2 年内的大多数日子里存在)、诊断标准 B（6 个相关抑郁症状中至少存在 2 个，例如，食欲改变和自我评价低）和诊断标准 C（连续没有症状的时间不续超过 2 个月)与 DSM-Ⅳ心境恶劣障碍中对应的诊断标准相同，但是 DSM-5 的这个分类并不等同于 DSM-Ⅳ的心境恶劣障碍。与 DSM-Ⅳ心境恶劣不同，DSM-5 持续性抑郁障碍允许同时伴发重性抑郁发作。根据

DSM-5，任何持续至少 2 年的慢性抑郁均可诊断为持续性抑郁障碍，因此，该障碍的诊断条目涵盖了轻度抑郁症状与重性抑郁发作的任何组合情况。

SCID-5-RV 具体包括三种形式（可以用病程标注来标明）：(1)“单纯的”心境恶劣表现，即多数日子里存在的抑郁心境，但从未严重到完全符合重性抑郁发作的诊断标准；(2) 持续存在 2 年之久的重性抑郁发作（在 DSM-Ⅳ中被特指为“慢性”）；(3) 在心境恶劣基础上叠加重性抑郁发作的混合状态（有时被称为“双重抑郁”）。在 DSM-5 中，持续性抑郁障碍诊断标准 D 表示持续存在至少 2 年的重性抑郁发作符合该诊断（“D. 重性抑郁障碍的诊断标准可以连续存在 2 年”；DSM-5 中文版，第 162 页）。然而，因为这种表述实际上并没有起到真正诊断标准的作用（既不是诊断持续性抑郁障碍的必需特征，也不是排除标准），在 SCID 中对其进行评估没有意义，所以它就被省略了。事实上，持续存在的目前重性抑郁发作可通过 A.66 (**A362**) 中适当的标注（伴持续性重性抑郁发作）来标明。

需注意，诊断标准 F 表明在症状能被精神病性障碍更好地解释的情况下，不能诊断持续性抑郁障碍。尽管在概述部分获取的信息可能就足以评估诊断标准 F；然而，由于直到 SCID-5 的后续部分（即，C 模块）才对精神病性障碍做出诊断，有时需要先临时评估标诊断准 F，然后一旦明确地纳入或者排除精神病性障碍之后再返回这里进行评估。

目前持续性抑郁障碍评估以对三个特征的评估结束。第一个特征标明最近 2 年内的症状模式（伴单纯的心境恶劣综合征；伴持续性重性抑郁发作；伴间歇性重性抑郁发作，目前为发作状态；伴间歇性重性抑郁发作，目前为未发作状态）。该标注的评估可能会要求检查者询问附加的问题，考虑可能存在的目前重性抑郁发作，以及可能在这个模块早先就确定了的既往重性抑郁发作。第二个特征标明存在共病的惊恐发作。通常只有在完成 F.1—F.8 惊恐发作和惊恐障碍的评估后才记录这一特征。如果在持续性抑郁障碍的背景下，在最近 1 个月内存在惊恐发作，但从未符合惊恐障碍的诊断标准，才使用这一标注。最后一个特征是首次发病的年龄，根据 DSM-5，如果在 21 岁前起病，视为“早发”，如果在 21 岁或之后起病，则视为“晚发”。

目前持续性抑郁障碍的标注

如果检查者选择评估目前持续性抑郁障碍的标注，此时评估以对伴焦虑痛苦和伴非典型特征标注的诊断标准集结束。这些标注用来描述持续性抑郁障碍整个时间段的特定症状群。尽管 DSM-5 诊断标准集列出了许多其他适用于持续性抑郁障碍的标注，例如，伴混合特征和伴忧郁特征（DSM-5 中文版，第 162 页），但是这些标注实际上只适用于与持续性抑郁障碍共病的目前重性抑郁发作的症状群，而不是描述持续性抑郁障碍本身的症状群。因为这些与发作相关的标注已经在目前重性抑郁发作的背景下评估过了，所以不需要再次对它们进行评估。

伴焦虑痛苦：参考本书第 43 页“目前重性抑郁发作的标注”中有关伴焦虑痛苦标注的描述。用“**持续性抑郁障碍时间段**”代替“**重性抑郁发作**”。注意，当这个标注被用于持续性抑郁障碍时，检查者要考虑该障碍的整个病程，通常它已经持续了数年，而不仅仅是最近的 2 年。

伴非典型特征：参考本书第 45 页“目前重性抑郁发作的标注”中对伴非典型特征标注的描述。用“**持续性抑郁障碍时间段**”代替“**重性抑郁发作**”。注意，当这个标注被用于持续性抑郁障碍时，检查者要考虑该障碍的整个病程，通常它已经持续了数年，而不仅仅是最近的 2 年。

11.4.8 目前经前期烦躁障碍的评估（A.75—A.81）

经前期烦躁障碍是经前期综合征的一种严重状况。同经前期综合征一样，经前期烦躁障碍遵循可预见的周期性模式。症状开始于月经周期的黄体期后期（排卵后），月经来潮前后减轻。症状平均持续6天，最明显的症状出现在月经来潮开始之前2天。处于经前期烦躁障碍时，心境症状突出，对人际关系造成很大的干扰。症状在月经前1周出现，而且必须在月经开始的第1周之内缓解。因为经前期烦躁障碍只出现在月经初潮与绝经之间的行经妇女中，所以如果调查对象是生物学上的男性、孕妇、绝经的女性或切除子宫及卵巢的女性，检查者则按照指导跳至下一模块。

诊断标准 A——心境症状的时间模式和数量：该条目的评估集中在建立所要求的心境症状的时间模式——也就是，在最近12个月内的大多数月经周期中，症状开始于月经周期的黄体期后期（即月经开始前1周出现），并在月经期间完全缓解。虽然诊断标准A并没有明确说出所要求的无症状时间段的长度，但增加了一个问题（根据DSM-5心境工作组的建议）来判断症状缓解是否至少有1周，目的是为了对月经后症状缓解的要求有可操作性。同样地，增加了一条注释，建议如果每月症状存在的天数在20天或以上，这提示症状模式与典型的经前期烦躁障碍表现不一致，检查者需复核无症状和有症状之间的时间间隔。

诊断标准 B——心境紊乱：在黄体期后期的症状时段，存在至少1个严重心境症状（即明显的情绪不稳定；明显的易激惹或愤怒或者人际冲突增多；明显的抑郁心境、无望感或自我贬低的想法；明显的焦虑、紧张和/或感到紧绷或忐忑）。在回答这些特定心境症状的问题时，SCID-5-RV会让检查者要求调查对象回想最近12个月内最严重的一次经前期发作，从而使这项要求具有了可操作性。每一个心境症状的问题之后都伴有一个跟进的问题（“这些情况会在你月经期开始时或不久之后就消失吗?”），以强调对症状在月经后缓解进行确认的重要性。

诊断标准 C——其他症状：该诊断标准要求必须另外存在一个或多个特定的精神或躯体症状，而且症状的总数（结合诊断标准B和诊断标准C）至少有5个。与诊断标准B中对症状的询问一样，诊断标准C中每一个症状问题之后也都伴有一个跟进的问题以确定症状在月经后缓解，这样症状才能计入。

诊断标准 A—C——在最近1年内大多数周期中存在症状：尽管诊断标准A开始就提到“在大多数月经周期中”，DSM-5（和SCID-5-RV）还是包含了一个与诊断标准C后的注相对应的评估，“在最近1年内，至少有7个月经周期的症状符合诊断标准B和C”。如SCID-5-RV表明的一样，这具有可操作性，要求在最近1年内至少7个月经周期中存在这些症状才能编码为“3”。

诊断标准 D——临床意义：鉴别经前期烦躁障碍与经前期综合征的一个关键特征是功能受损。DSM-5中大多数障碍都包括了临床意义的诊断标准，这是为了强调以下要求：症状模式必须导致了“有临床意义”的功能损害或痛苦才能考虑诊断精神障碍。在大多数情况下，在获取描述性信息以支持评估构成该障碍的症状之后，检查者已经了解症状对调查对象生活有显著影响的事实。然而，如果症状对个体功能的影响尚不明确，那么，提供了附加的问题以帮助确定这些症状对调查对象学业、职业以及社会功能的影响。

诊断标准 E——并非现有障碍症状的加重：先前的问题已经确定心境症状在月经期后完全缓解，因此通常这就排除了症状是现有心境障碍加重的可能性。然而，因为明确地将它纳入了诊断标准 E，所以 SCID-5-RV 包括了一个附加问题对此加以评估。

诊断标准 G——并非由于一般躯体疾病所致或物质/药物所致：此诊断标准指导检查者去考虑并排除一般躯体疾病或物质药物作为病因的情况。可跳至本书第 10 章“一般躯体疾病和物质/药物病因与原发障碍的鉴别”，参考有关如何使用这条诊断标准的综合讨论以及如何评估由于其他躯体疾病所致的抑郁障碍或物质/药物所致的抑郁障碍的诊断标准。

诊断标准 F——经日常评估确认：将这一诊断标准的评估放在经前期烦躁障碍的结尾是要确定该诊断是“明确的”还是“临时的”。之所以增加这一要求，是有证据表明，当要求女性回顾性地报告她们心境症状的时间特点时，她们倾向于把心境症状过度地归因于她们月经前的时段。因此，DSM-5 要求至少对 2 个月经周期进行前瞻性日常评估，以明确诊断。鉴于许多（即便不是大多数）调查对象在 SCID-5-RV 访谈前不会完成 2 个月经周期的前瞻性评估，所以如果已经符合经前期烦躁障碍的所有其他诊断标准，那么可给予调查对象经前期烦躁障碍的临时诊断，而不是明确诊断。

11.4.9 由于其他躯体疾病或物质/药物所致的双相及相关障碍、由于其他躯体或物质/药物所致的抑郁障碍的评估

A 模块和 D 模块的发作和障碍的排除器质性诊断标准的评估涉及其他躯体疾病或物质/药物所致的双相及相关障碍和由于其他躯体或物质/药物所致的抑郁障碍的诊断；这些发作和障碍包括 A 模块的重性抑郁发作、躁狂发作、轻躁狂发作、环性心境障碍、持续性抑郁障碍、经前期烦躁障碍以及 D 模块的其他特定/未特定双相及相关障碍和其他特定/未特定抑郁障碍。SCID-5 的原则是如果有任何迹象表明毒品、药物或其他躯体疾病有可能通过直接的生理机制造成了心境紊乱，那么检查者应该在器质性排除标准的条目做出明确的判断，看是否应该诊断继发性障碍。可跳至本书第 10 章“一般躯体疾病和物质/药物病因与原发障碍的鉴别”，参考针对这些障碍如何评估这项诊断标准的综合讨论。

11.5 B/C 模块：精神病扫描

B/C 模块开始的指导语告诉检查者应该根据调查要求如何跳转：如果调查需要诊断各类原发性精神病性障碍，应跳至 B 模块，分别完成 B 模块和 C 模块；若调查仅仅需要排除原发性精神病性障碍（即无须诊断原发性精神病性障碍），则继续 B/C 模块，完成后跳至 D 模块。

在 SCID-5-RV 中，精神病扫描 B/C 模块可以替代更详细的（且分开的）B 模块和 C 模块。它的目的是确定在调查对象一生中任何时候是否出现过妄想或幻觉，以及它们是原发的还是继发于物质/药物或一般躯体疾病。没有证据表明对关于妄想或幻觉的任何问题子集的否定回答可以排除精神病的终身病史，因此，与标准的 B 模块比，不可能减少 B/C 模块关于妄想和幻觉的评估问题的数量。不过，与标准的 B 模块和 C 模块不同，B/C 模块中未纳入对其他精神病性症状（例如，言语紊乱）的评估，也未包括帮助检查者判断哪个 DSM-5 精神病性障碍能更好地解释精神病症状的诊断算法程序。B/C 模块旨在用于需要排除有原发的精神病性症状案例的研究（即精神病性症状不是物质/药物所致或由于一般躯体疾病所致，或者是在心境障碍背景之外出现）。

在 B/C 模块中，存在的每个精神病性症状必须进行 2 次评估。第一次评估确定该精神病性症状的存在（或不存在）。如果症状存在（即评估为"3"），那么检查者必须进行第二次评估，以明确症状可能或肯定是物质/药物所致或由于一般躯体疾病的直接生理后果（评估为"1"），还是原发的（即并非物质/药物所致或由于一般躯体疾病所致）。B/C.1 页的方框包含了访谈问题，对这一评估或许有用［例如，"在（精神病性症状）开始之前不久，你使用毒品吗?"］。

精神病扫描 B/C 模块的最后以总结本模块扫描结果的 2 个评估为结尾。第一个评估标明调查对象终身是否有过任何原发的精神病性症状（即先将这个条目编码为"3"，然后在悬挂的方框内编码为"3"标明它是"原发的"）。第二个评估标明在心境发作以外的时段是否出现过任何原发的精神病性症状。这可能对研究需要排除曾经有过非心境性的原发精神病性障碍的调查对象有所帮助。

11.6 B 模块：精神病性及相关症状

B 模块是用来评估终身精神病性症状（例如，妄想、幻觉）的发生情况。特定诊断标准的评估放在 C 模块（即对精神分裂症、精神分裂样障碍、分裂情感性障碍、妄想障碍、短暂精神病性障碍、由于其他躯体疾病所致的精神病性障碍、物质/药物所致的精神病性障碍和其他特定/未特定精神病性障碍的评估）和 D 模块（即对伴精神病性特征的双相 I 型障碍、伴精神病性特征的双相 II 型障碍和伴精神病性特征的重性抑郁障碍的评估）。

这个模块一方面作为一个清单，记录在 SCID-5-RV 检查过程中出现的精神病性症状，另外一方面作为定义 DSM-5 精神病性障碍各类精神病性症状的终身扫描。因为检查者评定的是精神病性症状的终身发生情况，所以有必要记录特定症状发生的时间。对于大多数患有精神病性障碍的调查对象，常常在 B 模块之前（通常在概述中）已经确定了精神病性症状的存在。如果调查对象的精神病性症状或紊乱状态特别严重而无法完整地完成 SCID 检查，那么需要从医疗记录或知情人获得精神病性症状的依据。对于这种情况，B 模块更多是作为一个记录精神病性症状的清单，而非作为一个检查指南。事实上，虽然 SCID-5-RV 的规则要求检查者如果已经知道答案，应将问题改为确认性的语句加以询问，但该规则在这一部分并不一定适合，因为，采取对扫描问题释义的方式将调查对象的精神病性症状总结起来会让调查对象很反感，还可能对良好的关系带来负面影响，所以如果检查者确定某个特定精神病性症状存在，可以在不重新询问问题的情况下将症状标为存在。举例来说，如果在概述中，检查者已经确定调查对象相信自己是"上帝"，就没有必要对调查对象说："你已经告诉我你在某方面特别重要或者你有特殊的力量或知识，"去证实夸大妄想的存在。然而，考虑到调查对象终身会出现同一类型的不同妄想，应该对问题进行调整来询问那种可能性（例如，"在你一生的任何时候，你是否觉得你在其他方面特别重要或者你有其他的特殊力量或知识?"）

当作为一个扫描工具使用时，根据 SCID 标准的惯例，除非已经知道了问题的答案，否则 B 模块的每个问题都应逐字逐句地提问。对回答为"是"的每个问题，第一步是确定该回答是否代表特定的精神病性症状（例如，一种特定类型的妄想信念）。因此，有必要采用开放式的方式询问多个跟进问题，以引出调查对象信念的**细节**，从而确定是否存在精神病性症状的证据。为了降低假阴性的风险，许多问题写得相当宽泛，可以这样理解，这些问题在非精神病个体中可能会引出阳性反应。举例来说，有关被害妄想的问题会询问调查对象"是否有人故意为难你或试图伤害你?"当有熟人、同事或者领导为人刻薄或报复心强时，很多人对这个问题会回答为"是"。检查者进而要询问其他的细节问题以引出足够的信息，区分不可能作为妄想证据的现实情景和提示存在被害妄想的过度离谱的情景（例如，相信所有的同事下班后聚集在一个秘密的场所设计骚扰自己的方法）。一般来说，当试图判断特定事件是否是精神病的证据时，检查者应当对调查对象抱怀疑态度；只有当检查者确定该情景是精神病的证据时，才编码为"3"。

对每个编码为"3"的条目，检查者应当记录对症状的描述（例如，"坚信某些部门在他的耳朵里装了窃听器"），症状的频率（例如，"每天都有，一天好几次"），对调查对象生活的影响（例如，"一般能忽略掉这个信念"），以及出现的时间（"2 年前"）。

对所有调查对象，尤其是那些已经报告有精神病性症状的调查对象，都有必要询问所有的精神病扫描问题。因为这些问题不仅有助于精神病性症状的常规扫描，还能帮助确定患有精神病性障碍调查对象的精神病性症状范围、持续时间及其演变。相同的原则也适用于那些有多个对应评估问题的精神病性症状。因此，举例来说，即便关系妄想条目包含了 5 个问题，涉及不同类型的牵连观念，询问每一个问题也是重要的，这样才能确定关系妄想的整个病程及其对调查对象生活的影响。

B 模块开始是对引导语的选择，由一个括号分开。如果调查对象已经承认过去有过精神病性症状，检查者应该从第一个选择开始 [“你已经告诉过我（精神病性症状）。现在我想询问你别的类似体验”]。如果到访谈目前为止调查对象尚未报告任何精神病性症状，检查者应该从第二个选择开始（“现在我想询问你人们有时会有的一些不寻常的体验”）。

11.6.1 妄想的评估（B.1—B.4）

妄想是在对外界现实歪曲推断的基础上产生的牢固的错误个人信念，即使几乎周围所有人的看法以及无可辩驳的事实和明显的证据均与之相悖，个体仍坚信不疑。这种信念并不能被与个体所处文化或亚文化的其他人所普遍接受（例如，在某些文化群体中，人们相信可以与亡者通灵）。如果检查者不熟悉个体所处文化或宗教背景的信仰特点，有必要咨询熟悉患者文化的人，以免误诊为妄想。

妄想涉及准确逻辑推理能力的损害——通过对自身环境的观察得出错误的结论（例如，坚信偶尔的电话挂断证明自己是调查机关的监视对象）。在评估每种类型的妄想时，检查者必须区分妄想（需要评估为“3”）和强烈坚持的“超价观念”(需要评估为“2”)。在确定一个信念是否错误和顽固到要考虑妄想时，检查者首先应该确定个体在推理和现实检验方面已经存在严重的错误，然后再判断个体对这种错误信念的坚信程度。要求个体详细谈论他所坚信的信念或许会有所帮助，因为通常在谈论细节时错误的推理才能表现出来。评估个体对妄想信念的坚信程度时，检查者应该列举出一些别的解释（例如，电话突然挂断，有没有可能是因为对方拨错了号码?）一位有妄想的调查对象也许会承认这些解释存在的可能性，但仍然坚持自己的信念。

一些长期患有精神病性障碍的调查对象会对妄想的“精神病性质”产生自知力。只要调查对象在某个早先的时间认为这些妄想是真实的，它们仍然要被视为“精神病性的”。例如，一位调查对象可能会报告，他长期以来存在同事们要阴谋陷害他的观念是他长期患精神分裂症的后果。如果调查对象报告最初他认为同事要害自己是确有其事，或者以前的病史记录有这样的证据（例如，入院记录上记载了他按照自己的信念行动了)，就可以评估为妄想。

妄想的类型

第一组症状的评估是根据主题和内容询问不同类型的妄想的终身发生情况。注意，如果一个特定的妄想内容涉及多个主题，可能需要进行多次评估。例如，一个调查对象坚信因为自己能控制别人的思维，所以受到调查机关跟踪，那么，被害妄想和夸大妄想都要评估为“3”。SCID-5 增添了许多关于妄想的补充问题，既往在“其他妄想”下进行评估的宗教妄想、罪恶妄想、嫉妒妄想和钟情妄想，这里均提供了单独的定义和评估。

关系妄想： 这一妄想类型的初始问题（“在一生中的任何时候，你是否觉得人们在谈论你或特别注意你?”）具有相对较高的假阳性回答率，因为它询问的是一种常见的经历。因此，为确定该信念的精神病性特点，检查者应该要求调查对象举出具体的例子。大多数的人有时会觉得别人在谈论自己，尤其是当他们生理缺陷明显或行为引人注目的时候。因此，重要的是要将对现实的觉察、社交焦虑或一

过性的怀疑与顽固的错误信念进行鉴别。一个衣衫褴褛、无处洗澡的流浪汉可能客观地认为地铁里的人在躲着他，但如果他相信今天报纸的标题文章是在影射他的个人生活，那么检查者应该给这个条目评估为“3”。因为关系妄想可以在各种情境中出现，所以提供了许多的附加问题，它们涉及一系列经常被曲解为具有个人意义的刺激，例如，调查对象坚信以下情境在试图向他传递一个特殊的信息：广播、电视节目或电影中的内容，一首流行歌曲的歌词，人们的穿着，路牌或广告牌上所写的内容。

被害妄想： 如前所述，检查者应该注意区分夸大的但可能合理的被害认知（例如，被老板、老师、前任配偶或毒贩迫害）与真正的被害妄想。两个跟进的问题（“你是否曾经觉得被跟踪、被监视、被操纵或被暗算?”和“你是否曾经觉得被下了毒或你的食物被动了手脚?”）有助于识别更明显的案例。可能存在很难判断被害是事实还是妄想的案例。这些案例应该评估为“?”，直到获得了足够信息再做出最终的决定。

夸大妄想： 有时候很难分辨对个人能力的膨胀认知与夸大妄想之间的边界。一位出租车司机相信自己会写出一部畅销小说，这可能是错误的，但不一定是妄想。但是，如果他告诉检查者，知名导演一直给他打电话，恳求他将小说的电影版权卖给他，他可能已经达到了妄想的程度。询问他这个信念的证据是一种澄清事实的好方法。

躯体妄想： 评估这个症状时，有必要考虑调查对象对解剖学和生理学的了解程度。一个未接受过教育的人可能会对症状作出幼稚的解释，例如，相信胃痛是因为有一只蚱蜢在里面跳。如果他愿意接受另一种解释，那就表明该信念不是妄想。另一个可能的假阳性例子是，一名有躯体症状的调查对象相信她将死于一种未被确诊的绝症，并怀疑内科医生向她做出的她没有病的保证。如果调查对象能够接受自己的担心是夸张的可能性，那么诊断应该是躯体症状障碍或疾病焦虑障碍（在 J 模块进行评估的可选障碍）。如果调查对象一再无视这种保证，她可能就有躯体妄想。注意，如果调查对象认为自己身体的一部分是丑陋的或有缺陷的，这种妄想信念不再记录为躯体妄想，而是考虑作为躯体变形障碍，伴缺乏自知力的依据。

罪恶妄想： 这类妄想涉及调查对象坚信过去的一个小错误会导致灾难，或者自己犯了可怕的罪行，应当被严厉地惩罚，或者自己要对一个毫不相关的灾难负责（例如，地震或火灾）。因此，这里包含了 3 个问题：犯罪、做了一些会对他人造成伤害的事以及对一场灾难负有责任。因为调查对象的确有可能要对伤害他人担责，所以检查者必须获得足够的细节，以确定调查对象认为自己有责任的可信度。

嫉妒妄想： 这类妄想的必要特征是调查对象坚信性伴侣不忠。例如，当询问有关嫉妒妄想的问题时，调查对象可能回答说他妻子与隔壁邻居有染。检查者的任务是确定这些说法的合理性（例如，调查对象产生这种看法是看到或听到什么了吗？是否有其他人观察到伴侣有不忠?）。同样，要区分嫉妒妄想和对伴侣行为合理的担心是有难度的。对一种信念作为精神病证据的判断通常取决于个体信念的细节是否超越了可信的界限（例如，调查对象坚信丈夫在去倒垃圾的 3 分钟时间里与情妇发生了性关系）。

钟情妄想： 有这类妄想的调查对象相信另一个人，通常是地位更高的人，爱上了自己。举例来说，当询问钟情妄想时，调查对象可能回答说，她“知道”某个名人偷偷地爱上了她，但当她试图与之联系时，这个名人甚至否认认识她。有些情况下，调查对象会简单地断言，他与一位有名或有权的人相爱。当然这确实有可能是真的，所以尽可能多地引出这一关系的细节对评估这是妄想还是现实是必要的。

宗教妄想： 如果妄想的内容涉及宗教或精神信仰，这个条目应该评估为“3”。区别宗教妄想和宗教信仰可能特别困难。DSM-5 对妄想的术语定义（SCID-5 是逐字转述的）中的一个要点是这个信念是**错误的**；这个标准不适用于宗教信仰，因为无法证明宗教信仰是正确的还是错误的。DSM-5 提出了一个替代的方法来判断一个宗教信仰是妄想性的还是非妄想性的，若这个信念被该个体所在宗教团体的其他成员作为宗教信仰教规的一部分而普遍接受，则不是妄想。

考虑到调查对象精神世界观的重要性，第一个问题旨在确定调查对象是否认为自己是一个有宗教信仰或精神信仰的人。如果是的，接下来要询问调查对象是否曾经有过一些宗教或精神信仰经历是他所处宗教团体里的其他人没有经历过的。如果是的，要求调查对象描述那些经历，以及他所处宗教团体里的其他成员对那些信念的反应。如果调查对象不曾和其他人分享过这些信念，那么将由检查者来判断这些信念是否明显偏离了调查对象的宗教团体规定的规范。如果检查者对调查对象的宗教不够熟悉，无法作出判断，那么，检查者有必要与调查对象所处宗教团体里的其他人谈谈，或向外部的资源咨询，以确定调查对象的信念是否在规范之内。如果调查对象否认与所处团体的其他人有不同的信念，检查者应该询问调查对象，是否曾与“上帝、魔鬼、上苍或其他神灵”直接交流过。因为在许多宗教中这种交流是常见的体验，所以检查者有必要确定这种直接交流是否偏离了宗教的规范。对报告有这种信念的调查对象，如果在有这些信念之前，从未有过宗教或精神信仰，关于这些信念如何出现的细节也许更能说明妄想的形成过程。

被控制妄想： 有这类妄想的调查对象会感到自己的感情、冲动、思想或行动受到外力控制，而非受其本人控制。因为有这类妄想的个体通常报告他们有这种体验，而不是信念，所以 SCID-5 的问题是以曾经有这样的感受来构建的。然而，只有当调查对象坚信这种体验是真实的，这个条目才可以评估为“3”(即它是一种妄想)。重要的是要避免把通常讲的感觉处于控制关系中当成这一妄想的证据。举例来说，当问到控制妄想时，调查对象可能回答说她的母亲总是试图控制她。检查者应当确定，她是说她的行为和思想受到某种神秘方式的控制（真的被控制妄想），还是她只是在描述她与母亲就她可以做什么、不可以做什么而展开的长期斗争（很可能并非任何种类的妄想）。

思维插入和思维被夺： 和被控制妄想一样，一些精神分裂症患者可能会体验到，他们的想法被某种外界的影响力所控制。具体来讲，这可能涉及思维被插入到脑中或者思维从大脑中被提走的感受。与控制妄想一样，**只有**当调查对象坚信这些体验是真实的时候，该项才能评估为“3”(即它们是妄想)。

思维被广播： 这类妄想是指调查对象觉得自己的想法被大声地广播出去而为人所知。**只有**当调查对象相信这些体验是真实的时候，该项才评估为“3”。让调查对象解释这一现象是如何发生的也许会有所帮助，对这一体验的妄想性解释（“我的头部被人通过手术植入了一个思维发射器”）通常可以证明评估为“3”是合理的。然而，只要调查对象报告这些体验是真实的，就不一定要有对该机制的描述才能评估为“3”。如果调查对象体验到的思维广播是幻觉（即调查对象也能听见自己的想法），则听幻觉的条目也应该评估为“3”。注意，思维被广播不同于另一种更普遍被报告的体验，即别人可以读出其思想——这应该在下一条目“其他妄想”中进行编码。

其他妄想： 这个条目针对在以上均没有涉及的各项妄想内容，例如：调查对象坚信别人可以读出其思想；虚无妄想（即所有一切，包括自己，都不存在了）；或有关自己已经死了的妄想。

怪异妄想： 这个条目用于评估之前任何已经记录的妄想是否符合“怪异”。在以往的 SCID 版本中，这一评估具有诊断意义，因为如果存在怪异妄想或某种听幻觉，在 DSM-Ⅳ中对于精神分裂症

的诊断标准 A 活动期的 5 项症状中要有 2 项存在的要求就允许有例外情况。DSM-5 删除了这一规定。标明妄想是怪异的评估条目被保留在 SCID-5 是便于评估妄想障碍中“伴怪异内容”的标注。

当作此评估时，重要的是鉴别真正“怪异”的妄想（即所涉及的现象在个体所处的文化中被视为是难以置信的）与仅仅是不太可能的妄想。例如，感到被调查机关跟踪是一个非怪异妄想，尽管不太可能,但还是有可能出现的。而另一方面，调查对象认为调查机关在他的大脑中植入了电脑芯片并且正在控制他所有的行为，这种信念就可被认为是怪异的。

对最近 1 周内妄想严重程度的评估

这个维度的评估（0—4）源自 DSM-5 中《精神病症状严重程度临床工作者评估量表》（DSM-5 中文版，第 729—731 页)。应根据最近 1 周内妄想最严重的程度来评估。如果最近 1 周内没有出现过任何妄想或类似妄想的体验（包括超价观念），应评估为“0”。如果证据表明在最近 1 周内有类似妄想但低于考虑妄想所要求的最低阈值的体验，应评估为“1”（可疑的)——即，因为信念没有达到妄想的强度，或过于短暂而没有临床意义，所以在妄想评估中有一个评估为“1”(而不是“2”)。如果在最近 7 天内出现过任何达到了考虑妄想所需的最低严重程度的妄想，检查者就可以给予维度严重程度的评估：“2”(轻度)、“3”(中度）或者“4”(重度)。做出轻度、中度或重度评估的决定需要考虑以下因素：

1) 根据调查对象倾向按妄想去行动的程度，确定妄想对调查对象生活的影响（即轻度=几乎没有去行动的压力；中度=有些要去行动的压力；重度=有要去行动的极大压力)；
2) 调查对象沉浸于其妄想信念的程度（即轻度=几乎不沉浸；中度=有些沉浸；重度=完全沉浸)；
3) 调查对象受妄想信念“困扰”的程度（即轻度=几乎不受信念的困扰；中度=有些受信念的困扰；重度=非常受信念的困扰)。

给每个因素都提供了检查问题 [即，“在最近 1 周内，从（1 周前）至今，你多久会想到一次（妄想)?”“在最近 1 周内，(妄想）对你有多大的困扰?”“在最近 1 周内，你因为（妄想）做过什么事情吗?”]。这三个因素都应考虑到，而且总体严重程度评估应该反映在最近 7 天内最严重的那个妄想最严重时的情况。注意，妄想沉浸程度的问题在 DSM-5 原来的量表中是没有的，是在咨询了 DSM-5 精神分裂症工作小组并讨论该量表的可操作性后加上的。如果 SCID-5 用户希望保持对原量表的忠实，那么在评估严重程度时不用考虑沉浸程度。

11.6.2 幻觉的评估（B.5—B.6)

幻觉是在没有外界刺激作用于相应的感觉器官时出现的一种知觉体验。幻觉应该与错觉相区别，错觉是对一个真实刺激的错误知觉（例如，将一个影子错误地当成一个人影)。

幻觉的类型：

听幻觉： 听幻觉应该与关系妄想相鉴别，后者是调查对象听见真实的声音（例如，在大街上，在病房中)，并对它们进行自我关联的解释（例如，“他们正在谈论我”)。如果声音在患者独自一人时出现，

这就可能作为声音的确是知觉的依据。只有当幻觉具有临床意义时（即反复或持续存在），这个条目才应评为“3”。例如，听到有人在叫自己的名字，但却没有找到人，这个幻觉就没有临床意义。

视幻觉、触幻觉、躯体幻觉、味幻觉和嗅幻觉：视幻觉必须与错觉相鉴别，错觉是对真实刺激的错误知觉（例如，在光线昏暗的房间里误将一堆衣服错看成了一只动物）。在睡眠与觉醒的转换过程中的视觉现象（临睡前或觉醒前幻觉）应评估为“1”。触幻觉涉及皮肤表面所感知到的感觉，例如，被人抚摸或者有虫在爬的感觉。躯体幻觉涉及身体内部所感知到的感觉，例如，感觉有电流。味幻觉涉及味道的感知，而嗅幻觉涉及气味的感知；它们可能很难与味觉或嗅觉特别敏锐的个体相鉴别，因为这些问题是以尝到或闻到别人所无法尝到或闻到的东西这种方式来构建的。这种体验的细节（例如，在多个情境中持续存在），以及气味或味道的特点（例如，腐肉、汽油）尤其提示这可能是一种幻觉体验。

对最近 1 周内幻觉严重程度的评估

这个维度的评估（0—4）源自 DSM-5 中《精神病症状严重程度临床工作者评估量表》（DSM-5 中文版，第 729—731 页）。应根据最近 1 周内任何感觉类型的任何幻觉最严重的程度来评估。如果最近 1 周内没有出现过任何异常的知觉体验,应评估为“0”。如果最近 1 周内有异常的但低于考虑幻觉所要求的最低阈值的知觉体验，应评估为“1”（可疑的）——即，因为体验过于短暂而没有临床意义，所以在幻觉评估中有一个条目被评估为“1”（而不是“2”）。如果在最近 7 天出现过任何达到了考虑幻觉所要求的最低严重程度的幻觉,检查者就可以给予维度严重程度的评估:“2”(轻度)、“3”(中度）或者“4”(重度)。做出轻度、中度或重度评估的决定需要根据以下因素考虑幻觉对调查对象生活的影响:

1) 根据调查对象倾向按幻觉去行动的程度，例如，与声音对话或者遵从命令性幻觉（即轻度=几乎没有按声音去行动或做出反应的压力；中度=有些要按声音去行动或做出反应的压力；重度=有要按声音去行动或做出反应的极大压力)；
2) 调查对象受声音或者其他幻觉“困扰”的程度（即轻度=几乎不受声音或其他幻觉的困扰；中度=有些受声音或者其他幻觉的困扰；重度=非常受声音或者其他幻觉的困扰)。

给每个因素都提供了检查问题 [即“在最近 1 周内,(幻觉）对你有怎样的困扰?”“在最近 1 周内,你因为（幻觉）做过什么事情吗？”“你跟（幻觉）有对话吗?”“如果声音要你做什么事情，你会按照它说的去做吗?”] 这两个因素都应考虑到，并且总体严重程度评估应该反映在最近 7 天内最严重的那个幻觉最严重时的情况。

11.6.3 言语紊乱、行为紊乱和紧张症的评估（B.7—B.9）

言语紊乱

虽然目前的言语紊乱在 SCID 检查过程中会评估，但是既往的情况必须通过病史确定，而且几乎总需要知情人。如果调查对象目前的言语紊乱程度足以评估为“3”，那么 SCID 检查可能会很难或根本无法完成。该标准的评估需要检查者对调查对象言语的“可理解性”作主观判断。最常见的错误是将“紊乱”的标准定得太低，导致对精神分裂症的过度诊断。认为任何一种从一个主题到另一个主题的稍微缺乏逻辑性的转换方式都有病理意义是不明智的；考虑到风格的变化，尤其是个体处在精神科检查这样有压力的场合时，不应该一律考虑为病态。只有那些严重紊乱的和非常难以理解的言语，才能评估为“3”。最后需要注意的一点是，如果检查者不熟悉调查对象的方言或口音，或者调查对象没有熟练掌握检查者所说的语言，都不应误诊为言语紊乱。

对最近 1 周内言语紊乱严重程度的评估： 这个维度的评估（0—4）源自 DSM-5 中《精神病症状严重程度临床工作者评估量表》（DSM-5 中文版，第 729—731 页）。鉴于应根据最近 1 周内调查对象言语紊乱最严重的程度来评估，所以可能需要从其他知情人那里获得有关调查对象最近 1 周内言语的信息。如果最近 1 周内没有言语紊乱的任何证据，应评估为“0”。如果最近 1 周内有一些紊乱的言语，但低于足够计入精神分裂症诊断所必需的最低阈值（即没有严重到实质性地损害有效交流），应评估为“1”(可疑的)。根据检查者对调查对象言语的理解困难程度来评估，如果调查对象的言语紊乱程度至少达到了阈值（即损害了有效交流），检查者将维度严重程度评估为“2”(轻度)、“3”(中度）或“4”(重度)(轻度=理解其言语有些困难；中度=经常有困难理解其言语；重度=几乎无法理解其言语)。

明显紊乱的行为

此处需要进行两个判断——即行为是“紊乱”的，并且是严重的（明显的)。紊乱的行为没有任何显性的目的。行为紊乱的例子包括毫无目的地四处乱走和突然对路人喊叫。重要的是要排除看起来紊乱或怪异但实际上有目的的行为（例如，因为妄想从垃圾堆中收集各种废弃物，以保护自己不受辐射)。为了有足够理由评估为“3”，行为紊乱必须对调查对象造成严重的损害，并且明显到即使是一般人也能轻易发现。

紧张症行为

这些症状来自 DSM-5 中文版中其他精神障碍伴发的紧张症的诊断标准集（第 114—115 页)。DSM-5 紧张症的诊断标准集定义了躁狂发作、重性抑郁发作、精神分裂症、精神分裂样障碍、分裂情感性障碍和短暂精神病性障碍的伴紧张症标注；它要求至少有 3 个条目才能明确“紧张综合征”的存在。然而，在 SCID-5 的 B 模块中，没有设立最少症状的要求 [即**只要**有 1 个症状就可能符合精神分裂症和精神分裂样障碍诊断标准 A(4) 的要求]。这些紧张症条目几乎都是根据知情人提供的病史信息或者回顾既往病历记录来评估的，因为有紧张症的患者通常无法提供第一手信息。注意，这里条目的顺序与 DSM-5 中的紧张症标准集有所不同，这里的条目是根据评估的方式来分组的：6 个条目通过观察来评估（或者通过知情人，包括回顾病历；例如，扮鬼脸)，随后的 3 个条目在访谈期间或通过知情人来评估（例如，模仿言语)，最后 3 个条目在体格检查中或通过知情人来评估（例如，蜡样屈曲)。

对最近 1 周内异常的精神运动性行为严重程度的评估： 这个维度的评估（0—4）源自 DSM-5 中《精神病症状严重程度临床工作者评估量表》（DSM-5 中文版，第 729—731 页)。鉴于应根据最近 1 周内调查对象紊乱和/或紧张症行为最严重的程度来评估，所以可能需要从其他知情人那里获得有关调查对象最近 1 周内行为的信息。如果最近 1 周没有紊乱或紧张症行为的任何证据，应评估为“0”。如果最近 1 周内有一些紊乱或紧张症行为的证据，但没有严重到认定有临床意义，因而低于足够计入精神分裂症诊断所必需的最低阈值，那么应评估为“1”(可疑的)。根据检查者对行为频率的判断，如果调查对象紊乱或紧张症行为至少达到了阈值（即有临床意义)，那么检查者将维度严重程度评估为“2”(轻度)、“3”（中度）或者“4”（重度）(即轻度=偶然出现异常的或奇怪的动作行为；中度=频繁出现异常的或奇怪的动作行为；重度=几乎持续存在异常的或奇怪的动作行为)。

11.6.4 阴性症状的评估（B.10—B.11）

阴性症状

阴性症状评估的最主要的挑战是过度诊断的风险。与言语紊乱和明显紊乱的行为一样，每个阴性症状的严重程度均是一个连续谱，只有最严重的、泛化的、持续的且有功能损害的形式才能评估为“3”。举例来说，不同人群和不同文化群体的情感表达方式差异很大。许多人是简洁干脆，并非是阴性症状。“意志减退”这个词所表达的缺乏目标导向处在谱系的末端，不能与程度更轻并更普遍的难以开始做事情相混淆。并且，在将这些阴性症状考虑为“原发”和将这些条目评估为“3”之前，非常重要的是确保考虑和排除了这些行为的其他解释。这方面最常见的混淆可能是用于治疗精神病性障碍的那些药物所导致的类似阴性症状的副作用。举例来说，许多服用抗精神病药物的调查对象会出现面部表情缺乏、言语和活动减少、病理性心境恶劣以及精力丧失。询问调查对象在开始抗精神病药治疗之前是否就已存在假定的阴性症状，会有所帮助；了解减药、换药或增加抗胆碱能药物对症状的潜在影响，有时也可能提供参考。要区分阴性症状（意志减退和情感平淡）和常常与精神病性障碍伴发的抑郁症状(情感受限、精神运动性迟滞、犹豫不决、精力丧失、愉悦感丧失)，同样也是困难的。最后，阴性症状必须与继发于阳性症状的行为相鉴别。举例来说，调查对象由于被害妄想而无法维持一份工作，不一定算作有意志减退。

为了强调不过度诊断阴性症状的重要性，要求检查者对每个阴性症状进行两次评估。首次评估表明症状明显存在，如果症状存在，第二次评估确定症状事实上是原发的（例如，精神分裂症的阴性症状)，而不是继发的（例如，药物的副作用、抑郁症状或者阳性症状的后果)。注意，在阴性症状背景中使用术语“原发”和“继发”的含义，不同于在整个 SCID 中一般躯体疾病或物质/药物作为病因的含义。

对最近 1 周内阴性症状严重程度的评估：这个维度的评估（0—4）源自 DSM-5 中《精神病症状严重程度临床工作者评估量表》（DSM-5 中文版，第 729—731 页)。为了帮助做出判断, SCID 纳入了几个评估阴性症状可能存在的问题（例如，“告诉我，在最近 1 周内，你怎么安排你的时间？你的目标是什么？”等)。鉴于应根据最近 1 周内调查对象行为或思维最严重的程度来评估，而不仅仅是 SCID 检查过程中调查对象呈现给检查者的情况，所以可能需要从其他知情人那里获得调查对象整个最近 1 周的信息以作为检查中获得信息的补充。如果最近 1 周没有任何面部表情、语调、手势或自发行为减少的证据，应评估为“0”。如果最近 1 周有可疑的面部表情、语调、手势或自发行为减少的证据，但没有严重到有临床意义，应评估为“1”(可疑的)。如果调查对象面部表情、语调、手势或自发行为减少至少达到了阈值（即有临床意义)，那么检查者根据对其严重程度从轻度到重度的判断，将维度严重程度评估为“2”(轻度)、“3”(中度）或者“4”(重度)。鉴于 DSM-5 没有提供轻度、中度或重度的指南或实例，检查者不得不根据这些症状对功能的影响和它们在最近 1 周内的持续状况做出临床判断。

11.6.5 精神病性症状时序表（B.12）

B 模块结尾是对编码为“3”的精神病性症状的病程标注进行总结。对于每一类症状（列在表中单独的一行)，检查者都要记录症状类别（例如，被调查机关跟踪的被害妄想)、病程（例如，间断)、发病时间（例如, 2009 年 6 月)、消失时间（例如, 2009 年 9 月）以及症状在最近 1 个月内是否出现。

11.7 C 模块：精神病性障碍的鉴别诊断

这一模块帮助检查者根据 A 模块和 B 模块所获得的信息进行精神病性障碍的鉴别诊断。如果从未有过精神病性症状，则跳过 C 模块。C 模块包括下列疾病的评估：

精神分裂症

精神分裂样障碍

分裂情感性障碍

妄想障碍

短暂精神病性障碍

由于其他躯体疾病所致的精神病性障碍

物质/药物所致的精神病性障碍

其他特定/未特定精神分裂症谱系及其他精神病性障碍

在结构上，C 模块与 A 模块和 B 模块有几方面的不同。C 模块的目标是确定哪一种精神病性障碍能够最好地解释 A 模块和 B 模块所评估的症状，而 A 模块和 B 模块的主要目标是从调查对象（和/或知情人）那里收集临床表现的具体信息，以确定是否符合精神病性障碍的单个诊断标准。因此，C 模块中障碍评估的主要重点是根据 A 模块和 B 模块条目的评估，判断中间一栏中的诊断标准所对应的症状存在与否。因此，C 模块诊断条目评估限于“?”“1”和“3”——大多数条目没有“2”（阈下）的评估，因为每一条诊断标准要么存在，要么就不存在。因为在这些诊断标准中有许多带有多个从句和涉及双重否定，许多诊断标准条目下方提供了“注”作为评估的快速指南。举例来说，示例 11-3 显示的是列于精神分裂症诊断标准 D(2) 下方的“注”。建议检查者在做出最终评估之前先阅读这些注，以确保正确理解了该诊断标准。

示例 11-3　精神分裂症诊断标准 D(2) 的 SCID 检查问题和澄清说明

若以下信息不清楚： **在你有**（活动期或残留期的精神病性症状）**的期间，有多长时间你同时也有（抑郁/情绪高涨/易激惹/**自用词**）？**	2. 若心境发作出现在症状活动期，则它们仅仅存在于该疾病的活动期和残留期整个病程的小部分时间内（少于 50%）。 *注：只有符合重性抑郁发作或者躁狂发作标准的症状出现在活动期和残留期整个病程中 50%以上的时间时，编码为“1”。*	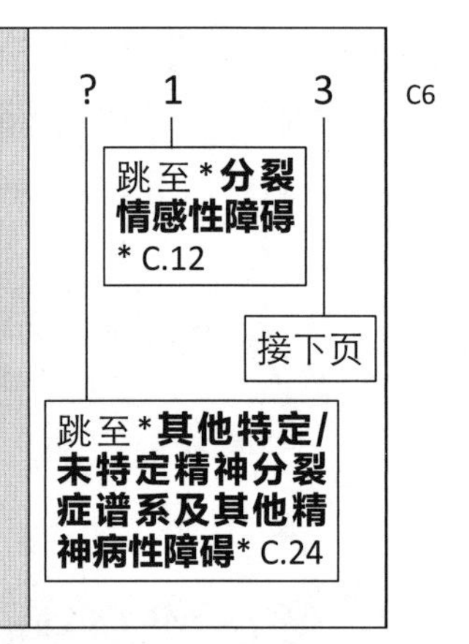

C 模块中大多数条目不需要提问，但是有些条目可能需要询问附加问题以进行澄清，尤其是那些需要判断症状之间时间关系的诊断标准。举例来说，如上面示例 11-3 所示，尽管检查者可能已有关于 A 模块的心境发作和 B 模块的精神病性症状之间的时间关系的充分信息，但是在大多数情况下，向调查对象询问这一问题以核实心境与精神病性症状之间的时间关系是有益的。

通常情况下，评估 B 模块的后半部分以及 C 模块和 D 模块的大部分内容时，不需要询问调查对象任何附加问题。因此，直到 E 模块酒精使用障碍开始之前，调查对象通常听到检查者说的最后一句话是 B.7 页上的，“我要停一会儿做些记录，请稍等一下”，随后检查者翻阅页面，对条目进行评估，调查对象在一旁观看。为了尽量减少调查对象等待的时间，我们建议检查者熟练掌握这一部分，以便能快速高效地完成它。我们强烈建议使用 SCID 的新手使用本书附录 B 中的病例练习。我们不赞同检查者认为可以在调查对象离开之后再完成 C 模块而跳过这一模块，因为对某些诊断标准的评估还可能需要补充询问调查对象一些问题。

注意，完成 B 模块和 C 模块之后,检查者在以下两种情况下可能需要回到 A 模块:

1) 如果在 A 模块中诊断了持续性抑郁障碍，而后在 C 模块中诊断了精神病性障碍，那么持续性抑郁障碍的诊断标准 F (即“不能用一种持续性的……精神病性障碍来更好地解释”)可能需要重新评估。
2) 因为区别精神分裂症的阴性症状与抑郁症状有难度，如果先前在 A 模块中诊断了重性抑郁发作，后来在 C 模块诊断了精神分裂症，那么，前者可能需要重新评估。在这种情况下，检查者应该返回至 A 模块，将能用精神分裂症阴性症状来更好地解释的任何模糊条目评估为“1”。

有些精神病性障碍趋向为慢性（例如，精神分裂症、妄想障碍)，而另一些精神病性障碍则呈发作性（例如，伴精神病性特征的心境障碍、分裂情感性障碍)。虽然患有复发性精神病性发作的大多数个体有着以相似症状表现为特征的复发，但在少数情况下，每次复发的表现都会明显变化。举例来说，某次发作可能符合伴精神病性特征的双相障碍的诊断标准（例如，妄想仅限于躁狂发作期)，而另一次时间上不相连的发作符合精神分裂样障碍的诊断标准（妄想和幻觉持续了 4 个月，没有任何心境症状)。在这些情况下，我们建议对每次发作给予它自身的诊断，以传递最多的信息——不可否认这是一种次优的解决方法，因为个体一般只有一种障碍。

11.7.1 排除精神病性心境障碍（C.1)

伴精神病性特征的双相障碍与伴精神病性特征的重性抑郁障碍的诊断特点是精神病性症状仅仅出现在心境发作的期间。因此，如果所有精神病性症状的出现仅局限于心境障碍发作时，那么心境症状与精神病性症状鉴别诊断就应该是跳出 C 模块（精神病性障碍的鉴别诊断)，继续 D 模块（心境障碍的鉴别诊断)。该模块的这条诊断标准其实并不属于任何 DSM-5 障碍的诊断标准集, SCID-5 纳入它是为了在精神病性症状仅限于心境发作期间的情况下，允许检查者跳过非心境性的精神病性障碍的评估。

11.7.2 精神分裂症的评估（C.2—C.7)

为了最大限度地提高诊断效率, SCID-5 中精神分裂症诊断标准的呈现顺序与 DSM-5 中有所不同。举例来说，如果心境症状和精神病性症状的时间关系（诊断标准 D）提示分裂情感性障碍或者伴精神病性特征的抑郁障碍或双相障碍，那么检查者可以立即跳出精神分裂症。同样，诊断标准 C (病程至少 6 个月）放在诊断标准 B (功能下降）之前，在病程不足 6 个月时，允许检查者立即跳出精神分裂症的评估，继续对精神分裂样障碍进行评估。

诊断标准 A——在 1 个月的时间段中有 2 种或以上的症状。这一诊断标准定义了精神分裂症的活动期，如果要作出精神分裂症的诊断的话，个体终身的某个时点必须符合这条诊断标准。需要注意，在一些情况下，活动期症状在检查之前的许多年出现。该诊断标准要求，在 1 个月（或者，若经成功治疗，则可小于 1 个月）内的一定比例的时间里，必须存在诊断标准 A 列出的 5 项症状中的至少 2 项，并且其中 1 项症状必须是妄想、幻觉或言语紊乱。为了对诊断标准 A 进行评分，检查者需要参考 B 模块中对相应的精神病性症状的评估，并且必须确定符合最短的病程（即是否在 1 个月相当大的一部分时间存在?)，以及在同一时间段有至少 2 项症状同时存在。注意，所包含的短语——“若经成功治疗，则可小于 1 个月”表示，对病程标准的运用需要加以临床判断。对于已经及时并积极地接受了抗精神病药物治疗的调查对象，如果明确存在疾病的其他表现，则可以免去 1 个月病程的要求。

诊断标准 D——排除其他障碍并确定症状的病程。如果以心境症状和精神病性症状混合存在为特征的个体符合精神分裂症诊断标准 A，那么鉴别诊断的内容应包括精神分裂症、分裂情感性障碍以及伴精神病性特征的抑郁障碍或双相障碍。正如上文（11.7.1 排除精神病性心境障碍）所讨论的，如果精神病性症状仅局限于抑郁发作和躁狂发作时（表明诊断为伴精神病性特征的抑郁障碍或双相障碍），那么已经要求检查者跳出 C 模块，无须考虑精神分裂症或分裂情感性障碍的鉴别诊断。诊断标准 D 描述了精神分裂症和分裂情感性障碍之间不太精确但尚可接受的界限——该条目评估为“3”表明已经排除分裂情感性障碍，检查者要继续询问精神分裂症 C.4 页的诊断标准 C。如果诊断标准 D 评估为“1”，则表明更可能是分裂情感性障碍的诊断，应当从 C.12 页继续。

精神分裂症与分裂情感性障碍之间界限的两个重要方面体现在诊断标准 D 的两个不同部分中。第一部分是分裂情感性障碍要求心境发作与精神分裂症活动期的症状同时出现（对应分裂情感性障碍诊断标准 A)。若非如此，仅根据这条就可以排除分裂情感性障碍，检查者可以从精神分裂症诊断标准 C 继续。注意，由于这条标准的内容相对复杂，我们建议检查者遵守诊断标准 D 下方“注”中的指导，以免这里跳转出错！

如果重性抑郁发作或躁狂发作与精神病性症状同时出现（提示有分裂情感性障碍的可能)，则检查者必须对诊断标准 D 的第二部分进行评估，以确定心境发作的病程与精神病性紊乱的总病程之间的关系。如果心境发作的总病程不足精神病性紊乱（包括活动期和残留期）总病程的 50%（即小部分时间)，则该诊断标准应该评估为“3”，检查者继续评估精神分裂症余下的诊断标准。如果相反，心境发作的总病程达到精神病性紊乱总病程的 50%（及以上)，则诊断标准 D 评估为“1”，检查者前往 C.12 页分裂情感性障碍的诊断标准进行评估。

注意，该诊断标准是 SCID 中少见的情况之一，即“?”的评估有它自己的跳转指导语，跳至 C.24 页（指导检查者做出其他特定/未特定精神病性障碍的诊断)。这一规定认可，在一些情况下，当检查者无法确定心境症状与精神病性症状之间的重叠或相对病程时，最合适的选择可能就是诊断其他特定/未特定精神病性障碍（和 D 模块的其他特定/未特定抑郁障碍或其他特定/未特定双相及相关障碍)。

诊断标准 C——紊乱持续至少 6 个月。6 个月病程的诊断标准被用来鉴别精神分裂症与精神分裂样障碍，通常仅在首次精神病性发作的患者中是个问题。注意，6 个月的病程包括活动期、前驱期、残留期症状的任何组合。如果调查对象存在大量的阴性症状，与活动期的阴性症状相当［参见精神分裂症诊断标准 A(5)]，则认为该调查对象处于精神分裂症的前驱期或残留期。另外，如果存在程度较轻的精神分裂症诊断标准 A(1)—A(4) 所列的症状，也可认为调查对象处于前驱期或残留期。举例来说，调查对象可能有超价观念、牵连观念或者与活动期妄想信念内容相似的奇幻思维，但是它们还没有发展成为明显的妄想，或者它们正从明显妄想的阶段中恢复。同样，活动期有过幻觉的调查对象在前驱期或残留期可能会有一些不同寻常的知觉体验（例如，反复出现错觉，知觉到某种气氛，感觉到某种力量）。活动期表现为不连贯的言语紊乱在前驱期或残留期可能表现为离题、含糊或者啰唆。个体可能会在残留期继续某种特定的奇怪行为，但不再表现为明显的紊乱行为。

注意，SCID-5-RV 中 C.4 页的前驱期/残留期症状列表，改编自 DSM-5 中文版正文（第 96 页），以及 DSM-Ⅲ-R 的前驱期/残留期症状列表（英文版，第 194—195 页），后者是明确列出前驱期/残留期症状的最后 DSM 版本。

诊断标准 B——明显受损或未能达到预期的功能水平。这包括人际关系、自我照料、学业成就和职业功能。上述症状造成的功能损害通常在概述中就已显而易见了，因此检查者通常无须询问这个问题。

诊断标准 E——并非由于一般躯体疾病所致或者物质/药物所致。这条诊断标准指导检查者考虑并排除一般躯体疾病或物质/药物作为病因的情况。可跳至本书第 10 章“一般躯体疾病和物质/药物病因与原发障碍的鉴别”，参考有关如何使用这条诊断标准的综合讨论以及如何评估由于其他躯体疾病所致的精神病性障碍或者物质/药物所致的精神病性障碍的诊断标准。注意，某些精神病性症状的出现（例如，听幻觉以外的其他形式的幻觉）或某种非典型的病程（例如，60 岁后首发精神病性症状）都强烈提示一般躯体疾病或物质/药物作为病因的可能性。

有时，调查对象既有原发性精神病性障碍，又有由于一般躯体疾病所致的或物质/药物所致的精神病性症状。若检查者首先询问继发性发作，诊断标准 E 的两个子成分条目（**C9** 和 **C12**）之一会评估为“1”，作出由于其他躯体疾病所致的或物质/药物所致的精神病性障碍的诊断，之后按照下面方框的指导语跳至 C.31[**C97**]，完成其时序的评估，接着进入条目 C103 的评估，此时评估为“3”，下面方框的指导语会要求检查者返回 C.2 [**C4**]，从头评估 C 模块，以决定是否还存在原发性精神病性障碍。若检查者首先询问原发性发作，诊断标准 E 的两个子成分条目（**C9** 和 **C12**）均会评估为“3”(即符合原发性障碍的诊断)，完成其时序的评估后，同样会进入条目 C103 的评估，此时也应评估为“3”，下面方框的指导语会要求检查者返回 C.2 [**C4**]，从头再做 C 模块，以决定是否还存在继发性精神病性障碍。

诊断标准 F——如果有孤独症谱系障碍或交流障碍的病史。因为孤独症谱系障碍和社交交流障碍的症状与精神分裂症残留期症状相似，所以只有在其一生某个时点在 1 个月的大部分时间里持续存在幻觉或妄想，才能将这样的个体诊断为精神分裂症。

精神分裂症的标注

伴紧张症： 如果符合 DSM-5 中文版中紧张症诊断标准（DSM-5 中文版，第 114—115 页），即以 B.8—B.9 中至少 3 项评估为“3”的紧张症状为主要目前临床表现的要求，那么这一标注就适用。因为这些症状评估的是终身时段，所以有必要再次核实在疾病的目前发作中这些症状是否存在。

另外，病程标注在从 C.28 开始的精神分裂症、妄想障碍以及分裂情感性障碍的时序部分评估。

11.7.3 精神分裂样障碍的评估（C.8—C.11）

如果符合精神分裂症诊断标准 A 和诊断标准 D (即活动期症状至少持续 1 个月，且已经排除了分裂情感性障碍)，但是不符合诊断标准 C (即总病程**不**足 6 个月)，则从这里继续 SCID。

诊断标准 A——存在精神病性症状。该诊断标准已经在精神分裂症部分评估过。

诊断标准 B——病程 1+个月。重要的是确保精神病性症状已经持续了至少 1 个月，因为 SCID 进行到这里，精神病性症状的病程可能不足 1 个月。对于病程不足 1 个月的精神病性症状（包括由于抗精神病药物的有效治疗，妄想和幻觉在 2 周后缓解了，且无前驱期和残留期，故总病程不超过 1 个月)，SCID 跳至 C.20 短暂精神病性障碍的评估。

诊断标准 C——已排除分裂情感性障碍和伴精神病性特征的心境障碍。该诊断标准已经在精神分裂症部分评估过。

诊断标准 D——并非由于一般躯体疾病所致或者物质/药物所致。这条诊断标准指导检查者去考虑并排除一般躯体疾病或物质/药物作为病因的情况。可跳至本书第 10 章“一般躯体疾病和物质/药物病因与原发障碍的鉴别”，参考有关如何使用这条诊断标准的综合讨论以及如何评估由于其他躯体疾病所致的精神病性障碍或者物质/药物所致的精神病性障碍的诊断标准。注意，某些精神病性症状的出现（例如，听幻觉以外的其他形式的幻觉）或某种非典型的病程（例如, 60 岁后首发精神病性症状）都强烈提示一般躯体疾病或物质/药物作为病因的可能性。

有时，调查对象既有原发性精神病性障碍，又有由于一般躯体疾病所致的或物质/药物所致的精神病性症状。若检查者首先询问继发性发作，诊断标准 E 的两个子成分条目（**C21** 和 **C24**）之一会评估为“1”，作出由于其他躯体疾病所致的或物质/药物所致的精神病性障碍的诊断，之后按照下面方框的指导语跳至 C.31 [**C97**]，完成其时序的评估,接着进入条目 C103 的评估，此时应评估为“3”，下面方框的指导语会要求检查者返回 C.2 [**C4**]，从头评估 C 模块，以决定是否还存在原发性精神病性障碍。若检查者首先询问原发性发作，诊断标准 E 的两个子成分条目（**C21** 和 **C24**）均会评估为“3”（即符合原发性障碍的诊断)，完成其时序的评估后，同样会进入条目 C103 的评估，此时也应评估为“3”，下面方框的指导语会要求检查者返回 C.2 [**C4**]，从头再做 C 模块，以决定是否还存在继发性精神病性障碍。

严格来说，诊断精神分裂样障碍要求调查对象在 6 个月内康复。如果是对一位尚未康复的调查对象作出了该诊断（例如, 4 个月前出现症状)，则可以将 C28 评估“1”来标明“临时”诊断。

精神分裂样障碍的标注

伴或不伴良好的预后特征：这一标注要求存在至少 2 项下列特征：显著的精神病性症状发生在日常行为或功能首次出现可察觉变化的 4 周之内；意识模糊或混乱；病前社会和职业功能良好；无情感迟钝或情感平淡。

伴紧张症：如果符合 DSM-5 中文版中紧张症诊断标准（DSM-5 中文版，第 114—115 页)，即,以 B.8—B.9 中至少 3 项评估为“3”的紧张症状为主要目前临床表现的要求，那么这一标注就适用。因为这些症状评估的是终身时段，所以有必要再次核实在疾病的目前发作中这些症状是否存在。

11.7.4 分裂情感性障碍的评估（C.12—C.15）

如果精神分裂症诊断标准 A 评估为“3”(即至少 1 个月的活动期症状)，**并且**精神分裂症诊断标准 D(1) 和 D(2) 均评估为“1”(即心境发作与精神病性症状有段时间重叠，**而且**心境发作的总病程为紊乱总病程的 50%及以上)，那么，从这里继续 SCID 检查。

诊断标准 A——同时存在重性心境发作与精神分裂症诊断标准 A 症状。该诊断标准要求重性抑郁发作或躁狂发作在一段时间内与 2 个或更多的精神分裂症活动期症状同时存在，每个症状出现在 1 个月时间段内相当大的一部分时间里。

要分清某个特定的症状在多大程度上归因于心境发作、精神分裂症的诊断标准 A 症状、药物的副作用或三者的某种协同作用，在临床上具有挑战性。举例来说，抑郁症状很难与阴性症状或抗精神病药物的副反应相区别，并且很难确定紊乱的、兴奋的行为到底是精神分裂症诊断标准 A 症状的一部分还是躁狂发作的特征。所以，作为分裂情感性障碍的一部分而发生的重性抑郁发作，根据定义，**必须**以心境抑郁为特征，而不应仅仅有对活动的兴趣或愉悦感减少（因为难以区别它们与快感缺失这一典型的阴性症状)。

诊断标准 B——至少 2 周的妄想或幻觉。这一诊断标准确保在没有躁狂发作或重性抑郁发作的情况下，妄想或幻觉持续至少 2 周。诊断标准 B 理论上用于鉴别分裂情感性障碍与伴精神病性特征的心境障碍，因为在典型的伴精神病性特征的双相或重性抑郁障碍中，精神病性症状的出现仅限于心境障碍发作期间。不过，鉴于 C 模块的条目 C3 已经询问过调查对象所有的精神病性症状是否仅出现于躁狂发作或重性抑郁发作期间，诊断标准 B 评估为“1”表示发生于心境发作期之外的任何精神病性症状病程不足 2 周，这便既排除了伴精神病性特征的心境障碍，也排除了分裂情感性障碍。这些案例（即那些评估为“?”或“1”的）诊断为其他特定/未特定精神病性障碍。

诊断标准 C——相对于障碍病程的心境发作总病程。这个条目与精神分裂症的诊断标准 D(2) [诊断标准 D(2) 要求在该障碍活动期和残留期的整个病程中，心境发作只存在小部分时间内——即不足一半] 是相反的。分裂情感性障碍诊断标准 C 要求心境发作的总病程达到紊乱总病程的 50% 及以上。理论上，它只能评估为“3”，因为通常只有当精神分裂症的诊断标准 D(2) 评估为“1”时才会来到这里。如果由于某种原因情况并非如此，那么，诊断应该是其他特定/未特定精神病性障碍。

诊断标准 D——并非由于一般躯体疾病所致或物质/药物所致。这条诊断标准指导检查者去考虑并排除一般躯体疾病或物质/药物作为病因的情况。可跳至本书第 10 章“一般躯体疾病和物质/药物病因与原发障碍的鉴别”，参考有关如何使用这条诊断标准的综合讨论以及如何评估由于其他躯体疾病所致的精神病性障碍或者物质/药物所致的精神病性障碍的诊断标准。注意，某些精神病性症状的出现（例如，听幻觉以外的其他形式的幻觉）或某种非典型的病程（例如，60 岁后首发精神病性症状）都强烈提示一般躯体疾病或物质/药物作为病因的可能性。

有时，调查对象既有原发性精神病性障碍，又有由于一般躯体疾病所致的或物质/药物所致的精神病性症状。若检查者首先询问继发性发作，诊断标准 E 的两个子成分条目（**C38** 和 **C41**）之一会评估为“1”，做出由于其他躯体疾病所致的或物质/药物所致的精神病性障碍的诊断，之后按照下面方框的指导语跳至 C.31 [**C97**]，完成其时序的评估，接着进入条目 C103 的评估，此时应评估为“3”，下面方框的指导语会要求检查者返回 C.2 [**C4**]，从头评估 C 模块，以决定是否还存在原发性精神病性障碍。若检查者首先询问原发性发作，诊断标准 E 的两个子成分条目（**C38** 和 **C41**）均会评估为“3”（即符合原发性障碍的诊断），完成其时序的评估后，同样会进入条目 C103 的评估，此时也应评估为“3”，下面方框的指导语会要求检查者返回 C.2 [**C4**]，从头再做 C 模块，以决定是否还存在继发性精神病性障碍。

另外，病程标注在从 C.28 开始的精神分裂症、妄想障碍以及分裂情感性障碍的时序部分评估。

分裂情感性障碍的标注

双相型/抑郁型： 这一标注反映了心境发作的终身模式——如果在障碍过程中曾经有过躁狂发作，双相型适用；否则就是抑郁型。

伴紧张症： 如果符合 DSM-5 中文版中紧张症诊断标准（DSM-5 中文版，第 114—115 页），即以 B.8 至 B.9 中至少 3 项评估为“3”的紧张症状为主要目前临床表现的要求，那么这一标注就适用。因为这些症状评估的是终身时段，所以有必要再次核实在疾病的目前发作中这些症状是否存在。

11.7.5 妄想障碍的评估（C.16—C.19）

如果不符合精神分裂症的诊断标准 A（即活动期的 5 项症状从未有 2 项及以上在同一个月内出现过），从而排除了精神分裂症、精神分裂样障碍和分裂情感性障碍，那么从这里继续 SCID 检查。如果不符合精神分裂症标准 A 的原因并非是除了妄想之外不存在其他精神病性症状（例如，仅仅存在显著的幻觉），那么检查者按照指导跳出妄想障碍的评估，继续短暂精神病性障碍的评估。此外，为了与 DSM-5 躯体变形障碍和强迫症中的附加标注“伴缺乏自知力/妄想信念”一致，如果调查对象歪曲的信念内容局限于外貌或不实施强迫行为的可怕后果，那么检查者按照指导跳出妄想障碍的评估；此时应考虑用 G 模块中躯体变形障碍或强迫症伴缺乏自知力/妄想信念。

与精神分裂症（11.7.2“精神分裂症的评估”）的情况相同，首先就列出诊断标准 D 是为了提高评估的效率；它可排除伴精神病性特征的重性抑郁障碍或双相障碍。

诊断标准 D——心境发作总病程相对于妄想紊乱而言是短暂的。类似于精神分裂症的诊断标准 D，该诊断标准对既有心境发作又长期存在妄想的个体进行鉴别诊断。如果调查对象心境发作相对于妄想的总病程而言是短暂的，那么诊断符合妄想障碍，检查者按照指导应将该条目编码为“3”，并继续评估其余的妄想障碍诊断标准。举例来说，多年来存在持续且明显的妄想，仅有偶尔且相对短暂的心境发作，应诊断为妄想障碍。如果与妄想的病程相比，心境发作并非是短暂的，则需要鉴别诊断妄想仅仅出现在心境发作期的情况下的伴精神病性特征的心境障碍，与症状是并不短暂的心境发作且调查对象在无明显心境症状的时间段也有妄想的情况下的其他特定/未特定精神病性障碍（分裂情感性障碍不需要鉴别诊断，因为它要求精神病性症状符合精神分裂症的诊断标准 A，也就是要求有除妄想以外的其他精神病性症状）。鉴于 C 模块开始就要求检查者评估精神病性症状是否仅发生于心境发作期（在这种情况下要求检查者直接跳至 D 模块），所以剩下的唯一表现就是后者（即妄想伴并不短暂的心境发作），因此这个条目评估为“1”，继而跳至其他特定/未特定精神病性障碍。

诊断标准 A 和诊断标准 B——妄想持续 1 个月或以上。妄想障碍要求，通常在没有其他精神病性症状的情况下，妄想持续至少 1 个月。然而，根据诊断标准 B，一些情况可以伴有精神病性症状存在，只要它们没有明显到符合精神分裂症诊断标准 A 的要求 [即“在同 1 个月内同时存在（若经成功治疗，则可小于 1 个月），且其出现的时间占据相当的比例”]。这一要求的例外情况是与妄想主题相关的长期的嗅幻觉或触幻觉（例如，调查对象存在邻居们都在躲他的妄想，因而相关地知觉到自己发出难闻的体臭）。

诊断标准 C——没有其他症状或功能损害。与精神分裂症相反，只要检查者不涉及妄想系统，有妄想障碍的个体通常表现得似乎没有精神疾病。

诊断标准 E——并非由于一般躯体疾病所致或物质/药物所致或者其他精神障碍。诊断标准 E 的第一部分（**C52**）提醒检查者，如果症状可由其他精神障碍来更好地解释，就不要诊断妄想障碍。在精神病性障碍评估的开始（**C1**），通过跳转指导语，已经排除了强迫症和躯体变形障碍的妄想表现。注意，疾病焦虑障碍的妄想表现（例如，尽管没有医学证据的支持，调查对象仍相信自己即将死于脑肿瘤）属于妄想障碍，不能排除在外（即疾病焦虑障碍没有相关的伴缺乏自知力/妄想信念的标注）。

诊断标准 E 的第二部分（**C53** 和 **C56**）指导临床医生去考虑并排除一般躯体疾病或物质/药物作为病因的情况。可跳至本书第 10 章“一般躯体疾病和物质/药物病因与原发障碍的鉴别”，参考有关如何使用这条诊断标准的综合讨论以及如何评估由于其他躯体疾病所致的精神病性障碍或者物质/药物所致的精神病性障碍的诊断标准。

有时，调查对象既有原发性精神病性障碍，又有由于一般躯体疾病所致的或物质/药物所致的精神病性症状。若检查者首先询问继发性发作，诊断标准 E 的两个子成分条目（**C53** 和 **C56**）之一会评估为“1”，作出由于其他躯体疾病所致的或物质/药物所致的精神病性障碍的诊断，之后按照下面方框的指导语跳至 C.31 [**C97**]，完成其时序的评估，接着进入条目 C103 的评估，此时应评估为“3”，下面方框的指导语会要求检查者返回 C.2 [**C4**]，从头评估 C 模块，以决定是否还存在原发性精神病性障碍。若检查者首先询问原发性发作，诊断标准 E 的两个子成分条目（**C53** 和 **C56**）均会评估为“3”（即符合原发性障碍的诊断），完成其时序的评估后，同样会进入条目 C103 的评估，此时也应评估为“3”，下面方框的指导语会要求检查者返回 C.2 [**C4**]，从头再做 C 模块，以决定是否还存在继发性精神病性障碍。

妄想障碍的亚型和标注

主题亚型：与 B 模块妄想的不同类型相对应，这里提供了许多相互排斥的亚型（例如，被害型、嫉妒型、钟情型、躯体型、夸大型），允许检查者标明妄想主要的主题。如果没有占主导地位的妄想主题，则标明为混合型。如果妄想主题没有被包含在上述亚型之中，则归为未特定型。

伴怪异的内容：如果妄想内容在 B.4 被评估为“怪异的”，则使用这一标注。

另外，病程标注在从 C.28 开始的精神分裂症、妄想障碍以及分裂情感性障碍的时序部分评估。

11.7.6 短暂精神病性障碍的评估（C.20—C.23）

这一诊断适用于以下情况：精神病性发作持续至少 1 天，但不足 1 个月，且不是心境障碍、之前描述的任何更特定的精神病性障碍、由于其他躯体疾病所致的精神病性障碍或物质/药物所致的精神病性障碍的一部分。注意，**只有**在个体的精神病性症状已经缓解之后——由此确定了短暂的病程，才能诊断短暂精神病性障碍，这与精神分裂样障碍不同，后者无须等到个体康复就可以做出诊断。

短暂精神病性障碍的标注

伴或不伴显著的应激源：这一标注允许检查者标明症状是否因个体对应激事件的反应而出现。

伴围产期起病：这一标注允许检查者标明症状发生于怀孕期间或产后 4 周内。

伴紧张症：如果符合 DSM-5 中文版中紧张症诊断标准（DSM-5 中文版，第 114—115 页），即以 B.8—B.9 中至少 3 项评估为“3”的紧张症状为主要目前临床表现的要求，那么这一标注就适用。因为这些症状评估的是终身时段，所以有必要再次核实在疾病的目前发作中这些症状是否存在。

11.7.7 其他特定/未特定精神分裂症谱系及其他精神病性障碍的评估（C.24—C.27）

定义这一障碍的段落（DSM-5 中文版，第 117 页）被转换为 SCID-5 中一组五项的评估。

精神分裂症谱系及其他精神病性障碍的特征性症状。这一分类适合以精神分裂症谱系及其他精神病性障碍的“特征性”症状为主要临床征象的情况（即定义精神分裂症谱系及其他精神病性障碍的 5 个领域之一的异常：妄想、幻觉、言语紊乱、紊乱的或紧张症的行为以及阴性症状）。

症状导致有临床意义的痛苦或功能损害。这个条目明确了 DSM-5 所有的其他特定/未特定分类必须符合一个基本要求，即症状足够严重以致对调查对象的生活造成了不良影响。

并非由于一般躯体疾病所致或物质/药物所致。这一诊断标准要求检查者去考虑并排除一般躯体疾病或物质/药物作为病因的情况，这些情况要诊断为由于其他躯体疾病所致的精神病性障碍或物质/药物所致的精神病性障碍。注意，DSM-5 对其他特定（及未特定）精神病性障碍的描述并没有具体规定应排除一般躯体疾病或物质/药物的病因。SCID-5-RV 增加了排除这些病因的规定，以确保由于一般躯体疾病所致的或物质/药物所致的阈下症状能被恰当地诊断。可跳至本书第 10 章“一般躯体疾病和物质/药物病因与原发障碍的鉴别”，参考有关如何使用这条诊断标准的综合讨论以及如何评估由于其他躯体疾病所致的精神病性障碍或者物质/药物所致的精神病性障碍的诊断标准。

有时，调查对象既有原发性精神病性障碍，又有由于一般躯体疾病所致的或物质/药物所致的精神病性症状。若检查者首先询问继发性发作，诊断标准 E 的两个子成分条目（**C77** 和 **C80**）之一会评估为“1”，作出由于其他躯体疾病所致的或物质/药物所致的精神病性障碍的诊断，之后按照下面方框的指导语跳至 C.31 [**C97**]，完成其时序的评估，接着进入条目 C103 的评估，此时应评估为“3”，下面方框的指导语会要求检查者返回 C.2 [**C4**]，从头评估 C 模块，以决定是否还存在原发性精神病性障碍。若检查者首先询问原发性发作，诊断标准 E 的两个子成分条目（**C77** 和 **C80**）均会评估为“3”（即符合原发性障碍的诊断)，完成其时序的评估后，同样会进入条目 C103 的评估，此时也应评估为“3”，下面方框的指导语会要求检查者返回 C.2 [**C4**]，从头再做 C 模块，以决定是否还存在继发性精神病性障碍。

标明症状表现的类型

这里包括了可以用其他特定分类来具体化的 DSM-5 症状的示例清单（补充了 3 个附加的 SCID 特定示例)。对这些示例没有涵盖的特定精神病性症状，可以使用“其他”的说法。在这种情况下，检查者应记录不符合某个“精神分裂症谱系及其他精神病性障碍”诊断标准的特定原因。对没有足够信息进行更具体诊断的症状，应记录为未特定的类型。

11.7.8 精神分裂症、妄想障碍和分裂情感性障碍的时序（C.28—C.30)

在诊断精神分裂症、妄想障碍或分裂情感性障碍之后，检查者根据指导来到时序部分。

对于这些障碍的每一种来说，第一步是判断这一障碍是否为“目前”，DSM-5 对此决策并未提供明确的指导。要求在最近 1 个月内完全符合诊断标准（像对 SCID-5 中其他障碍一样)，并不适合精神病性障碍。不应要求有整个 1 个月的完全在“阈值”以上的精神病性症状才考虑目前精神病性障碍——最近 1 个月内任何有临床意义的精神病性症状就足够了。在咨询了 DSM-5 精神病性障碍工作组后，SCID 采用以下的障碍特异性指标来表示活动期的疾病：

1) **精神分裂症**，如果在最近 1 个月内任意长短的时间符合活动期诊断标准，即视为目前。
2) **妄想障碍**，如果在最近 1 个月内任何时候出现了妄想，即视为目前。
3) **分裂情感性障碍**，如果在最近1个月内某个时间点，符合躁狂发作或重性抑郁发作诊断标准（病程除外）的症状与符合精神分裂症诊断标准 A 的症状同时存在，**或者**，在最近 1 个月内，在无躁狂或重性抑郁发作时存在妄想或幻觉，均视为目前。

如果不符合“目前”的诊断标准，检查者按照指导要标明从最后完全符合精神分裂症、妄想障碍或分裂情感性障碍的诊断标准至今有多长时间（以月数表示)。接下来，要求检查者确定精神病性症状首次发病的年龄，然后是前驱期症状起病的年龄。

最后，要求检查者标明最合适的病程标注，用来描述在调查对象一生中该障碍的纵向病程。只有在该障碍病程超过1年才可使用这些纵向病程标注（即只有在起病日期距检查日期1年以上的情况下)。注意，DSM-5 纵向病程标注的修改版已经包括在 SCID-5-RV 中，为的是将目前缓解和发作间期缓解的最短病程时间段可操作化。因此，在咨询了 DSM-5 精神病性障碍工作小组成员后，采用 **1 个月**作为**部分缓解**的最短病程（即在前一次发作后改善维持的时间段持续至少 1 个月，在此期间仅仅部分符合该障碍的诊断标准)，也作为目前**完全缓解**的最短病程（即在前一次发作后持续至少 1 个月，在此期间不存在该障碍的特异性症状)。这些病程标注对首次发作和多次发作均适用。在至多有阈下(或没有）症状的时间已经超过了 3 个月的情况下，精神病性症状的出现才可视为代表一次新的发作。最后，我们修正了**持续型**病程标注定义的一处错误：DSM-5 原文定义内部是矛盾的（即“符合该障碍症状诊断标准的症状在疾病病程的大部分时间里存在，阈下症状的时间段相对于总病程而言是非常短暂的")；因为症状只在“疾病病程的大部分时间里”存在的要求允许有很多时间段的阈下症状，在这种情况下，就不能同时符合这句话结尾部分的要求，即这些时间段“相对于总病程而言是非常短暂的”。为解决这个矛盾，SCID 对此进行了修正，将“在疾病病程的大部分时间里存在”改为“在整个疾病病程中几乎一直存在”。

11.7.9 精神分裂样障碍、短暂精神病性障碍、由于其他躯体疾病所致或物质/药物所致的精神病性障碍以及其他特定/未特定精神病性障碍的时序（C.31—C.32）

在作出精神分裂样障碍、短暂精神病性障碍、由于其他躯体疾病所致的精神病性障碍、物质/药物所致的精神病性障碍或其他特定/未特定精神病性障碍的诊断后，检查者根据指导来到时序部分。

对于这些障碍的每一种来说，第一步是判断这一障碍是否该考虑为目前，DSM-5 对此决策未提供明确的指导。在咨询了 DSM-5 精神病性障碍工作小组后，SCID 采用以下的障碍特异性指标来表示活动期的疾病：

1) **精神分裂样障碍**，如果在最近 1 个月内任意长短的时间符合活动期诊断标准，即视为目前。
2) **短暂精神病性障碍**，如果在最近 1 个月内某个时间点存在妄想、幻觉或言语紊乱，即视为目前。
3) **由于其他躯体疾病所致的精神病性障碍或物质/药物所致的精神病性障碍**，如果在最近 1 个月内有过妄想或幻觉，即视为目前。
4) **其他特定/未特定精神分裂症谱系及其他精神病性障碍**，如果在最近 1 个月内出现过精神病性症状，即视为目前。

如果不符合“目前”的诊断标准，检查者按照指导要标明从最后完全符合精神分裂样障碍、短暂精神病性障碍、由于其他躯体疾病所致的精神病性障碍或物质/药物所致的精神病性障碍的诊断标准至今有多长时间（以月数表示）；对其他特定/未特定精神病性障碍，则是从精神病性症状最后出现至今的月数。

11.7.10 由于其他躯体疾病或物质/药物所致的精神病性障碍的评估

只有对器质性排除诊断标准进行评估的过程中才涉及其他躯体疾病或物质/药物所致的精神病性障碍的诊断，它出现在精神分裂症、精神分裂样障碍、分裂情感性障碍、妄想障碍、短暂精神病性障碍以及其他特定/未特定精神病性障碍的诊断标准集中。SCID-5 的原则是：如果存在毒品、药物或一般躯体疾病通过直接的生理机制导致精神病性障碍的迹象，那么检查者应在器质性排除标准的条目做出明确的判断，看是否应该诊断继发性障碍。可跳至本书第 10 章“一般躯体疾病和物质/药物病因与原发障碍的鉴别”，参考有关如何使用这条诊断标准的综合讨论。

11.8 D 模块：心境障碍的鉴别诊断

A 模块用于评估重性抑郁发作、躁狂发作和轻躁狂发作，而 D 模块是用于记录双相Ⅰ型障碍、双相Ⅱ型障碍、其他特定/未特定双相及相关障碍、重性抑郁障碍和其他特定/未特定抑郁障碍。如果有以下两种情况之一，检查者则应该对 D 模块进行评估：1）目前或既往曾有 1 次或多次的心境发作（来自 A 模块），**且**这些心境发作不都是分裂情感性障碍诊断的一部分（来自 C 模块）；**或者**，2）存在不符合心境发作或心境障碍诊断标准但又有临床意义的心境症状，**且**这些症状并不仅仅是与精神病性障碍相关的特征，例如，不仅仅是精神分裂症残留期发生的轻微的抑郁症状(来自 C 模块)。同 C 模块一样，D 模块的任务是根据 A 模块、B 模块和 C 模块收集到的信息来评估是否符合心境障碍的特定诊断标准。

11.8.1 双相Ⅰ型障碍的评估（D.1, D.3—D.4）

诊断标准 A——至少 1 次躁狂发作。诊断双相Ⅰ型障碍的最低要求是调查对象一生中有过 1 次躁狂发作。因此，如果在 A 模块中有 1 次目前或既往的躁狂发作，则该条目评估为“3”。

诊断标准 B——心境发作的出现不能用分裂情感性障碍或者其他精神病性障碍来更好地解释。如果在 C 模块已经诊断了精神病性障碍，是否要给出双相Ⅰ型障碍的共病诊断取决于是否出现过**除**分裂情感性障碍或其他精神病性障碍**之外**的躁狂发作。鉴于分裂情感性障碍的定义包含了躁狂发作的表现，在分裂情感性障碍诊断背景下出现的躁狂发作被认为可由分裂情感性障碍来“解释”，不应该再诊断双相Ⅰ型障碍。但是，当“用……来更好地解释”的表述用于其他精神病性障碍时，例如，精神分裂症和妄想障碍，其说明并没有这么清楚。DSM-Ⅳ的这一诊断标准对分裂情感性障碍和其他精神病性障碍进行了不同的处理，如果躁狂发作是“叠加于精神分裂症、精神分裂样障碍、妄想障碍或未特定精神病性障碍之上”(DSM-Ⅳ英文增补版，第 388 页)，则排除双相Ⅰ型障碍的诊断；需要诊断为未特定双相障碍中的叠加在精神病性障碍之上的躁狂发作的亚型。但是，不同于 DSM-Ⅳ，DSM-5 中使用“用......来更好地解释”代替了“叠加于”（并且 DSM-5 正文再没有其他说明），这就意味着在除分裂情感性障碍以外的精神病性障碍期间出现的躁狂发作，可计入双相Ⅰ型障碍的诊断，因此，可作出精神病性障碍与双相Ⅰ型障碍的共病诊断。

目前(或最近)发作的类型。双相Ⅰ型障碍评估的最后是检查者评估目前发作的类型（如果双相Ⅰ型障碍处于缓解期，则评估最近一次发作）。注意，如果同时符合躁狂发作和重性抑郁发作的诊断标准，目前（或最近）的发作应视为是躁狂发作

11.8.2 双相Ⅱ型障碍的评估（D.1—D.4）

诊断标准 A——至少 1 次轻躁狂发作和至少 1 次重性抑郁发作。双相Ⅱ型障碍诊断的最低要求是调查对象一生中有 1 次轻躁狂发作和 1 次重性抑郁发作。因此，如果在 A 模块中有 1 次目前或既往重性抑郁发作以及 1 次目前或既往轻躁狂发作，则该条目评估为“3”。

诊断标准 B——从未有过躁狂发作。如果任何时候有过躁狂发作，D 模块的跳转模式就会阻止检查者进行双相Ⅱ型障碍的评估。鉴于双相Ⅰ型障碍的评估已经排除了原发性躁狂发作，因此条目 D5 标示有意省略这一标准。

诊断标准 C——轻躁狂发作和重性抑郁发作的出现不能用分裂情感性障碍或其他精神病性障碍来更好地解释。如果 C 模块已经诊断了精神病性障碍，是否要给出双相Ⅱ型障碍的共病诊断取决于是否出现过**除**分裂情感性障碍或其他精神病性障碍**之外**的轻躁狂发作和重性抑郁发作。鉴于分裂情感性障碍的定义包含了重性抑郁发作的存在，在分裂情感性障碍的诊断背景下出现的重性抑郁发作被认为可由分裂情感性障碍来“解释”，不应该再诊断双相Ⅱ型障碍。但是，当“用……来更好地解释”的表述用于其他精神病性障碍时，例如，精神分裂症和妄想障碍，其说明并没有这么清楚。DSM-Ⅳ的这一诊断标准对分裂情感性障碍和其他精神病性障碍进行了不同的处理，如果重性抑郁发作和轻躁狂发作是“叠加于精神分裂症、精神分裂样障碍、妄想障碍或未特定精神病性障碍之上”(DSM-Ⅳ英文增补版，第 397 页)，则排除双相Ⅱ型障碍的诊断。对此的解释是，如果重性抑郁发作和轻躁狂发作出现于精神病性障碍的病程之中，则不能将它们计入双相Ⅱ型障碍的诊断，因此需要诊断未特定双相及相关障碍以表明叠加的重性抑郁和轻躁狂发作。DSM-5 以“用……来更好地解释”代替“叠加于”(并且 DSM-5 正文再没有其他说明)，这就意味着在除分裂情感性障碍之外的精神病性障碍期间出现的重性抑郁发作和轻躁狂发作，可计入双相Ⅱ型障碍的诊断，因此，可作出精神病性障碍和双相Ⅱ型障碍的共病诊断。

诊断标准 D——抑郁或不可预测性导致了痛苦或功能损害。在双相Ⅱ型障碍中，必须存在有临床意义的痛苦或损害，这可能源自重性抑郁发作本身，通常十分严重，或者源自抑郁与轻躁狂交替出现的不可预测性。轻躁狂发作本身不会导致痛苦或功能损害。

双相Ⅰ型障碍和双相Ⅱ型障碍的标注

伴快速循环：DSM-5 将快速循环定义为在最近 12 个月内有 4 次心境发作，每次都完全符合严重程度和病程的诊断标准。注意，A 模块的跳转模式允许对重性抑郁发作、躁狂发作或轻躁狂发作（目前或既往）予以至多 1 次的详细评估。因此，关于在最近 12 个月内是否有过 4 次综合征完全发作的信息可能不足。对快速循环精确评估有兴趣的研究人员应该对在最近 1 年内出现的发作进行更详细的回顾。

伴季节性模式： 这一标注的核心特征是至少 1 种发作类型（即重性抑郁发作、躁狂发作或轻躁狂发作）有“规律性”的季节模式；因此，只有当个体最近 2 年内有过至少 2 次重性抑郁发作或至少 2 次躁狂或轻躁狂发作时才需要评估这一标注，否则根据指导语跳至 *双相障碍时序* D.15。

> ***标准 A——起病规律性的时间关系。***检查者首先询问一个概括的问题，即心境高涨、易激惹或抑郁心境是否几乎总是在每年的相同时间发生。然后，检查者更仔细地询问通常症状开始的月份；这一信息应该被记录在这一标注的诊断标准 A 下面。**注意**：短语“大多数时期”用来反映如下事实，即并不是所有的同相心境发作都必须在一年中的同一时间发生。这一标注的诊断标准 D (参见下文) 只要求季节性发作“次数显著地超过了”非季节性发作。

标准 B——缓解规律性的时间关系。缓解（或转相）必须在一年中的同一时间发生才符合这一标注的要求。检查者需要判断缓解通常发生的月份，然后记录在该标注诊断标准 B 的下面。

标准 C——该模式在最近 2 年内明显。该诊断标准明确了本标注诊断标准 A 和诊断标准 B 中确定的重性抑郁发作、躁狂发作或轻躁狂发作的季节性模式在最近 2 年内是明显的——意味着特定类型的所有发作都遵循这一季节性模式，没有在季节性模式之外出现过该类型的发作。

诊断标准 D—— 一生中季节性发作次数显著地超过了非季节性发作次数。该条目要求考虑这一标注诊断标准 A 和诊断标准 B 中确定为季节性的发作类型的终身模式。要符合诊断标准 D，季节性发作必须在次数上显著地超过了非季节性发作。对于所要求的季节性发作与非季节性的比例，DSM-5 没有提供具体的说明。

11.8.3 其他特定/未特定双相及相关障碍的评估（D.5—D.8）

如果存在双相及相关障碍的特征性症状，但不符合双相 I 型障碍、双相 II 型障碍、环性心境障碍或重性抑郁发作背景下伴混合特征标注的诊断标准，则应该考虑其他特定/未特定双相及相关障碍。定义其他特定/未特定双相及相关障碍的段落（DSM-5 中文版，第 142—143 页）在 SCID-5 中被转换为一组五项的评估。

双相及相关障碍的特征性症状。这一条目表明，存在一个时间段的明显心境高涨、欣快或易激惹症状，但它们又不符合任何一种特定双相及相关障碍（即双相 I 型障碍、双相 II 型障碍或环性心境障碍）或者伴混合特征的重性抑郁发作的诊断标准。注意，伴混合特征重性抑郁障碍的案例也足以被诊断为其他特定/未特定双相及相关障碍，因为这些案例具有双相及相关障碍的特征性症状，但它们不是 DSM-5 中其他特定/未特定双相及相关障碍实际定义的对象，所以，SCID 为了解决这个问题，将伴混合特征的重性抑郁发作（包括目前和既往）的案例排除在其他特定/未特定双相及相关障碍评估之外。我们相信这是 DSM-5 无意间的疏漏。

症状导致有临床意义的痛苦或功能损害。该条目明确了 DSM-5 所有的其他特定/未特定分类必须符合一个基本要求，即症状足够严重以致对调查对象的生活造成了不良影响。

并非由于一般躯体疾病所致或物质/药物所致。这一条目指导检查者去考虑并排除一般躯体疾病或物质/药物作为双相及相关症状病因的情况，若未排除这些病因，则应该诊断由于其他躯体疾病所致的双相及相关障碍或者物质/药物所致的双相及相关障碍。注意，DSM-5 对其他特定（及未特定）双相及相关障碍的描述并没有具体规定应排除一般躯体疾病或物质/药物的病因。SCID-5-RV 中增加了排除这些病因的规定，以确保由于一般躯体疾病所致的或物质/药物所致的阈下症状能被恰当地诊断。可跳至本书第 10 章“一般躯体疾病和物质/药物病因与原发障碍的鉴别”，参考有关如何使用这条诊断标准的综合讨论以及如何评估由于其他躯体疾病所致的双相及相关障碍或者物质/药物所致的双相及相关障碍的诊断标准。

标明症状表现的类型

这里包括了可以用其他特定分类来具体化的DSM-5症状的示例清单（补充了4个SCID特定示例）。SCID-5特定示例5针对的是躁狂样发作，完全达到症状阈值（即7个相关症状中至少有3个），持续时间不足1周（因此不符合躁狂发作的诊断标准），但导致了显著的功能损害（因此不符合轻躁狂发作的诊断标准）。对这些示例无法涵盖的特定双相表现，可使用“其他”的说法，在这种情况下，检查者应记录不符合某个“双相及相关障碍”诊断标准的特定原因。对没有足够信息进行更具体诊断的症状，应记录为未特定的类型。

11.8.4 重性抑郁障碍的评估（D.9—D.10）

至少1次重性抑郁发作。重性抑郁障碍诊断的最低要求是调查对象在一生中有1次重性抑郁发作。在DSM-5重性抑郁障碍标准集中没有单独的诊断标准来明确这一点。重性抑郁障碍的前三条诊断标准与重性抑郁发作的诊断标准A、B、C相同，因此在SCID-5中合并成了一个条目。

诊断标准 D——重性抑郁发作的出现不能用分裂情感性障碍或其他精神病性障碍来更好地解释。如果在C模块已经诊断了精神病性障碍，是否要给出重性抑郁障碍的共病诊断取决于是否出现过**除**分裂情感性障碍或其他精神病性障碍**之外**的重性抑郁发作。鉴于分裂情感性障碍的定义包含了重性抑郁发作的存在，在分裂情感性障碍诊断背景下出现的重性抑郁发作被认为可由分裂情感性障碍来“解释”，不应该再诊断重性抑郁障碍。但是，当“用……来更好地解释”的表述用于其他精神病性障碍时，例如，精神分裂症和妄想障碍，其说明并没有这么清楚。DSM-Ⅳ的这条诊断标准对分裂情感性障碍和其他精神病性障碍进行了不同的处理，如果重性抑郁发作是“叠加于精神分裂症、精神分裂样障碍、妄想障碍或未特定精神病性障碍之上”，则排除重性抑郁障碍的诊断。对此的解释是，如果重性抑郁发作出现于精神病性障碍的病程中，不能将它们计入重性抑郁障碍的诊断，需要诊断为未特定抑郁障碍中的叠加在精神病性障碍之上的抑郁发作的亚型。DSM-5以“用……来更好地解释”代替“叠加于”（并且DSM-5正文再没有其他说明），这就意味着在除分裂情感性障碍之外的精神病性障碍期间出现的重性抑郁发作，可计入重性抑郁障碍诊断，因此，可作出精神病性障碍和重性抑郁障碍的共病诊断。

诊断标准 E——从未有过躁狂或轻躁狂发作。如果任何时候有过躁狂发作或者轻躁狂发作，D模块的跳转模式就会阻止检查者来到D.9，尽管如此，为了保险起见还是保留了这一条目。

单次发作或反复发作。注意，如果要考虑重性抑郁障碍是反复的，检查者只需要确定抑郁症状至少2个月持续低于重性抑郁发作5项症状的阈值（即部分缓解）；也就是说，“反复发作”并不需要2个月的完全缓解期。

重性抑郁障碍的标注

伴季节性模式：这一标注的核心特征是重性抑郁发作的“规律性”季节模式，这意味着只有当调查对象最近2年内有过至少2次重性抑郁发作时才需要评估这一标注。参考本书第78—79页，“双相Ⅰ型障碍和双相Ⅱ型障碍的标注”中有关评估伴季节性模式标注的细节。

11.8.5 其他特定/未特定抑郁障碍的评估（D.11—D.14）

如果存在抑郁障碍的特征性症状，但不符合其他抑郁障碍或适应障碍的诊断标准，则应该考虑其他特定/未特定抑郁障碍。定义这一障碍的段落（DSM-5 中文版，第 176 页）在 SCID-5 中被转换为一组五项的评估。

抑郁障碍的特征性症状。这一条目表明，这一分类适合存在明显的抑郁心境或者丧失兴趣或愉悦感的时间段，但未能完全符合重性抑郁障碍、持续性抑郁障碍（在 A 模块中诊断）、经前期烦躁障碍（在 A 模块中诊断）、伴抑郁心境的适应障碍或伴混合性焦虑和抑郁心境的适应障碍（在 L 模块中诊断）诊断标准的情况。注意，DSM-5 错误地遗漏了排除伴抑郁心境的适应障碍或伴混合性焦虑和抑郁心境的适应障碍的条文，SCID-5 在此将其纳入回来。鉴于评估到这个条目时适应障碍尚未进行诊断，如果之后符合伴抑郁心境的适应障碍或伴混合性焦虑和抑郁心境的适应障碍的诊断标准，检查者可能需要回到这里修改这一评估。

症状导致有临床意义的痛苦或功能损害。该条目明确了 DSM-5 所有的其他特定/未特定分类必须符合一个基本要求，即症状足够严重以致对调查对象的生活造成了不良影响。

并非由于一般躯体疾病所致或物质/药物所致。这条诊断标准指导检查者去考虑并排除一般躯体疾病或物质/药物作为抑郁症状病因的情况，若未排除这些病因，则应该诊断由于其他躯体疾病所致的抑郁障碍或者物质/药物所致的抑郁障碍。注意，DSM-5 对其他特定（及未特定）抑郁障碍的描述并没有具体规定应排除一般躯体疾病或物质/药物的病因。SCID-5-RV 中增加了排除这些病因的规定，以确保由于一般躯体疾病所致的或物质/药物所致的阈下症状能被恰当地诊断。可跳至本用户指南第 10 章“一般躯体疾病和物质/药物病因与原发障碍的鉴别”，参考有关如何使用这条诊断标准的综合讨论以及如何评估由于其他躯体疾病所致的抑郁障碍或者物质/药物所致的抑郁障碍的诊断标准。

标明症状表现的类型

这里包括了可以用其他特定分类来具体化的 DSM-5 症状的示例清单（补充了 3 个增补的 SCID 特定示例）。对这些示例无法涵盖的特定抑郁表现，可使用“其他”的类型，在这种情况下，检查者应记录不符合某个“抑郁障碍”诊断标准的特定原因。对没有足够信息进行更具体诊断的症状，应记录为未特定的类型。

11.8.6 双相Ⅰ型障碍和双相Ⅱ型障碍时序的评估（D.15—D.18）

在做出双相Ⅰ型障碍或双相Ⅱ型障碍诊断之后，检查者被带到了时序部分。检查者首先要确定起病年龄，而后确定在最近 1 个月内是否符合躁狂发作、轻躁狂发作或重性抑郁发作的症状学诊断标准，在此情况下，双相障碍应被视为目前。注意，如果要考虑为目前，那么至少所要求的整个最短病程（即躁狂发作达到 1 周、轻躁狂发作达到 4 天、抑郁发作达到 2 周）应该在最近 4 周内出现。如果心境发作是目前的，那么检查者至 D.16 继续评估该发作的严重程度标注。

如果不符合目前心境发作的诊断标准，那么检查者根据指示要标明调查对象从最后有持续性欣快、易激惹或抑郁心境至今的时间长短（以月数表示）。(检查者无须花更多的精力去确定从完全符合心境发作的诊断标准至今有多长时间。）接着是评估缓解类型（即部分缓解或完全缓解)。只有在最近一次发作类型的一些阈下症状还持续存在或完全没有症状的时间不足 2 个月的情况下才标明为部分缓解。完全缓解要求至少 2 个月没有症状。

双相Ⅰ型障碍和双相Ⅱ型障碍的标注

目前躁狂发作严重程度的标注： SCID-5 的严重程度标注与英文版 DSM-5 中的不同。在 DSM-5 英文版中，错误地将重性抑郁障碍的严重程度标注用于躁狂发作。DSM-5 中文版和 SCID-5-RV 对此已经做了纠正，躁狂发作的严重程度标注参考了 DSM-Ⅳ中的相应诊断标准（DSM-Ⅳ英文增补版,第 414 页)。

伴精神病性特征： 如果在目前躁狂发作期间的任何时间出现过妄想或幻觉，该标注就适用，并应该进行记录。在这种情况下，要求检查者根据妄想或幻觉的主题进一步明确它们是心境协调的或心境不协调的。注意,只有在**所有**妄想或幻觉的主题类型均与心境协调的情况下才给予心境协调的标注。如果主题类型是混合的（心境协调的和心境不协调的都有)，则使用心境不协调的标注。

伴惊恐发作： 最后的标注标明共病惊恐发作的存在。如果有过惊恐发作的病史（F.1—F.2)；不符合惊恐障碍的诊断标准（F.3—F.7)；惊恐发作出现在目前躁狂发作、轻躁狂发作或重性抑郁发作的背景下(F.8)；以及最近的 1 个月内至少有过 1 次惊恐发作；那么应该考虑该标注。注意，SCID-5 增加了 1 个月的时间范围，以使本标注有可操作性；DSM-5 中没有对时间范围或频率的要求。对这一标注的编码可能需要等到 F 模块评估惊恐障碍之后。

11.8.7 重性抑郁障碍时序的评估（D.18—D.19)

在作出重性抑郁障碍诊断之后，检查者被带到了时序部分。检查者第一步要确定首次重性抑郁发作的发病年龄；第二步是确定在最近 1 个月内是否符合重性抑郁发作的症状学诊断标准，在此情况下，重性抑郁障碍应视为目前。注意，对于病程不足 1 个月的重性抑郁障碍，如果全部症候群持续至目前这个月时，则考虑为目前。为此，重性抑郁发作如果开始于 5 周之前，即便在 2 周后就部分缓解了，仍应视为目前。如果发作是目前，那么评估为“3”，然后检查者跳至 D.19 页（**D74**)，继续评估该目前发作的严重程度标注。

如果发作不是目前（目前不符合重性抑郁发作的诊断标准)，检查者应评估为“1”，接着评估 D72，根据指示要标明调查对象从最后有持续性抑郁心境至今的时间长短（以月数表示)。(检查者无须花更多的精力去确定从完全符合心境发作的诊断标准至今有多长时间。）接着是评估缓解类型（即部分缓解或完全缓解)。只在最近一次重性抑郁发作的一些阈下症状还持续存在或完全没有症状的时间不足 2 个月的情况下才标明为部分缓解。完全缓解要求至少 2 个月没有症状。

重性抑郁障碍的标注

目前重性抑郁发作严重程度的标注： 这些严重程度的标注需要考虑症状的数目、它们的可控性以及症状对调查对象功能的影响。重度重性抑郁发作的特征是症状超过了 9 项症状中有 5 项的阈值；症状引起痛苦并且不可控制，而且它们明显妨碍了调查对象的功能。

伴精神病性特征： 如果在目前重性抑郁发作期间的任何时间出现过妄想或幻觉，应该给予这个标注。要求检查者根据妄想或幻觉的主题进一步明确它们是心境协调的或心境不协调的。注意，只有在**所有**妄想或幻觉的主题类型均与心境协调的情况下才给予心境协调的标注。如果主题类型是混合的(心境协调的和心境不协调的都有)，则使用心境不协调的标注。

伴惊恐发作： 最后的标注标明共病惊恐发作的存在。如果有过惊恐发作的病史 (F.1—F.2)；不符合惊恐障碍的诊断标准 (F.3—F.6)；惊恐发作出现在目前重性抑郁发作的背景下(F.8)；以及最近的 1 个月内至少有过 1 次惊恐发作；那么应该考虑标注。注意，SCID-5 增加了 1 个月的时间范围，以使本标注有可操作性；DSM-5 中没有对时间范围或频率的要求。对这一标注的编码可能需要等到 F 模块评估惊恐障碍之后。

11.9 E 模块：物质使用障碍

本模块包含物质使用障碍的评估，涉及由于调查对象的物质使用模式所导致的问题。SCID-5 将酒精使用障碍与其他物质使用障碍的评估分开了，因为酒精是合法的，酒精的使用比其他物质更加普遍，而且多数使用者没有相关的问题。与物质/药物对中枢神经系统直接作用相关的精神病症状（例如，精神病、抑郁、焦虑）被诊断为物质/药物所致的精神障碍，这些诊断根据症状表现的类型放在 SCID-5 各模块中（即 A 模块中的物质/药物所致的抑郁障碍和物质/药物所致的双相及相关障碍，C 模块中的物质/药物所致的精神病性障碍，F 模块中的物质/药物所致的焦虑障碍，G 模块中的物质/药物所致的强迫及相关障碍,以及 H 模块中的物质/药物所致的睡眠障碍)。

因为“在 12 个月的时期内”至少存在 2 个条目才符合该障碍诊断标准的要求，所以 E 模块首先评估最近 12 个月内的酒精使用障碍。在最近 1 年内不符合酒精使用障碍的诊断标准或者在最近 1 年内符合酒精使用障碍的诊断标准且有需要时，才评估最近 12 个月之前发生的酒精使用障碍。

11.9.1 最近 12 个月酒精使用障碍的评估（E.1—E.4)

因为概述最后一部分的重点放在目前及既往酒精及其他毒品或药物使用,所以,在开始酒精使用障碍这一部分时，检查者应该已经对调查对象的目前及既往酒精使用史有的了解。在概述“终身酒精使用史”部分包括了 6 组目前和终身饮酒习惯的问题（访谈手册第 20 页，记录单第 9 页）——即:

(1)“在你一生的任何时候，你是否喝过酒?”

(2)“你通常喝多少酒?”

(3)“在你一生中，你什么时候喝得最多?”“在那段时间：你喝什么酒，啤酒、红酒、白酒或其他酒？你一次会喝多少？你多久这样喝一次?”

(4)“在你一生的任何时候，是否有一段时间喝酒给你带来了麻烦? ”(*若是*:“跟我讲一讲。”)

(5)“在你一生的任何时候，是否有一段时间别人反对你喝酒?”(*若是*:“跟我讲一讲。”)

(6)“在最近 3 个月内，你是否喝过酒?”(*若是*:“在最近 3 个月内有多少天喝过酒?”“在这些天里，喝什么酒，每天喝多少?”“你通常是独自喝还是有别人在场时喝?”*若有别人在场*:“通常有谁在场?”)

以对概述中这些问题的回答作为背景，检查者在开始最近 12 个月酒精使用障碍评估时，需确定是否因为没有任何证据显示在最近 12 个月内有酒精使用障碍的可能性而完全跳过这一部分的评估。首先，如果调查对象对在其一生中使用过任何酒精的否认令人信服，那么检查者应跳至 E.11 评估非酒精物质使用障碍。如果调查对象承认曾经喝过酒，检查者跟进询问以确定调查对象在最近 12 个月内的酒精使用是否超过了最低阈值（即在最近 12 个月内，饮酒至少有 6 次)，如果低于该阈值，则不可能存在酒精使用障碍。注意，这个问题不是询问在最近 1 年内喝酒的杯数，而是询问调查对象喝酒的<u>次数</u>(即“喝酒活动”)。在喝得少的情况下，一次喝酒活动可能只喝了 1 杯酒（例如，在吃饭的时候或者与朋友在酒吧的时候喝了 1 杯红酒)，但在极端的情况下，喝酒活动可能是在大学兄弟会上整晚狂饮时喝了许多杯酒。如果调查对象对使用酒精次数低于 1 年 6 次这一阈值的报告令人信服，那么，检查者可以跳至 E.6 最近 12 个月之前酒精使用障碍。标准的 SCID-5 跳转规则在这里尤其适合，即：**如有疑问，不要跳转**！

酒精（及其他物质）使用障碍的特征是有问题的酒精或物质使用模式，正如在12个月的时间段内出现的下列 11 个诊断标准的至少 2 项症状所表现出的那样，这种模式导致了具有临床意义的损害或痛苦。在 DSM-Ⅳ中，很多括号里的例子同条目放在一起，它们也被纳入到 SCID-5-RV 中，以帮助检查者作出可靠的评估。

诊断标准 A(1)——比意图的量更大/时间更长。该条目旨在获得关于调查对象限制自己饮酒的失败尝试的信息（例如，“我只会喝几杯啤酒，然后就回家”；“我只会在酒吧待半小时”）。注意，打破这些自我设定限制的情况（例如，调查对象最终喝了几箱 6 瓶装的啤酒；或者在酒吧里待了几个小时）必须**经常**出现才能编码为“3”。该条目的评估本身存在一些矛盾的地方 [诊断标准 A(2) 也是一样]；运用这一诊断标准时，调查对象必须对存在的饮酒问题有足够的自知力（或者，想避免发展成饮酒问题），想控制自己的饮酒。因此，如果有人存在严重酗酒模式，但否认有任何控制或减少饮酒的需要或愿望，那么就不可能将诊断标准 A(1) 评估为“3”。

诊断标准 A(2)——有减少或控制酒精使用的持久欲望或失败努力。在以下两种情况下，该条目被评估为“3”。第一种情况是，如果调查对象可能因为意识到在某种程度上自己的饮酒行为是有问题的，所以有持久的想要停止、减少或控制自己饮酒的欲望，则该条目评估为“3”。虽然 DSM-5 将“持久”的定义留给临床判断，但是，如果在至少 1 个月的大部分时间里，调查对象有减少或控制饮酒的欲望，这就可以视为“持久”的最短时间。第二种情况是，如果调查对象没有减少或控制饮酒的持久欲望，但还是做了减少或控制饮酒的失败尝试（例如，作为对家人反复要求的反应），那么也适合评估为“3”。注意，控制或减少酒精使用必须持续一个相当长的时间（例如，几个月或几年），才能认为减少或控制饮酒的努力是“成功的”（评估为“1”）。

诊断标准 A(3)——大量的时间花在酒精使用上。该条目由三部分组成，涉及饮酒成为调查对象生活重心的各个方面：获得酒精所花的时间，饮酒和醉酒所花的时间，从酒精的作用中恢复所花的时间。不同的人对什么是“大量的时间”可能会有不同的看法。对有些研究来说，区分阈值上下的调查对象十分关键，建议事先规定该课题的具体时间范围（例如，每天至少 4 小时，大多数日子如此）。对于该诊断标准，每周有 2 个晚上喝酒不算“大量的时间”，至多评估为“2”；而每周大多数晚上喝酒并且第二天有宿醉，就应该评估为“3”。

诊断标准 A(4)——渴求。如果当不饮酒时，存在对酒精使用的强烈冲动或欲望，则符合该诊断标准。渴求的强度阈值应该是渴求给调查对象造成了不良的影响。举例来说，饮酒的渴望是如此强烈，以致调查对象难以考虑其他事情，或者导致明显的不适或大大削弱了调查对象减少喝酒或戒酒的决心。对有些调查对象而言，饮酒的冲动是与特定线索相关的，举例来说，去酒吧或者在街上碰到饮酒的朋友。为了探索这种可能性，跟进问题会询问渴求是否与特定情境相关。

诊断标准 A(5)——反复不能履行在工作、学习或家庭中的义务。将该条目评为“3”需要有特定的证据，即酒精使用的影响（即中毒、戒断、宿醉）导致调查对象至少 2 次无法履行其主要角色义务。

以下所附的例子说明了可能会受到影响的一系列活动类型：多次旷工或工作表现差，缺勤、休学或被开除，忽视孩子或家庭责任。只是在工作中、在学校里或者在照顾孩子时上头，而相应功能没有明显的损害，不足以证明该项可评估为“3”；必须有证据表明，酒精的影响对这些领域之一功能的干扰是显著且反复的。

诊断标准 A(6)——尽管酒精使用导致了反复出现的人际问题，仍继续喝酒。与诊断标准 A(5)类似，诊断标准 A(6) 反映了饮酒的后果所导致的社会或人际问题，举例来说，因为醉酒期间的争吵或者肢体冲突导致婚姻关系紧张。与诊断标准 A(5) 不同，诊断标准 A(6) 评估为“3”的要求是，尽管出现这些问题，调查对象仍然继续使用酒精。当人际冲突可能是潜在的关系问题所导致，而非调查对象的酒精使用所导致时，诊断标准 A(6) 可能就难以评估了。举例来说，配偶主张滴酒不沾且调查对象因为其他事情与之有反复出现的婚姻关系紧张，两人就偶尔的非问题性饮酒而争吵,这类喝酒应评估为“1”。

诊断标准 A(7)——放弃工作、学习或家庭的重要活动，将时间花在喝酒上。酒精使用符合该条目的调查对象原型是“街头的酒鬼”，他们的基本上放弃了与喝酒无关的一切活动。不过，诊断标准 A(7)也适合以下情况。举例来说，一名业余运动员因为喝酒而停止体育运动，或者，一个人为了在家喝酒而不去见她所有的朋友。

诊断标准 A(8)——在对身体有危险的情境中反复使用。评估这个条目的常见错误是过度的纳入，认为在需要警觉的情况下，任何程度的酒精使用都符合这一诊断标准。只有在酒精使用导致的协调性或认知损伤足以导致身体有危险的情况下（例如，在醉酒时驾驶或狩猎），该条目才能评估为“3”。为了有助于正确地询问，第一个问题简单地确定，调查对象在进行需要协调性和专注力的活动之前是否喝过酒。如果调查对象承认有过这种酒精使用，那么，跟进的问题就是确定调查对象的损害实际上已经达到一定程度，即因为酒精所致的协调性或专注力受损而有人可能受到伤害。当评估调查对象回答的诊断意义时，必须加以临床判断，要权衡个体酒精耐受的差异以及调查对象弱化酒精对他们协调性和认知影响的倾向性。如果调查对象承认在短时间内喝了大量的酒，然而否认这对自己的功能有任何影响，根据饮酒的量和个体的耐受水平，检查者可以推翻调查对象的否定回答，认为调查对象实际上已有功能受损。

醉酒后穿过一个危险的街区走回家，或者，在醉酒后与并不熟悉的人发生无保护的性行为，这些无疑都是危险的，但二者均不足以证明可以将该条目评估为“3”。该条目旨在评估，因为饮酒造成的协调性或认知的损害将患者或他人置于即刻危险中的行为。

诊断标准 A(9)——尽管知道酒精引起或加重了躯体或心理的问题，仍然继续使用酒精。与诊断标准 A(6) 类似，该条目旨在了解强迫性的酒精使用模式，而不单单涉及饮酒所致的躯体或心理的不良后果。因此，如果要将该条目评估为“3”，调查对象首先必须承认知晓自己遭受的躯体或心理问题是饮酒所致的，并且，尽管知晓了这些，仍然继续饮酒。躯体问题的例子包括过度饮酒所致的肝硬化或食道出血；心理问题的例子有酗酒发作第二天的“黑矇”(对中毒期间发生的事情无法回忆)、酒精所致的抑郁或者酗酒发作第二天的反跳性焦虑。最常见的酒精所致的有害躯体后果是宿醉。当宿醉严重且频繁但调查对象仍然继续经常喝酒时，该条目足以评估为“3”。

诊断标准 A(10)——耐受。耐受是指个体需要喝更多的酒，才能达到与刚开始喝酒时同样的效果。虽然诊断标准 A(10) 要求，需要有“明显增加量”，究竟需要增加多少还需临床判断。在 DSM-Ⅲ-R 版中，耐受的诊断标准明确指出要增加至少 50%，但 DSM-Ⅳ舍弃了这一要求，因为它让人觉得是伪精确。任何一个经常喝酒的成年人，比他们作为正常青少年尝试喝酒的时候，耐受或多或少都会有所增加。该条目旨在找出那些耐受显著增加的个体 (例如，“我以前喝 3 杯啤酒就醉了，现在我喝 12 瓶也不会醉”)。

诊断标准 A(11)——戒断。在停止或**减少**饮酒不久之后，出现特征性的酒精戒断综合征，表明了戒断的存在。在一些情况下，个体从不会允许戒断综合征的发生，正如这一诊断标准 (b) 部分所提到的，当个体预期戒断症状要出现的时候，会开始饮酒或者使用镇静剂。因为这一缘故，如果调查对象否认有过戒断症状，检查者应询问，调查对象是否在一天刚开始就喝酒或者服用其他药物，以避免戒断所致的不适。需要注意，对于 A(11) 的 (a) 部分[依据 DSM-5 酒精戒断的诊断标准 B (DSM-5 中文版，第 491 页) 改写而成]，在停止 (或减少) 酒精使用后的数小时到数天内，必须出现至少 2 项症状。2 项 (或以上) 症状不需要同时出现。正如酒精戒断诊断标准所提到的，根据症状、典型的饮酒量以及个体差异，戒断症状的病程各不相同。

符合酒精使用障碍的诊断标准 A。在最近 12 个月内存在诊断标准 A(1)—A(11) 中至少 2 项症状，则足以符合最近 12 个月酒精使用障碍的诊断标准。如果符合最低阈值，还要根据在最近 12 个月内出现的条目数标明严重程度的标注 (轻度、中度和重度)。然后，继续“最近 12 个月酒精使用障碍时序”部分。

11.9.2 最近 12 个月酒精使用障碍时序的评估 (E.5)

这个 SCID 的时序部分允许检查者在总评分表中标明该障碍是否在最近 12 个月符合诊断标准。SCID-5 要求的最近 12 个月的时间段反映了诊断标准适用的时间范围。对于物质使用障碍，DSM-5 诊断标准要求在相同的 12 个月时间段中出现至少 2 项症状。如果 SCID-5 对最近 12 个月物质使用障碍使用如此宽泛的时间范围，那么，举例来说，会允许将“最近 12 个月”应用于一个在 11 个月前出现 2 项症状而在随后的 11 个月中保持戒断的调查对象。如果调查对象已经戒断 3 个月，DSM-5 认为是早期缓解，为此，根据 DSM-5，这个假设的有最近 12 个月酒精使用障碍的调查对象实际上处于早期缓解中。鉴于这个原因，SCID 采用 **3 个月**作为早期缓解的时间范围，反映了 DSM-5 早期缓解定义所要求的 3 个月间期。因此，如果调查对象在最近 1 年内完全符合酒精使用障碍的诊断标准，而且在最近 3 个月内存在任何酒精使用障碍的症状 (渴求除外)，则被视为最近 12 个月酒精使用障碍，早期缓解。

注意，对最近 12 个月的时间范围和缓解标注而言，渴求这一条目均在考虑之外 (即存在渴求既不能算作是被视为最近 12 个月酒精使用障碍的要求，也不能算作调查对象是否符合早期缓解标注的依据)。这是因为渴求是酒精使用障碍中不要求调查对象正在主动饮酒的唯一条目。事实上，渴求可以在戒断之后持续多年，尤其是使调查对象回忆起以往饮酒日子的环境线索会触发渴求。因为这个原因，当涉及判断缓解状态时，渴求的存在并不像其他诊断标准条目一样具有症状学相关性。

如果在最近 3 个月内不存在任何酒精使用障碍的症状，检查者接下来需要首先标明自从调查对象最后有过任何酒精使用障碍的症状（渴求除外）至今有几个月了。如果调查对象目前处于被控制的环境中，那么检查者应该标明适用“处于受限的环境中”这一标注，因为早期缓解时间段的意义可能因为个体在此期间获得酒精的途径受限这一事实而有局限性。最后，如果酒精使用障碍诊断标准的任何症状（渴求除外）至少在最近 3 个月内都没有出现，但尚不足 12 个月，则标明处于早期缓解。这里没有把“持续缓解”的标注列为可选项，因为该标注要求至少在最近 12 个月内不符合酒精使用障碍的任何诊断标准（渴求除外），而该时序部分是用于最近 12 个月内存在的酒精使用障碍的诊断。

条目 E19 的问题“第一次在 12 个月时期内至少有 2 项与喝酒相关的上述 11 项表现时，你年龄多大？”不同于英文版的问题“你第一次有（编码为‘3’的酒精使用障碍症状）时年龄多大？”。不使用英文版问题的原因是因为有两种情况会导致最近 12 个月编码为“3”的症状出现的年龄不能代表调查对象起病的年龄：第一，调查对象在最近 12 个月之前就符合酒精使用障碍的诊断标准，但当时存在的症状与最近 12 个月的症状不同；第二，调查对象长期有且仅有 1 项症状，多年之后才符合酒精使用障碍的诊断标准（即在 12 个月的时期内出现至少 2 项症状）。若要获得准确的起病年龄，检查者可能需要更仔细地询问和评估 11 项症状的出现和存在的时间。

如果调查对象喝过酒且不符合最近 12 个月酒精使用障碍的诊断标准，检查者接下来评估最近 12 个月之前酒精使用障碍的病史。如果调查对象符合最近 12 个月酒精使用障碍的诊断标准，对于有兴趣评估最近 12 个月之前酒精使用障碍严重程度的检查者，可以在 E.5 页底部将 E20 评估为“3”，按照其下方的指导语，继续最近 12 个月之前酒精使用障碍的评估（接下来的一节讨论最近 12 个月之前酒精使用障碍的评估）。否则，将 E20 评估为“1”，检查者继续评估 E.11 上的最近 12 个月非酒精物质使用障碍。对大多数研究而言，知道符合酒精使用障碍的诊断标准及该障碍发病年龄就足够了。然而，跳过终身酒精使用障碍的评估有个不利之处，就是检查者到目前为止没有机会判断最近 12 个月**之前**酒精使用障碍的严重程度。因为酒精使用障碍的病程在调查对象一生中起伏不定，所以最近 12 个月之前的症状可能比最近 12 个月内的症状要严重得多。

11.9.3 最近 12 个月之前酒精使用障碍的评估（E.6—E.9）

如果调查对象喝过酒但不符合最近 12 个月酒精使用障碍的诊断标准，或者尽管调查对象符合最近 12 个月酒精使用障碍的诊断标准，检查者仍选择评估最近 12 个月之前酒精使用情况，检查者接下来要评估最近 12 个月之前酒精使用障碍的病史。首先检查者应该根据条目 E21 核实，确定调查对象酒精使用是否低于“最近 12 个月之前酒精使用障碍”使用的阈值——即“除最近 1 年以外，在你一生的任何时候，你是否在 12 个月的时期内喝酒至少有 6 次”。若是，那么继续酒精使用障碍问题的评估，选定在最近 12 个月之前的一个喝酒最多或喝酒导致问题最多的 12 个月时间段。若否，检查者可以跳至其他物质使用障碍的评估。

要评估终身酒精使用（即最近 12 个月之前），检查者必须先选定一个 12 个月的时间范围，用于酒精使用障碍 11 个诊断标准 A 条目群的评估（类似于确定既往重性抑郁发作条目群时需要的 2 周时间范围）。时间范围选择的目标是最大化符合酒精使用障碍诊断标准的可能性，应根据个体一生中饮酒最多和导致问题最多的时候选择，检查者应该根据对概述“终身酒精使用史”部分所包括的 6 组最近 1 年和终身饮酒习惯的问题（访谈手册第 20 页，记录单第 9 页）的回答已经对此有所了解。11 项症状的每一项都应该是在选定的 12 个月时间范围内做评估，确定它们是否在选定的时期内符合诊断标准。

11.9.4 最近 12 个月之前酒精使用障碍时序的评估（E.10）

这部分用于评估最近 12 个月之前酒精使用障碍的缓解标注和发病年龄。检查者先要标明调查对象是否处于受限的环境中（即目前个体处于获得酒精受限的环境中），以及最近 12 个月的缓解状态。鉴于这节评估最近 12 个月之前出现的酒精使用障碍，所以根据早期缓解标注指的是缓解时间段持续了 3 至 12 个月之间的定义，早期缓解标注不适用。如果个体已经缓解了 12 个月或更久（即除渴求以外的其他酒精使用障碍的诊断标准均不符合），那么持续缓解的标注适用。注意，有最近 12 个月之前酒精使用障碍的个体，在最近 12 个月内只有 1 个符合酒精使用障碍诊断标准的酒精使用症状（除渴求之外），此时，条目 E38 应评估为“0”（即未缓解）；在 DSM-Ⅳ中，这样的个体会被视为“持续部分缓解”。

条目 E39 的问题“第一次在 12 个月时期内至少有 2 项与喝酒相关的上述 11 项表现时，你年龄多大?”不同于英文版的问题“你第一次有（编码为‘3’的酒精使用障碍症状）时年龄多大？”。不使用英文版问题的原因是因为有两种情况会导致一年之前最严重酒精使用的 12 个月中编码为“3”的症状出现的年龄不能代表调查对象起病的年龄：第一，调查对象在最严重酒精使用的 12 个月之前就符合酒精使用障碍的诊断标准，但当时存在的症状与最严重酒精使用的 12 个月的症状不同；第二，调查对象长期有且仅有 1 项症状，多年之后才符合酒精使用障碍的诊断标准（即在 12 个月的时期内出现至少 2 项症状）。若要获得准确的起病年龄，检查者可能需要更仔细地询问和评估 11 项症状的出现和存在的时间。

11.9.5 最近 12 个月非酒精物质使用障碍的评估（E.11—E.18）

在 DSM-5 和 SCID-5 中，物质分类已经被重新排列。可卡因不再作为单独的物质分类（它被放在兴奋剂一组中），SCID-5 将致幻剂和苯环利定分别归于 2 个单独的物质类别（尽管 DSM-5 把它们合并归入致幻剂相关障碍）。此外，在 DSM-Ⅳ的 SCID 中，吸入剂归入“其他”物质类别，而现今在 SCID-5 中它从其他类中分了出来，单独组成一类。DSM-5 取消了“多种物质依赖”，这一分类在 SCID-5 中也取消了。鉴于 DSM-5 中物质使用障碍的诊断阈值降低，许多在 DSM-Ⅳ中会被诊断为多种物质依赖的案例（即无分别地使用多个物质类别，每一类的使用均在 DSM-Ⅳ物质依赖诊断标准的阈值下水平）至少在有些无差别使用的物质类别中会符合物质使用障碍的诊断。

SCID-5 这部分开始是确定最近 12 个月内 8 个物质类别每一类的使用史是否在需要评估所需的最低水平之上。首先，回顾“概述”中“终身非酒精物质使用史”部分（访谈手册第 21—22 页，记录单第 10—11 页），重点关注右侧一栏，它包含了对最近 12 个月内使用的评估。然后，检查者将 R193，R197，…，R221 结果转抄至记录单第 27 页 E42，E43，…，E49（参考示例 11-4），对最近 1 年评估为“3”的每一类物质转抄为“3”，而对最近 1 年评估为“1”的每一类物质转抄为“1”。

在示例 11-4 中，如果调查对象承认在最近 1 年内每月会有几次非法购买和使用阿普唑仑，但否认使用其他物质，那么在记录单第 10 页概述终身物质使用表中镇静剂、催眠药或抗焦虑药一行的右侧一列（最近 1 年）评估为“3”，而其他物质类别则评估为“1”。

示例 11-4　终身非酒精物质使用史示例

若调查对象在评估中断然否认一生中使用过毒品或精神活性物质，跳至扫描模块。否则继续物质评估。	**名称和使用情况**：对每个类别的每种毒品或药物，请根据下页大方框中的问题标明名称并描述使用情况。	**终身**：若在任何 1 年（除了最近 1 年）内使用了毒品 6 次以上，或者可能存在处方药或非处方药的滥用，圈“3”，否则圈“1”。	**最近 1 年**：若在最近 1 年内使用了毒品 6 次以上，或者可能存在处方药或非处方药的滥用，圈“3”，否则圈“1”。	
[镇静剂、催眠药或抗焦虑药] **你是否曾经服用过让你镇静、帮你放松或助你睡眠的药物？**（例如，安定、阿普唑仑、劳拉西泮、氯硝西泮、唑吡坦、扎莱普隆或佐匹克隆之类的药物？）	名称：阿普唑仑 使用情况：最近 12 个月口服，每周 1 次，每次 10 片	①　3	1　③	R191—R193 R194
[大麻] **你是否曾经使用过大麻** [例如，“罐子”(pot)、“青草”(grass)、“大麻”(weed)]，**哈希什** [“印度大麻”(hash)]，**四氢大麻酚，K2 或“香料”**(spice)?	名称：______ 使用情况：______	①　3	①　3	R195—R197 R198

相应地，检查者在记录单第 27 页物质使用指示栏中镇静剂一行转抄为“3”，而其他物质类别则转抄为“1”（参考示例 11-5）。

示例 11-5　最近 12 个月非酒精物质使用障碍问题示例

3 E42 [R193]	1 E43 [R197]	1 E44 [R201]	1 E45 [R205]	1 E46 [R209]	1 E47 [R213]	1 E48 [R217]	1 E49 [R221]
镇静剂/催眠药/抗焦虑药	大麻	兴奋剂	阿片类物质	苯环利定	其他致幻剂	吸入剂	其他/未知物质

一般情况下需针对所有编码为“3”的物质类别询问下列 11 个物质使用障碍症状，但是若检查者根据研究需要而决定仅对某种感兴趣的、使用最多的或造成最大问题的物质类别进行询问，可以忽略其他编码为“3”的物质类别。

[注：SCID-5-RV 的中文版和英文版在评估最近 12 个月非酒精物质使用障碍症状标准的过程有所不同。英文版有 3 个不同的询问方案以确定使用过的物质是否符合物质使用障碍的诊断标准：①依次评

估单个最有问题的物质，直至作出某类物质使用障碍诊断之后跳走；②评估 3 类最有问题的物质，同时或依次评估，完成这 3 类物质的评估后即跳走；③同时或依次评估所有筛查阳性的物质。在依次评估的情况下，检查者需要针对每个询问的物质类别从头到尾反复询问 11 个诊断标准的问题，这样比较耗费时间；此外，多种物质同时滥用的情况在中国极少见，所以英文版的方案不是很适合国内情况。为有效快速地评估该模块，我们在中文版做了修改，修改后对所有使用过的物质只需同时询问 11 个诊断标准一遍。偶然情况下，检查者也可以根据研究所需而只评估他所关注的某类特定的物质。]

在确定需要评估的物质类别之后，在记录单第 27—28 页最近 12 个月非酒精物质使用障碍评估部分的该物质类别的名称上画圈，这样帮助检查者对正在评估的物质类别一目了然。

诊断标准 A(1)——比意图的量更大/时间更长。该条目旨在获得关于调查对象限制自己物质使用的失败尝试的信息（例如，"我今晚只吸几口"）。注意，打破这些自我设定限制的情况（例如，调查对象最后抽了整整一支）必须**经常**出现才能编码为 "3"。该条目的评估本身存在一些矛盾的地方［诊断标准 A(2) 也是一样］；运用这一诊断标准时，调查对象必须对存在的物质使用问题有足够的自知力（或者，想避免发展成物质使用问题），因而想控制自己的物质使用。因此，如果有人存在非常严重的物质使用模式，但否认任何控制或减少使用的需要，那么，诊断标准 A(1) 和诊断标准 A(2) 对他就不适用。举例来说，大麻的重度使用者可能不会试图减少或控制他们的物质使用，因为他们认为大麻是无害的。

诊断标准 A(2)——有减少或控制物质使用的持久欲望或失败努力。在以下两种情况下，该条目被评估为 "3"。第一种情况是，如果调查对象可能因为意识到自己的物质使用行为在某种程度上是有问题的，所以有持久地想要停止、减少或控制自己物质使用的欲望，则该条目评估为 "3"。虽然 DSM-5 将 "持久" 的定义留给临床判断，但是，如果在至少 1 个月的大部分时间里，调查对象有减少或控制物质使用的欲望，就可以视为 "持久" 的最短时间。第二种情况是，如果调查对象没有减少或控制物质使用的持久欲望，但还是做了减少或控制物质使用的失败尝试（例如，作为对家人反复要求的反应），那么也可以评估为 "3"。注意，控制或减少物质使用必须持续一个相当长的时间（例如，几个月或几年），才能认为减少或控制物质使用的努力是 "成功的"，就有足够理由将该条目评估为 "1"。

诊断标准 A(3)——大量的时间花在物质使用上。该条目涉及物质使用成为调查对象生活重心的各个方面。因为开销、可获得性、合法性和特定物质的典型使用方式的不同，所以这个症状在不同物质之间的差异也特别大。举例来说，阿片类物质价格高，每天都需要且相对难以获得，所以更可能让个体完全沉溺其中，获取这类物质成为每日的生活目标。与之相反，如果是吸入剂，该条目就不太适用，因为吸入剂价格低廉，商店里随手可得，并且其典型的使用模式是间歇性使用。

不同的人对什么是 "大量的时间" 可能会有不同的看法。对有些研究来说，区分阈值上下周围的调查对象十分关键，建议事先规定该课题的具体时间范围（例如，每天至少 4 小时，大多数日子如此）。对于该诊断标准，每周有 2 个晚上吸食大麻不算 "大量的时间"，至多评估为 "2"；而每天都 "嗨" 肯定可评估为 "3"。

诊断标准 A(4)——渴求。诊断标准 A(4) 评估当没有物质使用时，对使用物质的强烈冲动或欲望。渴求的强度阈值应该是渴求给个体造成了不良的影响。举例来说，使用物质的渴望是如此强烈，以致调查对象难以考虑其他事情，或者导致明显的不适或大大削弱了调查对象减量或停止使用物质的决心。对有些调查对象而言，使用物质的冲动是与特定线索相关的，例如，看见吸毒用具或在街上碰到一起使用物质的朋友。为了探索渴求的这些典型触发因素，跟进问题会询问渴求是否与特定情境相关

诊断标准 A(5)——不能履行在工作、学习或家庭中的义务。将该条目评为“3”需要有特定的证据，即物质使用的影响（即中毒、戒断、宿醉）导致调查对象至少 2 次无法履行其主要角色义务。以下所附的例子说明了可能会受到影响的一系列活动类型：多次旷工或工作表现差；缺勤，休学或被开除；忽视孩子或家庭责任。只是在工作中、在学校里或是在照顾孩子时上头，而相应功能没有明显的损害，不足以证明可评估为“3”；必须有证据表明，物质的影响对这些领域之一功能的干扰是显著且反复的。

诊断标准 A(6)——尽管物质使用导致了反复出现的人际问题，仍继续使用。与诊断标准 A(5) 类似，诊断标准 A(6) 反映了物质使用的后果所导致的社交或人际问题，举例来说，因为中毒期间的争吵或者肢体冲突导致婚姻关系紧张。与诊断标准 A(5) 不同，诊断标准 A(6) 评估为“3”的要求是，尽管出现这些问题，调查对象仍继续使用物质。当人际冲突可能是潜在的关系问题所导致，而非调查对象的物质使用所导致时，诊断标准 A(6) 可能就难以评估了。配偶主张滴毒不沾且调查对象因为其他事情与之有反复出现的婚姻关系紧张，两人就偶尔的非问题性物质使用而争吵，这类物质使用应评估为“1”。

诊断标准 A(7)——放弃工作、学校或家庭的重要活动，将时间花在物质使用上。物质使用符合该诊断标准的调查对象原型是海洛因成瘾者，他们基本上放弃了与获得和使用海洛因无关的一切活动。不过，诊断标准 A(7) 也适合以下情况，例如，一名业余运动员因为物质使用而停止体育运动，或者，一个人为了在家上头而不去见她所有的朋友。

诊断标准 A(8)——在对身体有危险的情境中反复使用。评估这一条目的常见错误是过度的纳入，认为在需要警觉的情况下，任何程度的物质使用都符合这一诊断标准。只有在物质使用导致的协调性或认知损伤足以导致身体有危险的情况下（例如，在物质上头时驾驶或狩猎），该条目才能评估为“3”为了有助于恰当的询问，第一个问题简单地确定，调查对象在进行需要协调性和专注力的活动之前是否使用过物质。如果调查对象承认有过这种使用，那么，跟进的问题就是确定调查对象的损害实际上已经达到一定程度，即因为物质使用所致的协调性或专注力受损而有人可能受到伤害。

当推断与物质使用相关的功能受损的可能水平时，重要的是考虑所使用物质的种类和用量，判断是双向的。举例来说，如果有人说，在用了一条可卡因之后，自己还能娴熟地驾驶，姑且可以相信。另一方面，尽管有人承认使用了大剂量的致幻剂，并坚称自己功能没有受损,检查者也可能要选择将该条目评估为“3”。

吸食大麻后穿过一个危险的街区走回家，或者，在中毒时，与并不熟悉的人发生无保护的性行为，这些无疑都是危险的，但二者均不足以证明可以该条目评估为“3”。该条目旨在评估,因为物质造成的协调性或认知的损害将调查对象或他人置于即刻危险中的行为。

诊断标准 A(9)——尽管知道物质引起或加重了躯体或心理的问题，仍然继续使用。与诊断标准 A(6) 类似，这一条目旨在了解强迫性的物质使用模式，而不单单涉及物质使用的躯体或心理不良后果因此，如果要将该条目评估为“3”，那么调查对象首先必须承认知晓自己遭受的躯体或心理问题是物

质使用所致的，并且，尽管知晓这些了，他仍然无法停止或者明显减量使用。躯体问题的例子包括鼻吸可卡因导致的严重鼻黏膜损伤或过量吸食大麻导致的哮喘加重。心理问题的例子有可卡因导致的偏执或大麻触发的惊恐发作。

诊断标准 A(10)——耐受。耐受是指个体需要使用更大量的物质，才能达到与刚开始使用时同样的效果。虽然这一诊断标准要求，需要有“明显增加量”，究竟需要增加多少还需临床判断。在 DSM-Ⅲ-R 版中，耐受的诊断标准明确指出要增加至少 50%，但 DSM-Ⅳ舍弃了这一要求，因为它让人觉得是伪精确。对苯丙胺、可卡因、阿片类物质和镇静剂（尤其是巴比妥类药物）产生耐受是最常见的。许多物质（例如，可卡因、巴比妥类药物、海洛因）的耐受对调查对象来说是显而易见的。有些物质可能难以确定其耐受，例如，大麻，因为物质的质量差异明显。

诊断标准 A(11)——戒断。在停止或减少物质使用不久之后，出现各类物质的特征性戒断综合征(访谈手册，第 206 页)，表明了戒断的存在。在一些情况下，个体从不会允许戒断综合征的发生，当个体预期戒断症状要出现的时候，会使用更多的物质。对于不同类别的物质，其戒断综合征的严重性和临床意义也不相同。镇静剂和阿片类物质的特征性戒断综合征最为明显。DSM-5 同时还提供了兴奋剂和大麻的戒断诊断标准集。DSM-5 没有提供致幻剂、苯环利定或者吸入剂的戒断诊断标准。

最近 12 个月非酒精物质使用障碍的诊断和特征

最近 12 个月物质使用障碍评估条目 E135—E142 是评估每一物质类别在最近 12 个月内是否符合诊断标准。如果在最近 12 个月内 11 项症状中至少有 2 项编码为“3”，那么这里应评估为“3”，表明最近 12 个月内存在该物质的使用障碍,否则评估为“1”，表明最近 12 个月内不存在该物质的使用障碍。如果最近 12 个月内不存在任何物质类别的使用障碍（即条目 E135—E142 均评估为“1”），检查者按指导语需跳至“最近 12 个月之前非酒精物质使用障碍”(E.19)。若有 1 类或多类物质在最近 12 个月符合诊断标准，应该继续评估同列后续的条目（对条目 E135—E142 评估为“1”的物质类别，同列后续的条目应该放空）：

严重程度：如果最近 12 个月 11 项症状中出现 2—3 项，为轻度；4—5 项为中度；6 项或更多项为重度；分别填写“1”“2”和“3”。

物质使用障碍的起病年龄：此处的问题“第一次在 12 个月时期内至少有 2 项与（物质类别）使用相关的上述 11 项表现时，你年龄多大?”不同于英文版的问题“你第一次有（编码为‘3’的物质使用障碍症状）时年龄多大？”。不使用英文版问题的原因是因为有两种情况会导致最近 12 个月编码为“3”的症状出现的年龄不能代表调查对象起病的年龄：第一，调查对象在最近 12 个月之前就符合障碍的诊断标准，但当时存在的症状与最近 12 个月的症状不同；第二，调查对象长期有且仅有 1 项症状，多年之后才符合障碍的诊断标准（即在 12 个月的时期内出现至少 2 项症状）。若要获得准确的起病年龄，检查者可能需要更仔细地询问和评估 11 项症状的出现和存在的时间。

目前维持治疗*（仅限阿片类物质）*：阿片类物质有一个额外的评估（**E159**)，允许检查者标明调查对象目前是否在接受维持治疗。

早期缓解：条目 E160—E167 用以标明物质使用障碍是否应该考虑为“早期缓解”，SCID 将

“早期缓解”定义为最近 3 个月内不符合物质使用障碍除渴求之外的任何一项诊断标准，具体缘由已在 11.9.2“最近 12 个月酒精使用障碍时序的评估”中讨论。对作出最近 12 个月物质使用障碍诊断但最近3个月内不存在除渴求之外的任何条目的每一物质类别，检查者在条目 E160—E167 中，将其缓解状态评估为“早期缓解”(即评估为“1”)。[注：持续缓解要求在最近 12 个月内不存在任何症状标准（渴求除外），因此它在此不适合，因为肯定在最近 12 个月内至少存在 2 个条目，检查者才会进入诊断和特征一节。] 若条目 E160—E167 均编码为“3”，条目 E168—E183 均放空，跳至条目 E184—E191。

处于受限的环境 *(仅限早期缓解)*：顺着标注为“早期缓解”的物质类别的一列进一步往下，检查者要标明调查对象目前是否处于受限环境（即获得物质受限的环境）。

症状最后出现距现在的月数 *(仅限早期缓解)*：对标注为“早期缓解”的物质类别，需要计算调查对象从最后有物质使用障碍症状（除渴求之外）至今的月数。

符合最近 12 个月物质使用障碍诊断标准的特定物质名称

最后,检查者继续 E.18 页底部的评估，在记录单第 28 页（**E184**—**E191**）记录物质类别中特定物质的名称。例如，如果调查对象在最近 12 个月内使用的特定兴奋剂是阿得拉，并据此诊断为兴奋剂使用障碍，那么在 E186 记录为“阿得拉”(右旋苯丙胺/苯丙胺)。

11.9.6 最近 12 个月之前非酒精物质使用障碍的评估（E.19—E.27）

在开始该部分评估之前,对于调查对象在概述承认终身（除了最近 1 年）使用的物质类别（即记录单第 10—11 页“终身”一列编码为“3”)，检查者首先需要决定进行哪些出现在最近 12 个月之前时间段的物质使用障碍病史的评估：1）除已诊断最近 12 个月物质使用障碍之外在概述扫描阳性的物质类别,或 2）所有在概述扫描阳性的物质类别。如果不再评估已诊断最近 12 个月物质使用障碍的物质类别,根据访谈手册 E.19 页的指导，结合扫描结果（**R192**, **R196**, **R200**, **R204**, **R208**, **R212**, **R216**, **R220**）和最近 12 个月的诊断结果（**E135**—**E142**)，确定 E192—E199 的编码，将已有最近 12 个月物质使用障碍诊断的物质排除在外。如果要评估所有在概述扫描阳性的物质类别，则将扫描结果（**R192**，**R196**，**R200**, **R204**, **R208**, **R212**, **R216**, **R220**）转抄至 E192—E199。

[注: SCID-5-RV 的中文版和英文版在评估最近 12 个月之前非酒精物质使用障碍症状标准的过程有所不同。英文版有 3 个不同的询问方案以确定使用过的物质是否符合物质使用障碍的诊断标准：①依次评估单个最有问题的物质，直至作出某类物质使用障碍诊断之后跳转；②评估 3 类最有问题的物质，同时或依次评估，完成这 3 类物质的评估后即跳转；③同时或依次评估所有筛查阳性的物质。在依次评估的情况下，检查者需要针对每个询问的物质类别从头到尾反复询问 11 个诊断标准的问题，这样比较耗费时间；此外，多种物质同时滥用的情况在中国极少见，所以英文版的方案不是很适合国内情况。为有效快速地评估该模块，我们在中文版做了修改，修改后对所有使用过的物质只需同时询问 11 个诊断标准一遍。偶然情况下，检查者也可以根据研究所需而只评估他所关注的某类特定的物质。]

在确定需要评估的物质类别之后，在记录单第 28—29 页最近 12 个月之前非酒精物质使用障碍评估部分的该物质类别的名称上画圈，这样可以帮助检查者对正在评估的物质类别一目了然。

对每一个要进行物质使用障碍诊断标准 A 的 11 个条目评估的物质类别，必须选定一个症状聚集的 12 个月的时间段（类似于既往重度抑郁发作中需要确定一个症状聚集的 2 周的时间范围）。该时间范围选择的目标是最大化该物质类别符合物质使用障碍诊断标准的可能性，应根据个体一生中使用该物质最多和导致问题最多的时候来选择［检查者根据对“终身非酒精物质使用史”部分（访谈手册第 21—22 页，记录单第 10—11 页）终身物质使用问题的回答应该已经对此有所了解］。因此，在 E.19 页底部，检查者就每一个物质类别应该询问“回顾你的一生，除了最近 12 个月以外，你在 12 个月的时期内使用（物质）最多或使用（物质）导致问题最多的时间段从哪年哪月开始?”而后选定的时间范围的起始点（年月）要立即记录在记录单第 28 页条目 E200—E215。

当评估物质使用障碍诊断标准 A 的 11 个条目时，需要将物质类别的名字和相关的时间范围插入到问题的实际措辞之中。举例来说，调查对象在从 2005 年 1 月开始的 12 个月时间段内重度使用大麻，在从 1999 年 12 月开始的 12 个月时间段内有可卡因使用的严重问题，同时在从 1999 年 12 月开始的 12 个月时间段内每天使用海洛因。当评估物质使用障碍诊断标准 A 第一个条目（即比意图的量更大/时间更长）时，检查者会这样来询问“在从 2005 年 1 月开始的 12 个月内你重度使用大麻时，你是否发现，一旦你开始使用大麻，到结束时所使用的量比你打算的要多得多？比如说，你打算只抽几口，但你结束时抽的量多得多。跟我讲一讲。”“那从 1999 年 12 月开始的 12 个月内你大量使用可卡因的情况怎样？一旦你开始使用可卡因，到结束时所使用的量比你打算的要多得多?”“那在同一时间段内每天使用海洛因使用的情况怎样?”

最近 12 个月之前非酒精物质使用障碍的诊断和特征

最近 12 个月之前物质使用障碍评估条目 E301—E308 是评估每一物质类别在该 12 个月的时期内是否符合诊断标准。如果在该 12 个月的时期内 11 项症状中至少有 2 项编码为“3”，那么这里应评估为“3”，表明该 12 个月的时期内存在该物质的使用障碍，否则评估为“1”，表明该 12 个月的时期内不存在该物质的使用障碍。如果该 12 个月的时期内不存在任何物质类别的使用障碍（即条目 E301—E308 均评估为“1”），检查者按指导语需跳至下一模块。若有 1 类或多类物质在最近 12 个月之前符合诊断标准，应该继续评估同列后续的条目（对条目 E301—E308 评估为“1”的物质类别，同列后续的条目应该放空）：

严重程度： 如果该 12 个月的时期内 11 项症状中出现 2—3 项，为轻度；4—5 项为中度；6 项或更多项为重度；分别填写“1”“2”和“3”。

最后符合诊断标准的年份： 对 E301—E308 编码为“3”的物质类别，需要标明最后在 12 个月的时期内出现 11 项症状中至少 2 项的年份。

物质使用障碍的起病年龄： 此处的问题“第一次在 12 个月时期内至少有 2 项与（物质类别）使用相关的上述 11 项表现时，你年龄多大?”不同于英文版的问题“你第一次有（编码为‘3’的物质使用障碍症状）时年龄多大?”。不使用英文版问题的原因是因为有两种情况会导致一年之前最严重物质使用的 12 个月中编码为“3”的症状出现的年龄不能代表调查对象起病的年龄：第一，调查对象在最严重物质使用的 12 个月之前就符合物质使用障碍的诊断标准，但当时存在的症状与最严重物质使用的 12 个月的症状不同；第二，调查对象长期有且仅有 1 项症状，多年之后才符合物质使用障碍的诊断标准（即在 12 个月的时期内出现至少 2 项症状）。若要获得准确的起病年龄，检查者可能需要更仔细地询问和评估 11 项症状的出现和存在的时间。

目前维持治疗 *（仅限阿片类物质）*：阿片类物质有一个额外的评估（**E333**），允许检查者标明调查对象目前是否在接受维持治疗。

处于受限的环境：针对符合最近 12 个月之前非酒精物质使用障碍的物质类别，检查者要标明调查对象目前是否处于受限环境（即获得物质受限的环境）。

缓解状态：检查者接下来需要标明调查对象的缓解状态。如果个体已经缓解了 12 个月或更久（即除渴求以外的其他物质使用障碍的诊断标准均不符合），那么持续缓解的标注适用，填写“2”。如果最近 12 个月之前有物质使用障碍的个体在最近 12 个月内有 1 个或多个除渴求之外的物质使用症状，那么未缓解的标注使用，填写“0”。

符合最近 12 个月之前物质使用障碍诊断标准的特定物质名称

最后，检查者继续第 E.27 页顶部的评估，在记录单第 29 页（**E350—E357**）记录物质类别中特定物质的名称。例如，如果海洛因是调查对象在最近 12 个月之前时间段内使用的特定阿片类物质，且符合物质使用障碍的诊断，那么应该在 E353 记录为“海洛因”。

11.10 F 模块：焦虑障碍

F 模块评估惊恐障碍、广场恐惧症、社交焦虑障碍、特定恐惧症、广泛性焦虑障碍、其他特定/未特定焦虑障碍、由于其他躯体疾病所致的焦虑障碍以及物质/药物所致的焦虑障碍；广泛性焦虑障碍先进行目前诊断的评估，而后进行既往诊断的评估，除此之外，其余障碍先进行终身时段的诊断，而后用补充问题来判断目前诊断是否存在。此外，F 模块还包含一个可选的诊断，即目前分离焦虑障碍，位于广泛性焦虑障碍与其他特定/未特定焦虑障碍之间。

注意，为了与 DSM-5 障碍的重新分类保持一致，强迫症现在放在 G 模块（强迫及相关障碍）；创伤后应激障碍现在放在 L 模块（创伤及应激相关障碍）；因此，这些障碍不再与焦虑障碍一起放在 F 模块。

自 F 模块开始,会使用扫描模块问题的回答。从 SCID-5 这里开始（L 模块除外),对如何开始每个障碍的评估,检查者应该决定是回头参考扫描模块的回答还是在没有使用扫描模块的情况下直接询问扫描问题。每个障碍评估的开始是询问是否使用了扫描模块（例如, F1），如果评估为“3”(即使用了)，则根据概述中相应扫描问题的回答进行选择（举例来说，参考本书第 38 页第 11.3 节“扫描模块”的示例 11-2)。如果调查对象对扫描问题的评估为“3”，检查者跳至下一条目（例如, F3），它是对原来扫描问题的必要改述（例如，“你说过你曾有过‘惊恐发作’，那时你突然感到极度害怕或焦虑或者突然出现许多躯体症状”)，以确保扫描模块中“3”的评估是正确的，接下来，检查者继续询问跟进问题。如果扫描模块相应问题的评估为“1”，并且检查者没有理由认为调查对象可能会错误地理解问题或者有意地弱化自己报告的情况，那么，可以跳过该障碍的评估。如果检查者在SCID-5 开始时没有使用扫描模块，或者想重新核实扫描模块问题的回答（即因为回答模棱两可，或者出现与原先的回答相矛盾的额外信息)，那么,检查者需要询问扫描模块的问题（例如，条目 F2，“在你一生的任何时候，你是否有过‘惊恐发作’，就是说突然感到极度害怕或焦虑或者突然出现许多躯体症状?”)。

11.10.1 惊恐障碍的评估（F.1—F.8）

惊恐障碍的评估由询问惊恐发作的终身存在开始，为的是配合“伴惊恐发作”标注的纳入（理论上能适用于任何 DSM-5 障碍)。在没有至少 2 次反复出现的、不可预期的惊恐发作的情况下，即不符合惊恐障碍诊断标准，检查者需要记录惊恐发作出现的背景（例如，在与依恋对象分离的期间)，这样，在之后对相应的障碍做出诊断的时候，可以在 SCID 中标明伴惊恐发作的标注（例如，分离焦虑障碍伴惊恐发作)。

惊恐发作的诊断标准

“惊恐发作”这个术语经常被调查对象不恰当地用来描述任何有加重趋势的焦虑。真正惊恐发作的特征是一种突然而强烈的焦虑躯体化表现的涌现，伴随害怕会死去或失控之类的认知。在确定焦虑逐渐增强的特征之后，且在继续评估个体的症状之前，检查者应立即请调查对象描述最近一次经历的严重惊恐发作。这样做起到几个作用。首先，它提供了一个机会，允许调查对象在以 13 项惊恐发作症状的清单作为线索之前用自己的语言描述发作和伴随的症状。其次，它让检查者能够更容易地确定，调查对象所报告的焦虑发作病程是否与真正的惊恐发作一致（即突然涌现的强烈害怕在几分钟之内达到高峰)，而非可能更符合广泛性焦虑障碍的一个更长时间段的焦虑发作。最后，当回答单项症状的有关问题时，请调查对象回忆一次特定的发作，可以帮助确定是否至少有 4 项症状在同一次惊恐发作中一起出现。这种方法的一个潜在缺陷是，如果没有达到“4 项症状”的阈值，可能是因为调查对象选择的惊恐发作不是这个人经历过的最严重发作。因此，在没有达到“4 项症状”阈值的情况下，检查者需要询问，就症状的数量而言是否有过更严重的惊恐发作。若有，检查者就需要将症状清单用于这次更严重的惊恐发作，以确定该次发作是否达到了“4 项症状”的阈值。

诊断标准 A——反复出现不可预期的惊恐发作。出现惊恐发作不一定表明有惊恐障碍，因为惊恐发作可以在许多其他障碍的背景下出现。举例来说，如果一个对蛇恐惧的人去远足，在遇到一条蛇时出现了惊恐发作，这就不能另外再诊断惊恐障碍了。根据定义，惊恐障碍必须至少有 2 次“不可预期的”惊恐发作。因此，初始问题需要明确地询问，惊恐发作是否“令人意想不到地”出现过（即在调查对象并没有预期会紧张或焦虑的情境，例如，在家坐着看电视）。如果调查对象回答“是”，则要求调查对象描述惊恐发作出现的背景以求证。然而，对于有惊恐障碍个体，常见的是他们会迅速地（并且错误地）认为，惊恐发作的情境和发作本身存在因果关系，并因此否认有任何发作是令人意想不到地出现的。所以，有一些明确的跟进问题，询问最初惊恐发作的背景，以确定是否在调查对象一生的某个时间段至少有 2 次发作是不可预期的。

对一些个体而言，惊恐发作可能出现在一个令人害怕的想法之后，例如，担心自己或自己所爱的人会发生一些不幸的事。这样的发作仍应被认为是“不可预期的”，因为“不可预期的”这个概念是指在**环境刺激**与惊恐发作的出现之间缺乏明确的相关。检查者不应将对不可预期但实际危险的反应（例如，在被抢劫的危险情境）纳入“不可预期的”惊恐发作。同样，若调查对象因被害妄想而坚信自己处于危险之中，那么，对此出现的惊恐发作也不应认为是“不可预期的”发作。如果没有（或仅有 1 次）不可预期的惊恐发作，检查者根据指导跳至 F.8，确定该次发作是否出现于其他精神障碍的背景之下。这一信息用于编码“伴惊恐发作”的标注，在 SCID-5 中它已经被添加至许多精神障碍的结尾。

诊断标准 B——担心再次惊恐发作和/或适应不良的行为改变。这一诊断标准确保惊恐发作对调查对象的生活造成了不良影响，它通过以下两种方式之一体现出来。调查对象可能对再次发作或“其后果”感到持续的担忧或担心（持续至少 1 个月），SCID-5 对此解释为调查对象担心的是那些代表惊恐发作后果的症状，例如，心脏病发作、失去控制或“发疯”。或者，调查对象可能会开始回避他（她）认为可能会触发惊恐发作的场所或情境，或者若发生惊恐发作难以逃离的场所或情境。这样的回避小到这个人因为担心开车时出现惊恐发作而不开车，大到因为害怕在不“安全”的地方发生惊恐发作而从不出门，后者可能给另外诊断广场恐惧症提供了理由。

诊断标准 C——并非由于一般躯体疾病所致或物质/药物所致。该条目指导检查者去考虑并排除一般躯体疾病或物质/药物作为惊恐发作病因的情况，若未**排除**这些病因，则要诊断由于其他躯体疾病所致的或物质/药物所致的焦虑障碍。记住要仔细评估咖啡因的摄入情况，还要记住各种食物、饮料和非处方药，例如，头痛药，都含有咖啡因。（咖啡因被列为物质所致的焦虑障碍的诊断编码之一。）即便物质使用可能与惊恐发作的最初发病相关，但只有惊恐发作**仅仅**在物质使用的背景下出现时，才考虑物质所致的病因。可跳至本书第 10 章“一般躯体疾病和物质/药物病因与原发障碍的鉴别”，参考有关如何使用这条诊断标准的综合讨论以及如何评估由于其他躯体疾病所致的焦虑障碍或者物质/药物所致的焦虑障碍的诊断标准。

诊断标准 D——不能用其他精神障碍来更好地解释。该诊断标准与至少有 2 次不可预期的惊恐发作的要求有着相同的诊断意义。它询问的是惊恐发作能否被另一种精神障碍来更好地解释。这一判断取决于确定惊恐发作是否有在其他障碍的背景下出现的焦虑触发刺激作为线索。举例来说，试想长期患有社交焦虑障碍的人在一大群人面前讲话时出现了惊恐发作。因为惊恐发作是由暴露于焦虑触发情境（即当众讲话）所触发的，所以应该认为可以用社交焦虑障碍的诊断来更好地解释。在这种情况下，检查者可能要将存在的惊恐发作标记在社交焦虑障碍伴惊恐发作标注中。

惊恐障碍时序的评估

惊恐障碍诊断标准评估至此的重点还放在终身惊恐障碍。惊恐障碍的时序部分用于确定目前（即在最近 1 个月内）是否符合惊恐障碍的诊断标准，若不符合，那么自从调查对象最后有惊恐障碍的症状至今有多长时间了（即惊恐发作或适应不良的行为）。SCID-5 只要求确定在最近 1 个月内是否存在至少 2 次惊恐发作，和是否同时担心再次出现惊恐发作或其后果［诊断标准 B(1)］或者存在与发作相关的适应不良的行为改变［诊断标准 B(2)］，并不要求重复评估最近 1 个月内惊恐障碍的每条诊断标准。注意，评估存在目前惊恐发作时，不要求最近 1 个月内惊恐发作是“不可预期的”，因为在 DSM-5 中惊恐障碍的诊断仅仅要求在个体一生中有至少 2 次不可预期的惊恐发作。为了达到确定惊恐障碍是否为目前的目的，由场所或情境作为线索出现的反复惊恐发作也应该算上，它反映了惊恐障碍的典型病程，在最初不可预期的惊恐发作之后，惊恐发作会与环境触发因素关联起来。

评估可预期的惊恐发作

注意，只有在检查者已经从惊恐障碍诊断标准 A 中跳走的情况下才进行这些评估（即惊恐发作并非反复发作的和不可预期的）。伴惊恐发作标注适用于出现在焦虑障碍或其他精神障碍背景之下的惊恐发作。尽管 DSM-5 的正文内容和诊断标准并没有禁止在符合终身惊恐障碍诊断的情况下将这一标注用于其他障碍，但是一旦确定个体有惊恐障碍，那么，个体经历的所有惊恐发作都可能可以最好地解释为惊恐障碍的一部分。所以，SCID-5 仅允许在从未符合惊恐障碍诊断标准的情况下使用“伴惊恐发作”的标注。

对于没有惊恐障碍但在其他精神障碍背景下出现了惊恐发作的调查对象，F.8 允许检查者记录惊恐发作出现的各种诊断背景。伴惊恐发作标注作为整个 SCID-5 中许多障碍的最后标注出现，在应用它时检查者应该回到 F.8 参考所记录的惊恐发作出现的诊断背景。举例来说，如果调查对象在特定恐惧症背景之下出现惊恐发作（例如，因暴露于恐惧刺激下而触发的），通过核实“恐惧情境”（条目 F47）将其记录在 F.8。在 SCID-5 之后的评估中，检查者在 F.24 特定恐惧症评估结论部分考虑使用伴惊恐发作标注时，应该回头参考 F.8，在标明存在伴惊恐发作标注之前，确定已有的惊恐发作确实出现在恐惧刺激的背景之下。

11.10.2 广场恐惧症的评估（F.9—F.13）

广场恐惧症是一种焦虑障碍，其特点是因为害怕出现惊恐样症状和想到难以逃离或得不到帮助，而害怕和回避多种类型的场所或场合。在 DSM-Ⅳ中广场恐惧症与惊恐障碍明确地连接在一起，与此相反，在 DSM-5 中广场恐惧症与惊恐障碍分开来单独诊断，所以可能会同时有两个诊断。

诊断标准 A——对 5 种场合中的至少 2 种感到害怕或焦虑。在 DSM-5 中，广场恐惧症的第一条诊断标准要求在列出的 5 种特定场合中，对其中 2 种或以上感到害怕或焦虑。扫描模块的首个问题询问的是调查对象是否曾经“有非常担心或害怕的场合，例如，一个人出门、处于人群中、去商店、排队、乘坐公共汽车或火车等”，跟着是开放式地询问调查对象害怕的实际场合类型。接下来是 5 个特定的问题，询问诊断标准 A 中的 5 种特定场合（即乘坐公共交通工具、处于开放的空间、处于密闭的空间、排队或处于人群之中、独自离家）。注意，这些问题之前有一条件性指导语“若以下信息尚未知”，因为预计在大多数情况下，在询问扫描问题和开放式的跟进问题之后，这些特定问题的答案就已经知道了。

诊断标准 B——害怕或回避场合是因为想到难以逃离或得不到帮助。该诊断标准的评估涉及确定调查对象回避诊断标准 A 中场合的原因。第一个问题是开放式的，询问调查对象为什么回避这些场合，和/或如果调查对象身处其中的一个场合害怕会发生什么。跟进问题具体谈到了最常见的体验，包括害怕万一有惊恐发作、令人窘迫的症状、令其失去功能或令人窘迫的症状时难以从场合离开，或者担心如果突然出现令其失去功能或令人窘迫的症状时没有人可以帮助自己。

诊断标准 C——广场恐惧场合几乎总是触发害怕或焦虑。这一诊断标准反映了该紊乱的恐惧性质，要求当调查对象处于恐惧场合时，其反应相对一致。因此，如果个体只是偶尔在广场恐惧症场合中变得焦虑（例如，排队 5 次只有 1 次变得焦虑），不应该诊断患有广场恐惧症。但是，因为环境变化的影响(例如，有时有一个可以信赖的同伴在场)，处于或预期会处于同一个害怕场合表现出的害怕或焦虑程度在不同时间会有明显的差异，可以从预期焦虑到完全的惊恐发作。

诊断标准 D——主动回避广场恐惧场合，需要人陪伴或者带着强烈的害怕或焦虑去忍受。注意，如果调查对象能够强迫自己进入害怕的场合，只是带着强烈的痛苦或要有人陪伴，还可以评估为“3”。

诊断标准 E——害怕或焦虑与恐惧场合造成的实际威胁和社会文化环境不相称。这一诊断标准要求检查者考虑那些将在特定环境中的害怕、焦虑或回避视为正常的环境或文化因素。举例来说，某人住在极度危险的社区，回避夜晚外出是一个合理的反应，不应该诊断为广场恐惧症。SCID 处理诊断标准中这一成分的方法是直接要求检查者询问，当处在害怕的场合时调查对象是否感到有任何危险或者自己的安全受到威胁。基于文化因素的回避行为（例如，某些伊斯兰国家禁止妇女单独出行）也不应作为诊断的依据，但是，没有一个万能的问题可以涵盖所有的情况，检查者应该根据调查对象的文化环境，使用一些即兴的问题。

诊断标准 F——害怕、焦虑或回避持续存在。要求的最短病程为 6 个月，以排除短暂性的反应。

诊断标准 G——害怕、焦虑或回避引起有临床意义的痛苦或损害。在整个 SCID-5 中，这个条目通过一个开放式问题的询问来评估，以确定害怕、焦虑或回避行为对调查对象生活的影响。跟进的问题是可选的，具体涉及可能受害怕、焦虑或回避影响的各个功能领域；只有当根据调查对象的回答仍不清楚症状是否影响到了功能时，才需要询问这些跟进问题。

诊断标准 H——如果存在一般躯体疾病，相关的害怕、焦虑或回避是过度的。很多一般躯体疾病，例如，炎症性肠病、帕金森病以及严重的冠状动脉疾病的特点是存在有时会导致身体功能丧失的症状。罹患这类躯体疾病的个体可能会适当地回避一些场所或场合，以防万一出现了与这类躯体疾病相关的功能丧失症状时，可能无法得到帮助，这种情况不应诊断为广场恐惧症。但是，如果调查对象的害怕、焦虑或回避是明显过度的，则能够诊断广场恐惧症。举例来说，一次严重的心脏病发作之后有几个星期避免驾驶，肯定不应该诊断为广场恐惧症。然而，在一次轻度的心脏病发作之后有 2 年足不出户，则应该诊断广场恐惧症。

诊断标准 I——不能用其他精神障碍来更好地解释。该诊断标准类似于惊恐障碍的诊断标准 D，用来提醒要考虑害怕和回避是否更适合作为另一种精神障碍的一部分特征。与广场恐惧症最难分清的是特定恐惧症和社交焦虑障碍。广场恐惧涉及至少 2 种不同类型场合的回避，反映了惊恐发作普遍的不可预测性。与此相反，特定恐惧症倾向于局限于一个固定的害怕情境。并且，广场恐惧症的发病通常与惊恐发作的发病相关，而特定恐惧症倾向于是终身的或者在一次创伤性经历之后起病。通常可根据惊恐发作的出现与社交回避之间的时间关系，确定对社交场合的回避是与社交焦虑障碍相关，还是与害怕在社交场合中发生惊恐发作相关（这种情况应该诊断广场恐惧症）。如果仅在惊恐发作出现**之后**，个体才出现对社交场合的回避，那么，广场恐惧症是最合适的诊断。长期存在社交回避的个体，在社交场合中出现了惊恐发作，那么，考虑社交焦虑障碍会更合适。需要注意，该诊断标准**不排除**对同一个人**同时**诊断广场恐惧症**和**其他以回避为特点的障碍（例如，一个从小对狗长期恐惧的人在没有狗的场合中出现了不可预期的惊恐发作）。

广场恐惧症时序的评估

广场恐惧症诊断标准评估至此的重点还放在终身广场恐惧症的评估。广场恐惧症时序部分用来确定目前是否符合广场恐惧症的诊断标准（即最近 6 个月），若不符合，那么自从调查对象最后有广场恐惧症的症状至今有多长时间了。SCID-5 并不需要重复评估最近 6 个月内广场恐惧症的每条诊断标准，它只要求明确以下内容：最近 6 个月内是否对至少 2 种场合感到害怕或焦虑（诊断标准 A）；最近 6 个月内是否对上述情境主动回避、需人陪伴或带着强烈的焦虑去忍受(诊断标准 D)；以及最近 6 个月内害怕、焦虑或回避是否导致了有临床意义的损害或痛苦（诊断标准 G）。注意，如果在终身评估中已经了解到这些信息，那么，不一定需要再额外地询问调查对象最近 6 个月症状的有关问题。

11.10.3 社交焦虑障碍（社交恐惧症）的评估（F.14—F.20）

扫描模块给社交焦虑障碍提供了 2 个独立的扫描问题，以询问重点在社交场合的焦虑（例如，会见陌生人、约会、参加聚会），以及表演的焦虑（例如，当众发言、写字或者进食，使用公共卫生间）。只要任何一个问题评估为“3”，就应该进行社交焦虑障碍诊断标准的全面评估。

诊断标准 A——对一种或多种社交场合有显著的害怕或焦虑。一系列社交触发因素可能符合该诊断标准中的“社交场合”，它们的共同点是个体暴露于别人的审视之下。该诊断标准包含 3 类场合：社交互动，例如，对话或与不熟悉的人见面（由第一个扫描问题来询问）；在吃、喝或上洗手间时被他人观看；或者在他人面前表演,如演讲或音乐演出。注意，害怕或焦虑的程度必须是“显著的”(根据DSM-5 诊断标准）或“强烈的”(根据 DSM-5 中文版，第 195 页)，才能够将诊断标准 A 评估为“3”。因为对当众演讲的担心是如此普遍，所以仅有对当众演讲的担心不足以将该诊断标准评估为“3”；只有在清楚地知道个体的担心是过度的，且没有随着练习而减轻的情况下，才可以将该诊断标准评估为“3”。

诊断标准 B——害怕行为方式受到负面评价。该条目确定了害怕社交场合的原因。在开头询问了一个开放式问题［即“当你处于（害怕的社交或表演场合）时，你害怕会发生什么事情?”］之后，如果调查对象对初始问题的回答不清楚的话，几个跟进问题会谈到一些害怕的特定原因（例如，你害怕因为你要说的话或你要做的行为而尴尬吗？你害怕这会导致别人拒绝你吗？因为你要说的话或你要做的行为会导致别人不舒服或被冒犯吗?)。最后一个例子尤其适合来自强烈集体主义导向文化（例如，日本）的个体。因为担心达不到个体自己的高标准（例如，强迫型人格障碍）而出现的回避行为不应评估为“3”。

诊断标准 C——社交场合几乎总是触发害怕或焦虑。如果焦虑和回避表现得不稳定（例如，在一个班级中害怕讲话，但在另一个人数相同的班级中不害怕讲话)，这一诊断标准应该被评估为“1”。

诊断标准 D——回避社交场合，或者带着强烈的害怕或焦虑忍受。该诊断标准表明回避社交场合不是这一障碍必须具备的一部分。社交焦虑障碍的诊断也适用于那些强迫自己参加聚会、进行演讲或者参加求职面试但在这样做的同时感到强烈焦虑的个体。

诊断标准 E——害怕或焦虑与社交场合造成的实际威胁和社会文化环境不相称。这一诊断标准要求检查者考虑那些将在特定环境中调查对象的社交焦虑视为正常的环境或文化因素。举例来说，如果个体的回避只限于自己受欺凌或被威胁的社交场合，诊断社交焦虑障碍就不合适了。类似地，如果个体的表演焦虑仅限于糟糕的表现会造成严重不良后果的场合（例如，对论文答辩的预期产生高水平的害怕和焦虑)，该诊断也不适合。因此，SCID-5 引入了一个开放式问题，询问调查对象对在害怕场合中表现糟糕可能导致的影响的看法。然后对调查对象的回答进行评估，从而估计对表现糟糕可能性的可能歪曲（例如，调查对象忽视了自己已经充分演练的事实）或对失败的影响的可能夸张。基于文化因素的回避行为（例如，文化期望女性在社交场合中保持含蓄）也不应作为诊断的依据，但是，没有一个万能的问题可以涵盖所有的情况——检查者应该根据调查对象的文化环境，使用一些即兴的问题。

诊断标准 F——害怕、焦虑或回避持续存在。要求的最短病程为 6 个月，以排除短暂性的反应。

诊断标准 G——害怕、焦虑或回避引起有临床意义的痛苦或损害。在整个 SCID-5 中，像这里，有临床意义通过询问一个开放式问题来评估，以确定害怕、焦虑或回避行为对调查对象生活的影响。跟进的问题是可选的，具体涉及可能受害怕、焦虑或回避影响的各个功能领域；只有当根据调查对象对开放式问题的回答仍不清楚症状是否影响到了功能时，才需要询问这些跟进问题。

大多数可能的社交焦虑障碍的诊断成立与否就在“临床意义”诊断标准。如果看起来社交焦虑没有临床意义，熟练的 SCID 检查者可能选择直接跳至该诊断标准的评估。只有回避、预期焦虑或痛苦达到有临床意义（即干扰了功能、社会活动或人际关系；或者，对害怕或回避感到明显的痛苦），才能诊断社交焦虑障碍。因此，举例来说，几乎从来不需要当众讲话的管道工人害怕公开演讲，就不可能符合这一诊断标准。一些人会严重地限制自己的生活以回避社交场合，可能会报告说没有痛苦，因为他们的社交焦虑极少被激活；在这种情况下，如果检查者判断社交焦虑对这些调查对象的功能造成了显著的负面影响，仍应评估为“3”。

诊断标准 H——并非由于一般躯体疾病所致或物质/药物所致。社交焦虑障碍中所见的焦虑或回避类型很少与一般躯体疾病或物质/药物相关。然而，这还是有可能出现的，设想这样的场景，个体为了提高自己在社交场合中的认知表现而使用了过量的咖啡因或苯丙胺，结果在该场合中感到焦虑，这可能是物质使用所致的，而非社交场合本身造成的。可跳至本书第 10 章“一般躯体疾病和物质/药物病因与原发障碍的鉴别”，参考有关如何使用这条诊断标准的综合讨论以及如何评估由于其他躯体疾病所致的焦虑障碍或者物质/药物所致的焦虑障碍的诊断标准。

诊断标准 I——不能用其他精神障碍来更好地解释。该诊断标准类似于广场恐惧症的诊断标准 I，提醒要考虑害怕和回避是否更适合作为另一种精神障碍的一部分特征。社交焦虑障碍与广场恐惧症是最难分清的。通常，广场恐惧症包含了对一系列场合的回避，反映了惊恐发作普遍的不可预测性。通常可根据惊恐发作的出现与社交回避之间的时间关系，确定对社交场合的回避是与社交焦虑障碍相关，还是与害怕在社交场合中发生惊恐发作相关（这种情况应该诊断广场恐惧症）。如果仅在惊恐发作出现**之后**，个体才出现对社交场合的回避，那么，广场恐惧症是最合适的诊断。长期存在社交回避的个体，在社交场合中出现了惊恐发作，那么，考虑社交焦虑障碍会更合适。其他焦虑障碍与社交焦虑障碍主要根据焦虑的重点不同来鉴别（例如，在分离焦虑障碍中，焦虑是与依恋对象分开相关的，而非由社交场合所触发）。

诊断标准 J——若存在可能令人尴尬的一般躯体疾病或精神障碍，害怕、焦虑或回避是明确与其不相关或过度的。许多一般躯体疾病（例如，帕金森病、肥胖症、烧伤或外伤造成的畸形）和精神障碍［如抽动障碍、儿童期发病的流畅性障碍（口吃）、神经性厌食］以令人尴尬或可能遭到社会排斥的症状为特点。因此，患有这类躯体疾病或精神障碍的调查对象回避社交场合可能是合理的，因为他们真的可能会感到尴尬或遭到排斥；这些调查对象不应该被诊断为社交焦虑障碍。但是，如果调查对象对社交场合的害怕或焦虑，要么 1）明显与他们的躯体疾病或精神障碍不相关，或者 2）是过度的，检查者根据自己判断仍可以做出社交焦虑障碍的诊断。

注意，短语“可能令人尴尬的”和精神障碍的部分并没有包含在 DSM-5 诊断标准中，但被添加到了 SCID-5 中。[DSM-Ⅳ相应的诊断标准 H 既包含了一般躯体疾病，又包含了精神障碍（“如果存在一般躯体疾病或其他精神障碍，则害怕……与其不相关，例如，不是对口吃、帕金森病的颤抖或者神经性厌食或神经性贪食所表现出的异常进食行为的害怕”）。] 与 DSM-5 工作组讨论之后，确定精神障碍的部分被无意地在该诊断标准中遗漏了。

社交焦虑障碍时序的评估

社交焦虑障碍诊断标准评估至此的重点还放在终身社交焦虑障碍的评估。社交焦虑障碍时序部分用来确定目前是否符合社交焦虑障碍的诊断标准（即最近 6 个月），若不符合，那么自从调查对象最后有社交焦虑障碍的症状至今有多长时间了。SCID-5 并不需要重复评估最近 6 个月内社交焦虑障碍的每条诊断标准，它只要求明确以下内容：最近 6 个月内是否对 1 种或多种社交场合产生显著的害怕或焦虑（诊断标准 A）；是否回避社交场合,或者带着强烈的害怕或焦虑去忍受（诊断标准 D）；以及最近 6 个月内害怕、焦虑或回避是否引起有临床意义的损害或痛苦（诊断标准 G）。注意，如果在终身评估中已经了解到这些信息，那么，通常不需要再额外地询问调查对象最近 6 个月症状的有关问题。

社交焦虑障碍的标注

仅限于表演场合：如果个体害怕的社交场合仅限于在公共场合演讲或表演，应该标明这一标注。

伴惊恐发作：如果有过惊恐发作的病史(F.1—F.2)；从未符合惊恐障碍的诊断标准（F.3—F.7)；惊恐发作出现在社交场合的背景下（F.8)；以及最近的 1 个月内至少有过 1 次惊恐发作；那么应该考虑该标注。注意, DSM-5 中没有对时间范围或频率的要求，但 SCID-5 增加了 1 个月的时间范围，以使本标注有可操作性。

11.10.4 特定恐惧症的评估（F.21—F.24)

诊断标准 A——对于特定事物或情境有显著的害怕或焦虑。注意，害怕或焦虑的程度必须是显著的,这一诊断标准才能评估为“3”。

诊断标准 B——恐惧情境几乎总是触发立即的害怕或焦虑。与社交焦虑障碍对应的诊断标准类似,该诊断标准要求反复暴露于恐惧刺激的害怕反应恒定出现。然而，注意此处增加了害怕反应必须是即刻出现的要求。

诊断标准 C——主动回避恐惧情境,或者带着强烈的害怕或焦虑去忍受。该诊断标准与社交焦虑障碍的相应标准不同之处在于明确地要求有**主动**回避。根据 DSM-5，主动回避行为是指个体有意识地以一些方式行事，以避免或者尽量减少与恐惧事物或情境接触（例如，因为恐高，每天上下班只走地下通道而避免走高架桥)。因此, SCID 的问题询问调查对象是否想方设法去回避恐惧刺激。

诊断标准 D——害怕或焦虑的强度与特定事物或情境所引起的实际危险以及所处的社会文化背景不相称。SCID 的问题会就恐惧刺激引起的实际危险询问调查对象本人的看法［你觉得面对（恐惧刺激）对你来说实际上有多危险?]。鉴于患有特定恐惧症的个体倾向于高估恐惧刺激引起的实际危险,确定恐惧是否不成比例需要根据检查者的临床判断，而非调查对象的判断。另外，该诊断标准要求检查者考虑表明特定背景下恐惧或回避可能是正常的背景或文化因素。举例来说，在有持续的暴力风险背景下，个体怕黑是合理的，没有理由诊断特定恐惧症。

诊断标准 E——害怕、焦虑或回避持续存在。要求的最短病程为 6 个月，以排除短暂性的反应。

诊断标准 F——害怕、焦虑或回避引起有临床意义的痛苦或损害。在整个 SCID-5 中，像这里，有临床意义通过询问一个开放式问题来评估，以确定害怕、焦虑或回避行为对调查对象生活的影响。跟进的问题是可选的，具体涉及可能受到害怕、焦虑或回避影响的各个功能领域。只有根据调查对象的回答仍不清楚症状是否影响到了功能时，才需要询问这些问题。

当调查对象描述自己孩提时代有过的焦虑，而检查者不确定当时损害或痛苦的程度是否足够达到诊断标准时，以下附加的说明可能会有所帮助：如果病情足够持久，损害足够严重，以致当时可能显示出需要临床关注，则可进行诊断。因此，对青蛙有几周的焦虑并伴有回避行为从诊断的角度看可以忽略，但如果孩子为了避免看见青蛙的可能而整个夏天拒绝出门，则应诊断既往特定恐惧症。

大多数可能的特定恐惧症的诊断成立与否就在这一诊断标准。如果看起来恐惧没有临床意义，熟练的 SCID 检查者可能选择直接跳至该诊断标准的评估。只有在回避、预期焦虑或痛苦有临床意义（即干扰了功能、社会活动或人际关系；或者，对有恐惧感到明显的痛苦），才能诊断特定恐惧症。因此，举例来说，一个住在纽约市罹患蛇恐惧症的人就不太可能符合该诊断标准。

诊断标准 G——不能用其他精神障碍来更好地解释。特定恐惧症，从某种意义上来说上，是伴刺激触发焦虑的其他障碍的残留，因为它们大多数在特定的分类中进行描述。举例来说，即便对被污染的害怕或回避可能符合“恐脏症”的诊断标准，但是如果害怕和回避是作为强迫症中被污染的强迫观念和强迫性洗手一部分出现，那么不额外作特定恐惧症的诊断。值得注意的是，如果害怕和回避与其他障碍之间不相关，则可以一并诊断其他障碍和特定恐惧症。举例来说，有广场恐惧症的调查对象因为害怕惊恐发作而回避许多不同的场合或活动，但该调查对象可能还有与广场恐惧症无关的特定恐惧症。这要求检查者获得充分的信息加以判断，是否除广场恐惧症之外，还有与广场恐惧症不相关的害怕（例如，害怕狗或蜘蛛）。

特定恐惧症时序的评估

特定恐惧症诊断标准评估至此的重点还放在终身特定恐惧症的评估。特定恐惧症时序部分用来确定目前是否符合特定恐惧症的诊断标准（即最近 6 个月），若不符合，那么自从调查对象最后有特定恐惧症的症状至今有多长时间了。SCID-5 并不需要重复评估最近 6 个月内特定恐惧症的每条诊断标准，它只要求明确以下内容：最近 6 个月内是否对特定事物或情境产生显著的害怕或焦虑（诊断标准 A）；是否回避恐惧情境,或者带着强烈的害怕或焦虑去忍受（诊断标准 C）；以及最近 6 个月内害怕、焦虑或回避是否引起有临床意义的损害或痛苦（诊断标准 F）。注意，如果在终身评估中已经了解到这些信息，那么，不一定需要再额外地询问调查对象最近 6 个月症状的有关问题。

特定恐惧症的标注

特定恐惧症的类型：检查者需根据恐惧刺激中是否涉及动物、自然环境、血液-注射-损伤、情境（例如，飞机、电梯或密闭空间）或“其他”恐惧，明确目前特定恐惧症的“类型”。鉴于可能有多种特定恐惧症的情况，检查者需要选择所有符合的情况。

伴惊恐发作：如果有过惊恐发作的病史（F.1—F.2）；从未符合惊恐障碍的诊断标准（F.3—F.7）；惊恐发作出现在恐惧刺激的背景下（F.8）；以及最近的 1 个月内至少有过 1 次惊恐发作；那么应该考虑该标注。注意，DSM-5 中没有对时间范围或频率的要求，但 SCID-5 增加了 1 个月的时间范围，以使本标注有可操作性。

11.10.5 目前和既往广泛性焦虑障碍的评估（F.25—F.36）

和持续性抑郁障碍的情况一样，首先评估目前广泛性焦虑障碍（最近 6 个月）。只有不符合目前广泛性焦虑障碍的诊断标准或者对目前广泛性焦虑障碍的扫描问题（S6 或 F140）评估为“1”（即在最近几个月内，你是否在很多时候感到焦虑和担心?）且既往广泛性焦虑障碍扫描问题（S7 或 F165）评估为“3”的情况下，才评估既往广泛性焦虑障碍。

诊断标准 A——多数日子里对诸多事件或活动存在过分的焦虑和担心。针对该诊断标准的 3 个亚成分提供了独立的问题，所有的评估均为“3”才能将这一诊断标准评估为“3”。首先，焦虑和担心不仅仅集中在 1 或 2 个事件上，而是涉及了一系列的事件。举例来说，一个人担心他配偶和子女的健康和安全、他的经济状况、可能约会迟到、没有足够的时间完成项目、聚会穿什么衣服、工作是否岌岌可危以及水里是否有水母。第二，焦虑和担心必须是“过度的”，也就是说，焦虑和担心的强度、持续时间或频率超出了预期事件的实际可能性或影响（例如，调查对象沉浸在自己 30 岁的配偶会死于心脏病发作的担心之中，尽管后者除了轻度的胆固醇升高并没有其他躯体疾病）。最后，焦虑和担心必须在最近 6 个月内的多数日子里出现。

诊断标准 B——难以控制的担心。认识到担心是过度的，存在这类问题的个体会经常告诉自己要停止担心，试着想想其他事情，但发现自己不可避免地回到当时沉浸的担忧中。

诊断标准 C——6 项症状中至少有 3 项。注意，像广泛性焦虑本身，这些症状中的一部分必须在至少 6 个月时间段的“多数日子里”存在。

诊断标准 D——引起有临床意义的痛苦或损害。这一诊断标准帮助我们在广泛性焦虑障碍有临床意义的焦虑和“正常”的焦虑之间设定了界限。只有焦虑和担心足够严重并引起了显著的痛苦或功能损害时，才能认为它们有临床意义。

诊断标准 E——并非由于一般躯体疾病所致或物质/药物所致。必须考虑并排除一般躯体疾病和物质/药物作为焦虑的病因，若未排除这些病因,则要诊断由于其他躯体疾病所致的焦虑障碍或物质/药物所致的焦虑障碍。记住要仔细评估咖啡因的摄入情况，还要记住各种食物、饮料和非处方药都含有咖啡因，例如，头痛药。可跳至本书第 10 章“一般躯体疾病和物质/药物病因与原发障碍的鉴别”，参考有关如何使用这条诊断标准的综合讨论以及如何评估由于其他躯体疾病所致的焦虑障碍或者物质/药物所致的焦虑障碍的诊断标准。

诊断标准 F——不能用其他精神障碍来更好地解释。焦虑和担心是许多精神障碍的重要组成部分。只有在焦虑的其他症状和担心的焦点并非其他精神障碍的一部分时，才适合诊断广泛性焦虑障碍。例如，有突出社交焦虑的个体沉浸于在社交场合里感到尴尬的担心中，如果他同时还有对健康、财务和其他非社交问题的担心，才可能另外诊断广泛性焦虑障碍。

广泛性焦虑障碍的标注

伴惊恐发作：如果有过惊恐发作的病史(F.1—F.2)；从未符合惊恐障碍的诊断标准（F.3—F.7)；惊恐发作出现在广泛性焦虑和担心的背景下（F.8)；以及最近的 1 个月内至少有过 1 次惊恐发作；那么应该考虑该标注。注意，DSM-5 中没有对时间范围或频率的要求，但 SCID-5 增加了 1 个月的时间范围，以使本标注有可操作性。

11.10.6 目前分离焦虑障碍的评估（可选；F.37—F.41)

分离焦虑障碍以与个体依恋对象分离时出现过度的害怕和焦虑，再加上对分离的回避为特点。目前分离焦虑障碍（最近 6 个月）是一个可选评估的障碍,检查者需要根据条目 F189 确定是继续评估该障碍还是跳至其他特定/未特定焦虑障碍的评估。

分离焦虑障碍的扫描问题背离了诊断标准的将扫描问题基于所扫描障碍的首条诊断标准的 SCID 操作（例如，问题“在最近几个月内，你是否在很多时候感到焦虑和担心?”扫描的是广泛性焦虑障碍的诊断标准 A)。这种方法只适用于一元性诊断标准集，对首个诊断标准的否定评估会排除整个障碍。因为分离焦虑障碍以多元性诊断标准为开始（即要求 8 个分离焦虑的条目中至少有 3 个，因此，不能用一个条目来排除障碍的存在)，所以扫描问题涉及整个障碍——即“在最近 6 个月内，从（6 个月前）至今，你是否特别担心与你依恋的人分开，例如，你的父母、孩子或伴侣?”如果这个扫描问题的评估为“1”，检查者跳至其他特定/未特定焦虑障碍的评估。

评估开始是跟随扫描问题继续评估调查对象最担心与之分离的人是谁。当询问后续问题评估分离焦虑障碍的诊断标准时，检查者应该用这个依恋对象代替“主要依恋对象”一词。举例来说，如果调查对象表示他最担心与他妻子分离，那么第一个问题应该这样询问：“在最近 6 个月内，从（6 个月前）至今，当你想到要与妻子分离或你要离开家时，你会感到不安吗?”

诊断标准 A——对分离产生与发育阶段不相称的和过度的害怕或焦虑。对于诊断标准 A 的 8 个条目的每一个，检查者必须确定害怕或焦虑既是与其发育阶段不相称的又是过度的。在评估成人分离焦虑的挑战是判断害怕是不是“过度的”，因为害怕或焦虑“与发育阶段不相称的”的要求只与年幼儿童的评估相关，他们的害怕可能实际上是与发育阶段相称的。与爱的人分离出现一些痛苦也在正常范围之内。只有当痛苦的程度和持续时间在既定的情况之下明显是“过度的”，该诊断标准才应该评估为“3”。举例来说，在预期独生子女离家上大学时，出现一定程度的家长焦虑是正常的；而当孩子每天早上离家去本地学校上学时都感到害怕和焦虑就明显是过度的了。同理，如果配偶住院要做开心手术，调查对象担心其配偶去世是正常的，而当配偶身体相当健康时，还每天表现出配偶会去世的担心就足以评估为“3”了。

诊断标准 A(4)——因害怕分离，持续表现不愿或拒绝出门、离开家、去上学、去工作或去其他地方。这个条目提供了两个问题，一个重点放在一般性地不愿离家，另一个重点放在不愿去工作、去上学或去其他地方。在这两种情况下，跟进的问题均是确认拒绝的原因是害怕与依恋对象分离或害怕离开家。

诊断标准 A(5)——持续的和过度的害怕或不愿在家或其他场合中独处或与主要依恋对象分开。该诊断标准涉及两个场景，均可能出现对独处或依恋对象不在的担心。有些个体独自在家或者依恋对象不在的时候会变得非常焦虑。其他个体则可能在与依恋对象出门（例如，去购物中心）并与依恋对象分离的情况下出现焦虑（例如，依恋对象走进了一家商店，而调查对象并不知道是哪一家）。

诊断标准 B——害怕、焦虑或回避持续存在。在大多数情况下，6 个月的病程已经是确立了的，因为在扫描问题和诊断标准 A 条目的问题中都以 6 个月的时间范围为目标。

诊断标准 C——障碍引起有临床意义的痛苦或损害。在整个 SCID-5 中，像这里，有临床意义通过询问一个开放式问题来评估，以确定分离焦虑对调查对象生活的影响。跟进的问题是可选的，具体涉及可能受到了分离焦虑症状影响的各个功能领域。只有根据调查对象的回答仍不清楚症状是否影响到了功能时，才需要询问这些问题。

大多数可能的分离焦虑障碍的诊断成立与否就在这一诊断标准。如果看起来分离焦虑可能没有临床意义，熟练的 SCID 检查者可能选择直接跳至该诊断标准的评估。

诊断标准 D——不能用其他精神障碍来更好地解释。该诊断标准类似于广场恐惧症的诊断标准 I，用来提醒检查者要考虑症状是否更适合作为另一种也以焦虑和回避为特点的精神障碍的一部分。举例来说，像罹患分离焦虑障碍的个体一样，一些罹患孤独症谱系障碍个体可能拒绝出门。然而，在孤独症谱系障碍中，拒绝出门是特征性的、过度的拒绝改变的一个表现，并不像分离焦虑障碍中的担心与依恋对象分离。

分离焦虑障碍的标注

伴惊恐发作：如果有过惊恐发作的病史(F.1—F.2)；从未符合惊恐障碍的诊断标准（F.3—F.7）；惊恐发作出现在担心与依恋对象分离的背景下（F.8）；以及最近的 1 个月内至少有过 1 次惊恐发作；那么应该考虑该标注。注意，DSM-5 中没有对时间范围或频率的要求，但 SCID-5 增加了 1 个月的时间范围，以使本标注有可操作性。

11.10.7 其他特定/未特定焦虑障碍的评估（F.42—F.46）

如果存在焦虑障碍的特征性症状，但不符合惊恐障碍、广场恐惧症、社交焦虑障碍、特定恐惧症、广泛性焦虑障碍、分离焦虑障碍以及适应障碍伴焦虑或适应障碍伴混合性焦虑和抑郁心境的诊断标准，则应该考虑其他特定/未特定焦虑障碍。在 DSM-5 中文版中定义其他特定/未特定焦虑障碍的段落（第 225 页）已在 SCID 中被改编为一组五项的评估，讨论如下：

焦虑障碍的特征性症状。该分类针对的临床表现包括不完全符合惊恐障碍、广场恐惧症、社交焦虑障碍、特定恐惧症、广泛性焦虑障碍、分离焦虑障碍（在 F 模块中诊断）以及适应障碍伴焦虑或适应障碍伴混合性焦虑和抑郁心境（二者均在 L 模块中诊断）诊断标准的焦虑、担心、害怕或与害怕相关的回避的症状。注意，排除适应障碍伴焦虑或适应障碍伴混合性焦虑和抑郁心境的内容在 DSM-5 中被错误地遗漏了，在 SCID-5 的这个地方给予了恢复。鉴于截至此时的 SCID 尚未进行适应障碍的诊断，如果后来诊断标准符合适应障碍伴焦虑或适应障碍伴混合型焦虑和抑郁心境，那么检查者需要返回此处，修改评估。

症状引起有临床意义的痛苦或损害。该条目明确了所有 DSM-5 其他特定分类必须符合的基本要求，即症状必须足够严重以致对调查对象生活造成了不良影响。

并非由于一般躯体疾病所致或物质/药物所致。相关的两个条目要求检查者去考虑并排除一般躯体疾病和物质/药物作为焦虑症状的病因，在这种情况下要诊断由于其他躯体疾病所致的焦虑障碍或者物质/药物所致的焦虑障碍。注意，DSM-5 对其他特定（及未特定）焦虑障碍的描述并没有具体规定应排除一般躯体疾病或物质/药物的病因。SCID-5-RV 中增加了排除这些病因的规定，以确保由于一般躯体疾病所致的或物质/药物所致的阈下临床表现能被恰当地诊断。可跳至本书第 10 章“一般躯体疾病和物质/药物病因与原发障碍的鉴别”，参考有关如何使用这条诊断标准的综合讨论以及如何评估由于其他躯体疾病所致的焦虑障碍或者物质/药物所致的焦虑障碍的诊断标准。

标明症状表现的类型

这里包含了可以给予“其他特定”命名的 DSM-5 中临床表现的前 2 个示例（后两个文化相关的综合征示例没有在此列出），并补充了 1 个增补的 SCID 特定示例（无法明确为原发性或继发性焦虑障碍）。对这些示例没有涵盖的焦虑表现，可使用“其他”的说法，在这种情况下，检查者应记录不符合某个焦虑障碍诊断标准的特定原因。对没有足够信息进行更具体诊断的临床表现，应记录为“未特定”的类型。

11.11 G 模块：强迫及相关障碍

G 模块评估目前和终身强迫症以及 3 个新加入 DSM-5 和 SCID-5 的诊断：其他特定/未特定强迫及相关障碍、由于其他躯体疾病所致的强迫及相关障碍以及物质/药物所致的强迫及相关障碍。它也包含了 4 种可选障碍：囤积障碍、躯体变形障碍、拔毛癖（拔毛障碍）以及抓痕（皮肤搔抓）障碍。

11.11.1 强迫症的评估（G.1—G.9）

强迫症的评估开始是 4 个独立的扫描问题：3 个（**G2** 或 **G3—G5**）用来扫描强迫症个体经历的各种类型的强迫思维，1 个（**G10** 或 **G11**）用来扫描强迫行为。第一个问题扫描**强迫思维**（在你一生的任何时候，你是否被一些想法所烦扰，即使你不愿去想,但它们还是不断出现，例如，反复想到暴露于细菌或尘土，或者需要所有的东西以特定的方式排列起来?）；第二个问题扫描**强迫表象**（在你一生的任何时候,是否有一些你并不希望的画面突然出现在你的大脑里，例如，暴力或恐惧的场景，或者与性相关的事情?）；第三个问题扫描**强迫冲动**（在你一生的任何时候，你是否反复有做某些事的冲动，即使你不愿去想，但这些冲动还是不断出现，例如，去伤害一个你爱的人的冲动?）。强迫行为的扫描问题在 SCID-5 中的位置是独特的，它与相关的诊断标准放在 G.3 页，没有与强迫思维的扫描问题放在一起。

注意，因为一些强迫症个体不愿意在访谈早期就向检查者坦诚自己的强迫思维或强迫行为，所以如果扫描模块的3个强迫思维扫描问题均评估为“1”或强迫性行为的扫描问题评估为“1”，在提示存在强迫思维或强迫行为的情况下（例如，如果调查对象最初给了一个模棱两可的答案），检查者应当考虑重复扫描问题。

诊断标准 A：*强迫思维（1）——反复的和持续性的想法、冲动或表象*。强迫思维的定义是，在该紊乱期间的某些时间感受到侵入性的和不想要的想法、冲动或表象。调查对象对这些想法、冲动或表象的感受可能会随着病程进展而改变；因此，DSM 包含了短语“在这次紊乱的某些时间段内”。最常见的诊断问题是鉴别真正的强迫思维和其他反复出现的痛苦想法，例如，对现实问题的过度担忧、抑郁的思维反刍以及妄想。强迫思维有侵入性、不合时宜和“自我失调”的特点，对调查对象来说是不同的体验且比广泛性焦虑障碍的特征性担心或先占观念更为奇怪。调查对象开车时反复出现的、侵入性的和触发焦虑的想法——在没有意识到的情况下撞倒了一个小孩子，就是一种强迫思维的例子。一个调查对象用了同样多的时间担心自己的退休，则更可能是广泛性焦虑障碍的一种表现。与强迫思维不同，抑郁的思维反刍和妄想一般不会被认为是侵入性的或不合时宜的，即使调查对象意识到担心是过度的，并试图停止去想它，但调查对象仍认为那是一个合理的关注点。

在鉴别诊断特别困难的情况下，记住强迫思维和强迫行为通常同时出现可能会有帮助（事实上，根据 DSM-Ⅳ强迫症的现场试验，90%以上的时候如此）。因此，在试图鉴别强迫症的强迫思维和其他反复出现的想法时，关键点可能在于是否还同时存在强迫行为。跟进问题询问了这些想法、冲动或表象是否令人不安。诊断标准的这一方面（引起显著的焦虑或痛苦）实际上不是一项要求，因为诊断标准明确地提出了“大多数个体”会出现焦虑或痛苦。如果想法、冲动或表象**没有**引起焦虑或痛苦，这并不能排除强迫思维的诊断；然而，出现焦虑或痛苦会增强判断存在强迫思维而非其他种类的反复性想法的信心。

强迫思维 (2)——试图忽略、压抑或中和。强迫思维的另一个显著特征是，个体通过积极的尝试以忽略或压抑想法（例如，有被污染强迫思维的个体会回避已知的触发因素，像脏东西）或通过做一个强迫行为来中和这一想法，试图减少与想法、冲动或表象相关的焦虑或痛苦。

强迫行为 (1) 和 (2) ——重复的行为或精神活动。强迫行为与其他形式的重复行为之间的鉴别是潜在的行为动机：强迫行为是为了减少或预防与强迫思维相关的焦虑（例如，洗手缓解了被污染的强迫思维所诱发的焦虑；重复地祈祷 36 遍整是为了抵消强迫性淫秽想法所导致的痛苦)。确定行为旨在降低强迫思维所伴随的焦虑，对鉴别强迫行为和其他重复的行为（例如，抽搐和刻板行为）是非常有帮助的。最常见的强迫行为有洗手、反复触摸或反复拿起和放回物体，或者精神活动，例如，计数或反复重复字词或短语。

对应于诊断标准第二部分的问题 ["你要做多少次（强迫行为)? 你做（强迫行为）这么多次是否真有必要?"] 旨在帮助检查者确定是否“重复的行为或精神活动与所希冀中和或预防的事件或情境缺乏现实联系，或者明显是过度的”。这两个问题所评估的内容必须同时存在，才能算作符合该诊断标准。即使要询问调查对象本人是否认为该行为“真有必要”，但行为或精神活动是否有现实联系，或者是否过度，最终要交给检查者来判断。

若无强迫思维或强迫行为的跳转指导语。只有在符合诊断标准 A 的情况下，检查者才需继续进行诊断标准 B 的评估。因此，如果根据扫描模块三个强迫思维问题和一个强迫行为问题的筛选或者 G 模块单独的评估，确定从未出现过任何强迫思维或强迫行为，检查者可跳至囤积障碍的可选评估 (G.10)。

诊断标准 B——有临床意义。这一诊断标准要求强迫思维或强迫行为有临床意义。注意，标准的 DSM-5 有临床意义诊断标准也包含一个短语，允许在强迫思维或强迫行为是“耗时的（例如，每天消耗 1 小时以上)”的情况下符合诊断标准。即使面对调查对象对行为明显缺乏担心或进行否认或者辩解说它是有用的，检查者仍可利用这一耗时标准判断损害是否存在。

诊断标准 C——并非由于一般躯体疾病所致或物质/药物所致。该条目指导检查者去考虑并排除一般躯体疾病或物质/药物作为强迫思维或强迫行为的病因，在这种情况下，要诊断由于其他躯体疾病所致的强迫及相关障碍或物质/药物所致的强迫及相关障碍。(这样的病因相当罕见。) 可跳至本书第 10 章“一般躯体疾病和物质/药物病因与原发障碍的鉴别”，参考有关如何使用这条诊断标准的综合讨论以及如何评估由于其他躯体疾病所致的强迫及相关障碍或者物质/药物所致的强迫及相关障碍的诊断标准。

诊断标准 D——不能用其他精神障碍来更好地解释。如果认为重复的想法或行为是其他精神障碍的特征，不应在诊断其他精神障碍的同时另外再诊断强迫症。DSM-5 的诊断标准将其他障碍的许多症状作为例子列了出来，这些症状均不符合强迫症诊断标准 A 对强迫思维是“侵入性的和不想要的”的要求。举例来说，一名神经性厌食患者专注于测量她所吃食物的确切卡路里值，她可能只会同意这是过度的，但不会认为这是侵入性的和不想要的。当然，患有神经性厌食并不能让人免患强迫症；神经性厌食调查对象也可以有与进食障碍无关的洗手仪式，这时可以给予两个诊断。

强迫症时序的评估

强迫症诊断标准评估至此的重点还放在终身强迫症的评估。强迫症时序部分用来确定目前是否符合强迫症的诊断标准（即最近 1 个月），若不符合，那么自从调查对象最后有强迫症的症状至今有多长时间了。SCID-5 并不需要重复评估目前 1 个月内强迫症的每条诊断标准，它只要求明确以下内容：最近 1 个月内是否存在强迫思维或强迫行为（诊断标准 A）；以及最近 1 个月内强迫思维或强迫行为是否是耗时的或者导致了显著的痛苦或功能损害（诊断标准 B）。

目前强迫症的标注

目前自知力水平： 很多强迫症个体有功能不良的信念，例如，相信有一种被禁止的想法与按照它行动同样糟糕。鉴于强迫症个体对于自身强迫症状背后的信念的准确性有着不同程度的自知力，DSM-5 提供了目前自知力水平的标注，在 SCID-5 中的操作定义为最近 1 周自知力的平均水平。

当使用该标注时，有必要从强迫症个体所具有的诸多功能不良的信念中选择一个信念进行评估。因此，SCID-5 开始就会询问调查对象，在可能会发生可怕的事件的信念中，哪一个是最令其不安的。一旦确定了这点，检查者接着询问调查对象："总体来说，在最近 1 周内，你有多坚信你刚才描述的可怕事情会发生（例如，承认的有可怕后果的强迫信念）?" 如果个体认为强迫症的信念肯定或很可能不是真的，或者它们也许是或也许不是真的（例如，个体相信如果不检查炉子 30 次，房子肯定不会、可能不会，或者也许会或也许不会被烧毁）则为伴良好或一般的自知力（评估为"1"）。如果个体认为强迫症的信念很可能是真的（例如，个体相信如果不检查炉子 30 次，房子很可能会烧毁），则为伴差的自知力（评估为"2"）。如果个体完全确信强迫症信念是真的（例如，个体确信不检查炉子 30 次，房子肯定就会烧毁），则为伴缺乏自知力/妄想信念（评估为"3"）。对于强迫症症状与会产生可怕后果的信念无关的强迫症案例，则评估为"4"(不适用)。

伴惊恐发作： 如果有过惊恐发作的病史(F.1—F.2)；从未符合惊恐障碍的诊断标准（F.3—F.7)；惊恐发作出现在因强迫信念或强迫行为而焦虑的背景下（F.8)；以及最近的 1 个月内至少有过 1 次惊恐发作；那么应该考虑该标注。注意，DSM-5 中没有对时间范围或频率的要求，但 SCID-5 增加了 1 个月的时间范围，以使本标注有可操作性。

与抽动症相关： 该标注标明目前或既往有抽动障碍史。

11.11.2 囤积障碍的评估（可选；G.10—G.15)

囤积障碍是一个可选评估的障碍，检查者需要根据条目 G35 确定是继续评估该障碍还是跳至躯体变形障碍的评估。

诊断标准 A——持续地难以丢弃或放弃物品，不管它们的实际价值如何。 为了确定这种困难是"持续地"，检查者询问调查对象"这种情况持续了多久?"。虽然对术语"持续地"没有确切的定义，根据 DSM-5，它旨在表明一种长期存在的困难，而非可能会导致过度杂乱的相对短暂的生活境遇，例如，继承遗产。丢弃物品困难指的是各种形式的丢弃，包括扔掉、卖掉、赠送或者再利用。参考 DSM-5 中文版（DSM-5 中文版，第 240 页）的描述：

> 最常见的积攒物品为报纸、杂志、旧衣服、袋子、书、信件和文件，但事实上任何物品都可被积攒。这些物品的性质并不限于大多数的其他人认为没有价值或价值有限的物品。很多个体也收集并积攒大量的有价值物品，但是经常发现它们与其他不太有价值的物品成堆地混在一起。

诊断标准 B——这种困难是由于感到积攒物品的需要以及与丢弃它们相关的痛苦。该诊断标准的第一部分重点放在确定个体在有意地积攒物品，与其他障碍（例如，重性抑郁障碍或精神分裂症）中出现的被动积攒物品正好相反。通常，个体为这些困难给出主要理由是认为这些物品的实用或美学价值，或者是对物品有强烈的情感依恋。一些个体感觉要为他们的物品的命运负责，往往不遗余力地避免浪费。害怕丢失重要信息的情况也常见。该诊断标准的第二部分重点放在有囤积障碍的个体在由他们自己或别人移除物品时体验到痛苦。

诊断标准 C——物品的堆积导致了使用中的生活区域拥挤和杂乱，且显著地影响了其用途。该诊断标准确定物品的堆积是如此严重，以至无法正常地使用生活区域。DSM-5 正文的例子包括因为杂乱以至不能在厨房烹调、在床上睡觉或者无法在椅子上坐。DSM-5 正文将**杂乱**定义为“一大堆不相干的或者关联很小的物品杂乱无章地一起堆在作其他用途的空间（例如，桌面、地板、过道）”(DSM-5 中文版，第 240 页)。该诊断标准还强调家中“使用中的”生活区域，而不是相对周边的区域，例如，车库、阁楼或地下室，有时没有囤积障碍的个体也会在家里的这些区域堆满杂物。在一些情况下，生活区域可能并不杂乱，这是因为第三方（例如，家人、清洁人员、当地政府）的干预。因此，SCID 在第一个问题的否定回答之后跟进询问“只是因为你的家人或别人清除了你的东西吗?”

囤积障碍与正常的收集行为有着明显的差异，后者是有序的和系统的，即便在某些情况下所收集物品的实际数量与囤积障碍个体积攒的数量相近。正常的收集行为不会产生囤积障碍特有的杂乱。

诊断标准 D——囤积引起有临床意义的痛苦或损害。在整个 SCID-5 中，像这里，有临床意义通过询问一个开放式问题来评估，以确定囤积症状对调查对象生活的影响。补充的跟进问题是可选的，具体涉及可能受到了囤积症状影响的各个功能领域。只有根据调查对象的回答仍不清楚症状是否影响到了功能时，才需要询问这些问题。注意，增加了许多囤积特有的问题——例如，“你的生活区域是否堆满了东西，以至对你或与你一起住的人来说都不安全了？（例如，存在火灾隐患，或者有严重的霉菌、老鼠或虫子问题?”)。

诊断标准 E——并非由于一般躯体疾病所致。该条目指导检查者去考虑并排除一般躯体疾病作为强迫思维或强迫行为的病因，在这种情况下要诊断由于其他躯体疾病所致的强迫及相关障碍。注意，与整个 SCID-5 中类似的诊断标准不同的是，囤积障碍不包括排除物质/药物使用作为病因，因为尚不知道物质/药物会导致囤积行为。可跳至本书第 10 章“一般躯体疾病和物质/药物病因与原发障碍的鉴别”，参考有关如何使用这条诊断标准的综合讨论以及如何评估由于其他躯体疾病所致的强迫及相关障碍的诊断标准。

诊断标准 F——不能用其他精神障碍来更好地解释。囤积症状，特别是物品的堆积可能出现在其他精神障碍的背景之下（例如，由于重性抑郁障碍的精力下降，未能扔掉东西所致的结果）。在这种情况下不应当诊断囤积障碍。

囤积障碍时序的评估

囤积障碍诊断标准评估至此的重点还放在终身囤积障碍的评估。囤积障碍时序部分用来确定目前是否符合囤积障碍的诊断标准（即最近 1 个月），若不符合，那么自从调查对象最后有囤积障碍的症状至今有多长时间了。SCID-5 并不需要重复评估目前 1 个月内囤积障碍的每条诊断标准，它只要求明确以下内容：是否存在持续地难以丢弃或放弃物品（诊断标准 A），物品堆积是否达到了影响使用中生活区域的程度（诊断标准 C），以及它是否引起有临床意义的痛苦或损害（诊断标准 D）。

目前囤积障碍的标注

伴过度收集： 该标注适用于丢弃物品困难同时伴有过度购物、收集免费物品（例如，传单、被他人丢弃的物品）以及偷窃的情况。考虑收集物品的行为是否“过度”在于临床判断，应该考虑收集的物品是否是需要的以及是否有足够的空间储藏它们。

目前自知力水平： 该标注反映个体对自己囤积相关信念和行为（关于丢弃物品困难、杂乱或过度收集）问题性质的认识程度。鉴于这种自知力会随着时间推移而波动，这里是指在最近 1 周内个体对于自己信念或行为问题性质自知力的平均水平。如果个体意识到他们的囤积信念和行为是有问题的，则为伴良好或一的般自知力（评估为“1”）；如果尽管存在相反的证据，个体仍几乎确信囤积信念和行为是没有问题的，则为伴差的自知力（评估为“2”）；如果尽管存在相反的证据，个体仍完全确信囤积信念和行为是没有问题的，则为伴缺乏自知力/妄想信念（评估为“3”）。

伴惊恐发作： 如果有过惊恐发作的病史(F.1—F.2)；从未符合惊恐障碍的诊断标准（F.3—F.7）；惊恐发作出现在囤积的背景下（F.8）；以及最近的 1 个月内至少有过 1 次惊恐发作；那么应该考虑该标注。注意，DSM-5 中没有对时间范围或频率的要求，但 SCID-5 增加了 1 个月的时间范围，以使本标注有可操作性。

11.11.3 躯体变形障碍的评估（可选；G.16—G.19）

躯体变形障碍是一个可选评估的障碍，检查者需要根据条目 G58 确定是继续评估该障碍还是跳至拔毛癖的评估。

诊断标准 A——具有 1 个或多个感知到的外貌缺陷或瑕疵的先占观念。个体感知到的外貌缺陷或瑕疵在别人看来是观察不到的或者看起来微小的。该诊断标准包含了 3 个组成部分，必须由检查者确定为都存在，才可评估为“3”：1）存在调查对象外貌的某个方面有瑕疵或缺陷的信念；2）事实上那些感知到的外貌瑕疵在别人看来是观察不到的或者看起来微小的；3）事实上个体专注于这种观念。扫描问题中只涉及了第一个组成部分（“在你一生的任何时候,你是否非常担心你的外貌或者身体的一个或多个部位看起来有缺陷?”)。第二个组成部分最好是由检查者实际看看那些假定有缺陷的身体部位进行确定，以便能够判断它是不是根本观察不到的或者只是微小的。然而，调查对象可能谈论的是既往的问题；可能羞于将该身体部位的外表展示给检查者；或者这个部位在一个不易查看或过于私密的地方。在这种情况下，检查者需根据调查对象对于假定的缺陷的描述和对诸如“别人注意到这一点了吗？他们说什么了?”问题的回答做出临床判断。最后，检查者通过询问调查对象两个问题来评估调查对象是否专注其中：第一个问题只是简单地询问调查对象花多少时间来想这个缺陷，需要利用临床判断来确定时间的长短是否构成了“专注”。第二个问题直接询问调查对象是否花了比他（她）应该花费的更多的时间去想它，这也足以构成“专注”。

对于身体外貌最常见的担心集中在脸部或头部的形状、大小或者其他方面（例如，头发稀疏、痤疮、皱纹、疤痕、血管纹、面色苍白或发红、肿胀、面部不对称或不成比例、面部毛发过多）。然而，身体的其他部位也可以是注意和不满的焦点（例如，生殖器、乳房、臀部、腹部、手臂、手、脚、腿、髋部、肩部、脊柱、更大的身体部分或整个体型）。

诊断标准 B——作为对外貌担心的反应而出现重复的行为或精神活动。诊断标准 B 的表现可以是精神活动形式，例如，调查对象对比自己与别人身体某部分的外观；还可以是重复的行为，例如，调查对象反复地照镜子去看自己身体某部位的样子，花很多时间试图去修复或掩盖缺陷（例如，通过化妆、穿着、发型、拔毛或搔抓皮肤、求助于整形手术、过度锻炼或举重），或者调查对象一再寻求别人对其身体部位的肯定。注意，这些精神活动或行为的表现只需要在“此障碍病程中的某些时间段”发生过。

诊断标准 C——先占观念引起有临床意义的痛苦或损害。与整个 SCID-5 评估有临床意义的条目一样，检查者开始会询问一个开放式问题以确定感知到缺陷的先占观念对调查对象生活的影响。补充的跟进问题是可选的，具体涉及可能受到了外貌先占观念影响的各个功能领域。只有根据调查对象的回答仍不清楚症状是否影响到了功能时，才需要询问这些问题。注意，增加了一些躯体变形障碍特有的问题［例如，“你因为（躯体变形障碍症状）而回避过亲密关系吗?”］。

诊断标准 D——不能用进食障碍来更好地解释。很多患有进食障碍的个体对自己的外貌不满意，重点集中在体脂和体重上。对于这样的个体，在除了体脂和体重之外，仍然对身体外貌方面存在先占观念的情况下，才可以考虑躯体变形障碍的诊断。另一方面，只有个体在没有进食障碍但他们对外貌的担心集中在体脂上时，才可诊断为躯体变形障碍。

躯体变形障碍时序的评估

躯体变形障碍诊断标准评估至此的重点还放在终身躯体变形障碍的评估。躯体变形障碍时序部分用来确定目前是否符合躯体变形障碍的诊断标准（即最近 1 个月），若不符合，那么自从调查对象最后有躯体变形障碍的症状至今有多长时间了。SCID-5 并不需要重复评估目前 1 个月内躯体变形障碍的每条诊断标准，它只要求明确以下内容：在最近 1 个月内是否具有感知到外貌缺陷的先占观念（诊断标准 A）；以及它是否引起有临床意义的痛苦或损害（诊断标准 C）。

目前躯体变形障碍的标注

目前自知力水平：该标注反映个体认为他们的躯体变形障碍信念（例如，“我看上去变形了”）是真实的确信程度。鉴于这种自知力会随着时间推移而波动，这里是指在最近 1 周内个体对于自己躯体变形障碍信念自知力的平均水平。如果个体意识到他们的躯体变形障碍的信念肯定或很可能不是真的，或者它们可能是或可能不是真的，则适合标注伴良好或一般的自知力（评估为“1”）；如果个体认为自己的躯体变形障碍的信念很可能是真的，则适合标注伴差的自知力（评估为“2”）；如果个体完全确信躯体变形障碍的信念是真的，则适合标注伴缺乏自知力/妄想信念（评估为“3”）。

伴肌肉变形： 个体有认为自己的体格太小或肌肉不够发达的先占观念。即使个体也有身体其他部位的先占观念，也应使用此标注，经常就是这种情况。

伴惊恐发作： 如果有过惊恐发作的病史（F.1—F.2）；从未符合惊恐障碍的诊断标准（F.3—F.7）；惊恐发作出现在有躯体变形的先占观念的背景下（F.8）；以及最近的 1 个月内至少有过 1 次惊恐发作；那么应该考虑该标注。注意，DSM-5 中没有对时间范围或频率的要求，但 SCID-5 增加了 1 个月的时间范围，以使本标注有可操作性。

11.11.4 拔毛癖（拔毛障碍）的评估（可选；G.20—G.24）

拔毛癖（拔毛障碍）是一个可选评估的障碍，检查者需要根据条目 G76 确定是继续评估该障碍还是跳至抓痕障碍的评估。

诊断标准 A——拔毛发导致毛发缺失。该诊断标准包含 2 个组成：1）必须存在反复发作性的拔毛发，以及 2）拔毛发必须导致毛发的缺失。因为一些人使用广泛分散的方式拔毛发（即从整个部位单根地拔毛发），所以毛发的缺失可能不是明显可见。根据 DSM-5（DSM-5 中文版，第 243—244 页），拔毛发可能出现在毛发生长的任何身体区域。最常见的部位是头皮、眉毛和眼睑；较少见的部位是腋窝、面部、阴部和肛周区域。拔毛发的部位可能随时间变化。拔毛发可能在一天中分散地以短暂发作的形式出现，也可能以不那么频繁但更持久的周期出现，可以持续数小时。一些个体尝试隐藏毛发缺失或伪装（例如，使用化妆、围巾或假发）。如果纯粹因为美容的原因而拔毛发则是正常的，仅有这样的行为只能够评估为“1”。

诊断标准 B——试图减少或停止拔毛发。为符合这一诊断标准，调查对象必须有过反复地试图减少或停止拔毛发。

诊断标准 C——拔毛引起了有临床意义的痛苦或损害。与整个 SCID-5 评估有临床意义一样，检查者开始会询问一个开放式问题以确定拔毛发的症状对调查对象生活的影响。跟进问题是可选的。只有根据调查对象的回答仍不清楚症状是否影响到了功能时，才需要询问这些问题。

诊断标准 D——拔毛发或毛发减少不是由于其他躯体疾病所致（例如，皮肤病）。如果拔毛发或毛发减少归因于一般躯体疾病（例如，皮肤感染或其他皮肤病），则不能诊断拔毛癖。

诊断标准 E——不能用其他精神障碍来更好地解释。如果拔毛发能够用其他精神障碍来更好地解释（例如，躯体变形障碍中试图改善感知到的外貌缺陷或瑕疵，或在精神病性障碍中作为对妄想或幻觉的反应），则不能诊断拔毛癖。

拔毛癖时序的评估

拔毛癖诊断标准评估至此的重点还放在终身拔毛癖的评估。拔毛癖时序部分用来确定目前是否符合拔毛癖的诊断标准（即最近 1 个月），若不符合，那么自从调查对象最后有拔毛癖的症状至今有多长时间了。SCID-5 并不需要重复评估目前 1 个月内拔毛癖的每条诊断标准，它只要求明确以下内容：在最近 1 个月内是否存在拔毛发（诊断标准 A）；调查对象是否试图减少或停止拔毛发（诊断标准 B），以及它是否引起有临床意义的痛苦或损害（诊断标准 C）。

11.11.5 抓痕（皮肤搔抓）障碍的评估（可选；G.25—G.30）

抓痕（皮肤搔抓）障碍是一个可选评估的障碍，检查者需要根据条目 G95 确定是继续评估该障碍还是跳至其他特定/未特定强迫及相关障碍的评估。

诊断标准 A——反复搔抓皮肤而导致皮肤损伤。该诊断标准要求调查对象目前搔抓自己皮肤（例如，用指甲、镊子、大头针或其他物品），导致可见的损伤，通常是由于划痕、溃疡、结痂或感染。最常见的搔抓部位为面部、胳膊及双手，但是很多个体会搔抓多个身体部位。个体可能会搔抓健康皮肤、小的皮肤异常处、病损处，例如，粉刺或老茧，或者既往搔抓之后的结痂。虽然该诊断标准要求皮肤搔抓导致皮肤损伤，但是一些有该障碍的个体会试图隐藏这些损伤或伪装（例如，通过化妆或穿着）。

诊断标准 B——试图减少或停止搔抓皮肤。为符合这一诊断标准，调查对象必须有过反复地试图减少或停止搔抓皮肤。

诊断标准 C——搔抓皮肤引起了有临床意义的痛苦或损害。与整个 SCID-5 评估有临床意义的条目一样，检查者开始会询问一个开放式问题以确定搔抓皮肤的症状对调查对象生活的影响。补充的跟进问题是可选的，具体涉及可能受到了搔抓皮肤影响的各个功能领域。只有根据调查对象的回答仍不清楚症状是否影响到了功能时，才需要询问这些问题。

诊断标准 D——并非由于一般躯体疾病所致或者物质/药物所致。该条目指导检查者去考虑并排除一般躯体疾病或物质/药物作为搔抓皮肤的病因,在这种情况下，要诊断由于其他躯体疾病所致的强迫及相关障碍，或者物质/药物所致的强迫及相关障碍。可跳至本书第 10 章“一般躯体疾病和物质/药物病因与原发障碍的鉴别”，参考有关如何使用这条诊断标准的综合讨论以及如何评估由于其他躯体疾病所致的强迫及相关障碍或者物质/药物所致的强迫及相关障碍的诊断标准。

诊断标准 E——不能用其他精神障碍来更好地解释。如果搔抓皮肤能用其他精神障碍（例如，精神病性障碍中的妄想或触幻觉，躯体变形障碍中试图改善感知到的外貌缺陷或瑕疵，刻板运动障碍中的刻板动作，或者非自杀性自伤中的自伤行为）来更好地解释，则不能诊断抓痕障碍。

抓痕障碍时序的评估

抓痕障碍诊断标准评估至此的重点还放在终身抓痕障碍的评估。抓痕障碍时序部分用来确定目前是否符合抓痕障碍的诊断标准（即最近 1 个月），若不符合，那么自从调查对象最后有抓痕障碍的症状至今有多长时间了。SCID-5 并不需要重复评估目前 1 个月内抓痕障碍的每条诊断标准，它只要求明确以下内容：最近 1 个月内是否存在搔抓皮肤（诊断标准 A）；最近 1 个月内调查对象是否试图减少或停止搔抓皮肤（诊断标准 B）；以及最近 1 个月内它是否引起了有临床意义的痛苦或损害（诊断标准 C）。

11.11.6 其他特定/未特定强迫及相关障碍的评估（G.31—G.36）

如果存在强迫及相关障碍的特征性症状，但不符合强迫症、囤积障碍、躯体变形障碍、拔毛癖或抓痕障碍的诊断标准，则需要考虑其他特定/未特定强迫及相关障碍。在 DSM-5 中文版中定义其他特定/未特定强迫及相关障碍的段落（DSM-5 中文版，第 254 页）已在 SCID 中被改编为一组五项的评估。

强迫及相关障碍的特征性症状。该条目表明这个分类针对的是临床表现不完全符合强迫症（G 模块中诊断），或者囤积障碍、躯体变形障碍、拔毛癖或抓痕障碍（G 模块中可选诊断）诊断标准的强迫思维、强迫行为、外貌缺陷的先占观念、其他先占观念（例如，强迫性嫉妒）以及其他聚焦于躯体的重复行为（例如，啃指甲）。

症状引起有临床意义的痛苦或损害。该条目明确了所有 DSM-5 其他特定分类必须符合的基本要求，即症状必须足够严重以致对调查对象生活造成了不良影响。

并非由于一般躯体疾病所致或物质/药物所致。该条目要求检查者去考虑并排除一般躯体疾病和物质/药物作为强迫及相关障碍症状的病因,在这种情况下要诊断由于其他躯体疾病所致的强迫及相关障碍或者物质/药物所致的强迫及相关障碍。注意，DSM-5 对其他特定（及未特定）强迫及相关障碍的描述并没有具体规定应排除一般躯体疾病或物质/药物的病因。SCID-5-RV 中增加了排除这些病因的规定，以确保由于一般躯体疾病所致的或物质/药物所致的阈下临床表现能被恰当地诊断。可跳至本用户指南第 10 章“一般躯体疾病和物质/药物病因与原发障碍的鉴别”，参考有关如何使用这条诊断标准的综合讨论以及如何评估由于其他躯体疾病所致的强迫及相关障碍或者物质/药物所致的强迫及相关障碍的诊断标准。

标明症状表现的类型

这里包含了可以给予“其他特定”命名的 DSM-5 中临床表现的前 4 个示例,并补充了 1 个增补的 SCID 特定示例（无法明确为原发的或继发的强迫及相关障碍）。对这些示例无法涵盖的强迫及相关的临床表现，可使用“其他”的说法，在这种情况下，检查者应记录不符合某个强迫及相关障碍诊断标准的特定原因。对没有足够信息进行更具体诊断的临床表现，应记录为“未特定”类型。

11.12 H 模块：睡眠-觉醒障碍

H 模块评估睡眠-觉醒障碍，包含目前失眠障碍、目前嗜睡障碍以及物质/药物所致的睡眠障碍。

11.12.1 目前失眠障碍的评估（可选；H.1—H.6）

目前失眠障碍是一个可选评估的障碍，检查者需要根据条目 H1 确定是继续评估该障碍还是跳至嗜睡障碍的评估。SCID-5 对失眠障碍的评估只限于目前时段，是因为要求“主要”的主诉是对睡眠质量或数量的不满意，以及难以可靠地识别出既往 3 个月时间段的失眠障碍。鉴于最短 3 个月病程的要求，目前失眠障碍定义为在最近 3 个月存在。注意，诊断标准 F 故意放到了失眠障碍诊断标准的最后，因为诊断标准 F 评估为“?”还是“3”决定了失眠障碍的诊断是“临时的”还是“明确的”。

诊断标准 A——主要的主诉是对睡眠的不满意。诊断标准 A 的提问被分成两部分。第一部分涉及 DSM-5 对失眠是“主要的主诉”的要求，扫描问题询问睡眠问题是否为调查对象“特别关注的问题”。如果失眠不是调查对象所陈述主诉的重点，则该条目评估为“1”，检查者应该跳至嗜睡障碍的评估。诊断标准 A 提问的第二部分询问调查对象最近 3 个月以来睡眠困难的具体情况。检查者首先询问调查对象一些开放式问题，确定最近3个月期间典型的就寝时间和觉醒时间（例如：“你通常什么时候入睡？你每天早上最后一次醒来通常是什么时候?”）。紧随的是涉及 3 个诊断标准 A 亚成分的具体问题。DSM-5 中文版中关于失眠障碍的内容包括“附加的诊断标准有助于量化失眠的严重程度”(DSM-5 中文版，第 353 页)，然而，注意还提到了“这些量化标准虽然是主观的，只是为了阐释的目的而提出的”。根据 DSM-5 的正文（DSM-5 中文版，第 353 页），入睡困难定义为主观的睡眠潜伏期超过 20—30 分钟，睡眠维持困难定义为睡眠开始之后主观的觉醒时间超过 20—30 分钟。因此，为了增加诊断的可靠性，诊断标准 A(1)（入睡困难）和诊断标准 A(2)（睡眠维持困难）的问题询问的是入睡困难或者半夜觉醒的时间段是否持续了至少 30 分钟。类似地，根据正文中陈述“早醒……涉及比预定时间早至少 30 分钟觉醒且总的睡眠时间不足 6.5 小时”，这两个参数均包含在诊断标准 A(3) 的评估之中。正如 DSM-5 正文 (DSM-5 中文版，第 353—354 页）所提到的：

> 不仅考虑最终的觉醒时间,还要考虑前一晚的就寝时间，是有必要的。对于就寝时间是晚上 9 点的个体与就寝时间是晚上 11 点的个体，凌晨 4 点觉醒所具有的临床意义是不同的。这样的症状也可能反映了年龄依赖的睡眠维持能力的下降或者年龄依赖的主要睡眠时段的推移。

诊断标准 B——睡眠紊乱引起有临床意义的痛苦或损害。与整个 SCID-5 评估有临床意义的条目一样，检查者开始会询问一个开放式问题以确定失眠对调查对象生活的影响。在该诊断标准之下补充的跟进问题是可选的，具体涉及可能受到了失眠影响的各个功能领域。只有根据调查对象的回答仍不清楚症状是否影响到了功能时，才需要询问这些问题。注意，增加了一些失眠特有的问题，是关于睡眠紊乱对个体安全驾驶和操作机器能力的影响。

诊断标准 C 和 D——每周至少 3 晚，持续至少 3 个月。SCID-5 对这 2 项诊断标准进行了合并，因为没有必要设定单独的诊断标准 D (持续至少 3 个月)。扫描问题和诊断标准 A 的有关问题均已设定在最近 3 个月内。

诊断标准 E——并非睡眠机会不足所致。短语“睡眠机会不足”包括可能引起睡眠困难的环境因素（例如，很多噪声或光，不舒适的温度或床铺）和个人因素（例如，调查对象的个人日程没有留出足够的睡眠时间，像熬夜照顾生病的孩子）。

诊断标准 G——并非物质所致。该条目指导检查者去考虑并排除物质/药物作为失眠的病因，在这种情况下要诊断物质/药物所致的睡眠障碍。可跳至本书第 10.2 节“评估物质/药物所致的障碍”，参考有关如何使用这条诊断标准的综合讨论以及如何评估物质/药物所致的睡眠障碍的诊断标准。注意，与整个 SCID-5 中类似的诊断标准不同的是，该诊断标准仅仅排除物质/药物所致的睡眠紊乱。与一般躯体疾病相关的失眠在 DSM-5 中仍然诊断失眠障碍（即在 DSM-5 中没有“由于其他躯体疾病所致的睡眠障碍”，因为很难确定睡眠紊乱是由于一般躯体疾病所致还是仅仅与之相伴）。

诊断标准 H——共病的精神障碍和躯体疾病不能充分解释失眠的主诉。很多精神障碍和躯体疾病可能与失眠有关。当既有失眠又有精神障碍或躯体疾病时，只有调查对象在**没有**罹患共病的精神障碍或躯体疾病时就存在失眠，或者失眠的严重程度足以引起单独的临床关注的情况下，才应该考虑失眠症状“不能被充分地解释”，评估为“3”。

诊断标准 F——不能用其他睡眠-觉醒障碍来更好地解释，也不是仅仅出现在其他睡眠-觉醒障碍的病程之中。失眠障碍需与许多其他睡眠-觉醒障碍进行鉴别诊断，包括发作性睡病、与呼吸相关的睡眠障碍（例如，阻塞性睡眠呼吸暂停）、昼夜节律睡眠-觉醒障碍、异态睡眠以及不安腿综合征。如果失眠能用其他睡眠-觉醒障碍来更好地解释或者仅仅出现在其他睡眠-觉醒障碍的病程之中，那么无须再另外诊断失眠障碍。然而，实际来说，该诊断标准只有在排除能够解释失眠症状的其他睡眠-觉醒障碍之后才适用。一些睡眠-觉醒障碍，例如，与呼吸相关的睡眠障碍和发作性睡病，需要多导睡眠图检查以确切地将它们排除。如果调查对象没有进行上述检查，就可能无法对该诊断标准做出“1”或“3”的评估，此时应该编码为“?”。

目前睡眠-觉醒障碍的标注

临时或明确亚型：该标注结合诊断标准 F 的结果来表明检查者是否有充分的信息确定失眠障碍是否能用或不能用其他睡眠-觉醒障碍来更好地解释，或者，仅仅或不仅仅出现在其他睡眠-觉醒障碍的病程之中。如果诊断标准 F 评估为“3”，则选择明确亚型，表示失眠障碍的诊断是明确的。如果不能明确地排除其他睡眠-觉醒障碍，那么不能将诊断标准 F 评估为“1”或“3”（即评估为“?”），则选择临时亚型，表明失眠障碍的诊断只是临时的。注意，DSM-5 没有包含该亚型，而 SCID-5 增加了它，允许在没有进行完整的检查以排除其他可解释的睡眠障碍的情况下使用失眠障碍的临时诊断。

相关疾病标注：这些标注帮助检查者标明与目前失眠障碍共存的精神障碍、躯体疾病或其他睡眠-觉醒障碍。正如失眠障碍诊断标准中所说，只有失眠不能用其他共病的精神障碍和躯体疾病来充分地解释且失眠出现在其他睡眠-觉醒障碍期之外的时间，才能给予失眠障碍的独立诊断。

病程标注：复发性标注允许检查者标明最近 1 年内是否有过 1 次以上的失眠障碍发作（即每次发作持续至少 3 个月）。[DSM-5 所包括的 2 个其他的病程标注（间歇性和持续性）在 SCID-5 中已经被省略了：间歇性的定义（发作持续超过 1 个月，不满 3 个月）与 DSM-5 中要求的所有失眠障碍的案例持

续至少 3 个月（参考诊断标准 D）不一致，持续性的定义（症状持续超过 3 个月）是多余的，因为根据定义，所有失眠障碍的案例都符合持续的。]

11.12.2 目前嗜睡障碍的评估（可选；H.7—H.12）

目前嗜睡障碍是一个可选评估的障碍，检查者需要根据条目 H27 确定是继续评估该障碍还是跳至下一模块的评估。SCID-5 对嗜睡障碍的评估只限于目前时段，是因为难以可靠地识别出既往 3 个月时间段的嗜睡障碍。鉴于最短 3 个月病程的要求，目前嗜睡障碍定义为在最近 3 个月存在。注意，诊断标准 D 故意放到了嗜睡障碍诊断标准的最后，因为诊断标准 D 评估为"?"还是"3"决定了嗜睡障碍的诊断是"临时的"还是"明确的"。

诊断标准 A——自我报告过度困倦及相关症状。诊断标准 A 的提问有两个部分。第一个部分是扫描问题,涉及的要求是尽管主要睡眠周期持续至少 7 小时，仍自我报告有过度困倦。

诊断标准 A 提问的第二部分涉及调查对象典型的就寝时间和觉醒时间，虽然在大多数情况下这些内容已经作为失眠障碍评估的一部分被确定过了，以防该信息尚未充分地进行评估，询问它的问题也被包含进来了。尽管诊断标准本身并未包含任何对频率或持续时间的要求，但问题使用了"通常"一词（这是为反映诊断标准 B 要求的嗜睡每周至少出现 3 次）。

诊断标准 A 提问的第二部分还涉及嗜睡伴随症状的存在，需要至少伴有 1 项才符合该诊断标准。第一个条目"在同一天内有反复睡眠或陷入睡眠之中的时段"评估非有意的日间打盹的出现情况。根据 DSM-5 中文版的描述，这种日间打盹"倾向于相对较长（经常持续 1 小时以上），被体验为无恢复性的（即不解乏的），并且没有导致警觉性的改善"(DSM-5 中文版，第 359 页)。第二个条目指的是调查对象的主观体验，尽管睡了至少 9 个小时，调查对象醒来后仍感觉疲劳和不解乏。第三个条目描述的是"睡眠惯性"现象，调查对象在主要睡眠周期或日间打盹中突然觉醒之后难以完全清醒。根据 DSM-5 中文版（第 359 页），这样的个体——

> 可能在早晨觉醒困难，有时看起来是意识模糊的、有攻击性的或共济失调的……个体可能看起来觉醒,但他们的运动灵巧性降低，行为可能不恰当，记忆缺陷，对时间和空间失去定向力，还有可能出现头昏眼花的感觉。

诊断标准 B——每周出现至少 3 次，持续至少 3 个月。该频率/病程诊断标准要求嗜睡每周出现至少 3 次，持续至少 3 个月。

诊断标准 C——睡眠紊乱引起有临床意义的痛苦或损害。与整个 SCID-5 评估有临床意义的条目一样，检查者开始会询问一个开放式问题以确定嗜睡对调查对象生活的影响。补充的跟进问题是可选的，具体涉及可能受到了嗜睡影响的各个功能领域。只有根据调查对象的回答仍不清楚症状是否影响到了功能时，才需要询问这些问题。注意，增加了一些嗜睡特有的问题,关于睡眠紊乱对个体安全驾驶和操作机器能力的影响。

诊断标准 E——并非物质所致。该条目指导检查者去考虑并排除物质/药物作为嗜睡的病因，在这种情况下通常要诊断物质/药物所致的睡眠障碍。可跳至本书第 10.2 节“评估物质/药物所致的障碍”，参考有关如何使用这条诊断标准的综合讨论以及如何评估物质/药物所致的睡眠障碍的诊断标准。注意，与整个 SCID-5 中类似的排除诊断标准不同的是，该诊断标准仅仅排除物质/药物所致的睡眠紊乱。与一般躯体疾病相关的嗜睡在 DSM-5 中仍然诊断嗜睡障碍（即在 DSM-5 中没有“由于其他躯体疾病所致的睡眠障碍”，因为很难确定睡眠紊乱是由于一般躯体疾病所致还是仅仅与之相伴）。

诊断标准 F——共存的精神障碍和躯体疾病不能充分解释嗜睡的主诉。很多精神障碍和躯体疾病可能与嗜睡有关。当既有嗜睡又有精神障碍或躯体疾病时，只有调查对象在**没有**罹患共病的精神障碍或躯体疾病时就存在嗜睡，或者嗜睡的严重程度足以引起单独的临床关注，才应该考虑嗜睡症状“不能被充分地解释”，评估为“3”。

诊断标准 D——不能用其他睡眠-觉醒障碍来更好的解释且并非仅仅出现在其他睡眠-觉醒障碍的病程当中。嗜睡障碍需与许多其他睡眠-觉醒障碍进行鉴别诊断，包括发作性睡病、与呼吸相关的睡眠障碍（例如，阻塞性睡眠呼吸暂停）、昼夜节律睡眠-觉醒障碍、异态睡眠以及不安腿综合征。如果嗜睡能用其他睡眠-觉醒障碍来更好地解释或者仅仅出现在其他睡眠-觉醒障碍的病程之中，那么无须另外诊断嗜睡障碍。然而，实际来说，该诊断标准只有在排除能够解释嗜睡的其他睡眠-觉醒障碍之后才适用。一些睡眠-觉醒障碍，如与呼吸相关的睡眠障碍和发作性睡病，需要多导睡眠图检查以确切地将它们排除。如果调查对象没有进行上述检查，就不可能对该诊断标准作出“1”或“3”的评估，此时应该编码为“?”。

嗜睡障碍的标注

临时或明确亚型: 该标注结合诊断标准 D 的结果来表明，检查者是否有充分的信息确定嗜睡障碍是否能用或不能用其他睡眠-觉醒障碍来更好地解释，或者，仅仅或不仅仅出现在其他睡眠-觉醒障碍的病程之中。如果诊断标准 D 评估为“3”，则选择明确亚型，表示嗜睡障碍的诊断是明确的。如果不能明确地排除其他睡眠-觉醒障碍,那么不能将诊断标准 D 评估为“1”或“3”（即评估为“?”），则选择临时亚型，表明嗜睡障碍的诊断只是临时的。注意, DSM-5 没有包含该亚型，但 SCID-5 增加了它，允许在没有进行完整的检查以排除其他可解释的睡眠障碍的情况下使用嗜睡障碍的临时诊断。

相关疾病标注: 这些标注帮助检查者标明在目前嗜睡障碍 3 个月的时间段内共存的精神障碍、躯体疾病或其他睡眠-觉醒障碍。正如嗜睡障碍诊断标准中所说，只有嗜睡不能用其他共存的精神障碍和躯体疾病来充分地解释且嗜睡出现在其他睡眠-觉醒障碍期之外的时间，才能给予嗜睡障碍的独立诊断。

严重程度标注: 目前嗜睡障碍的严重程度（即轻度、中度、重度）依据的是调查对象平均每周有多少天难以维持日间清醒。

[注意, DSM-5 包含 3 个病程标注：急性（病程不足 1 个月），亚急性（病程为 1—3 个月）以及持续性（病程超过 3 个月）。SCID-5 已经将其省略了。鉴于最短 3 个月病程的要求，前 2 个标注（急性和亚急性）无法应用于嗜睡障碍的诊断。]

11.13 I 模块：喂食及进食障碍

I 模块评估目前和终身神经性厌食、神经性贪食、暴食障碍、其他特定/未特定喂食及进食障碍以及可选的回避性/限制性进食障碍。SCID-5 针对目前神经性厌食、神经性贪食、暴食障碍的时间范围是最近 3 个月，回避性/限制性进食障碍的可选评估在 SCID 中仅评估目前时间段，且设定为 1 个月。

截至目前，出于效率的原因，SCID-5 中采取分开评估终身和目前时间段的诊断标准的方法。相反，在 I 模块中，评估神经性厌食、神经性贪食和暴食障碍所使用的方法是针对每一项诊断标准首先评估终身，接着评估目前。因此，每个条目将评估 2 次：首先评估针对的是终身出现的情况。如果终身评估为“3”，则根据跟进的问题（例如，“在最近 3 个月内，也是这种情况吗?”）进行第二次评估以标明该诊断标准在最近 3 个月内是否也存在。

11.13.1 神经性厌食的评估（I.1—I.4）

诊断标准 A——限制能量的摄取导致低体重。个体所保持的体重低于相对年龄、性别、发育轨迹和躯体健康而言的最低正常水平。确定个体的体重是否保持在显著低于正常水平得根据临床判断。当进行确定时，计算调查对象的体重指数（BMI）是有帮助的，它的计算方法是体重（千克）/身高（米 ^{2}）。参见 DSM-5 正文（DSM-5 中文版，第 330 页）：

> 对于成年人，美国疾病控制和预防中心（CDC）及世界卫生组织（WHO）均采用体重指数 18.5 kg/m^2 作为成人正常体重的下限。因此，大多数成年人体重指数大于或等于 18.5 kg/m^2，就不认为是有临床意义的低体重。另一方面，世界卫生组织采用体重指数低于 17.0 kg/m^2 表示中度或重度消瘦。因此，体重指数低于 17.0 kg/m^2 的个体可能被视为有临床意义的低体重。如果临床病史或其他生理信息支持判断，体重指数在 17.0—18.5 kg/m^2，甚至 18.5kg/m^2 以上，也可认为成年人是有临床意义的低体重。

诊断标准 B——强烈害怕体重增加。大多数神经性厌食的个体报告对体重增加或变胖有强烈的害怕，通常这种害怕不会因为体重减轻而缓解。有些神经性厌食的个体，尤其是比较年轻的，可能意识不到或不承认害怕体重增加。在缺乏对有临床意义的低体重的其他解释时，对该诊断标准的临床推断可以从存在防止体重增加的持续行为来获取，例如，严格地避免高热量食物或在吃东西后进行大量的锻炼。

诊断标准 C——对体重的认知扭曲或对低体重的严重性缺乏认识。该诊断标准包含 3 种形式的特征性的扭曲想法，存在任何一个即足以评估为“3”：1）对体重和体型的体验明显扭曲（例如，个体已经很瘦了，但仍然表示身体的某个部位看起来“肥胖”且需要继续减肥；2）个体的体型和体重是决定自尊的核心因素；3）对于自身营养不良状态的严重的医学并发症缺乏认识。

神经性厌食时序的评估

在诊断标准评估的结尾，要做出 2 个总结评估。第一个，条目 I10 “神经性厌食诊断标准 A [**I4**], B [**I6**] 和 C [**I8**] 均编码为 ‘3’ ”，反映神经性厌食 3 项诊断标准的终身编码（即每条诊断标准 2 次评估中的第一次）。第二个，条目 I12 “神经性厌食诊断标准 A [**I5**], B [**I7**]和 C [**I9**] 均编码 ‘3’ ” 反映对标有 “最近 3 个月” 方框的编码，从而确定神经性厌食是 “目前” 还是 “既往”。如果它是目前，则应该使用适合的目前严重程度标注以及目前亚型（限制型 vs.暴食/清除型）。如果神经性厌食是既往的，则应该标明适合的缓解类型标注。

神经性厌食的标注

目前严重程度标注：目前神经性厌食的严重程度是根据调查对象目前的体重指数，体重指数是在身高和目前体重测量的基础上计算得到的，同时需要考虑目前的临床症状、功能损害的程度和看管的需要。根据体重指数确定神经性厌食的严重程度需参考 I.4 “根据基础体重指数确定神经性厌食严重程度表”。

目前亚型分类：依据个体是否进行反复发作的暴食或清除行为，目前神经性厌食的临床表现被分为 2 种相互排斥的类型。限制型指的是最近临床表现（即最近 3 个月）没有反复的暴食或清除行为；暴食/清除型指的是个体有反复的暴食或清除行为。

既往缓解类型标注：这些标注仅适用于不符合目前神经性厌食诊断标准的情况。部分缓解指的是持续一段时间不符合诊断标准 A（即体重指数在 17 kg/m^2 以上），但其他两个诊断标准中有一个（强烈害怕体重增加/干扰体重增加的行为或者对体重或体型的自我感知异常)仍然符合。完全缓解指的是持续一段时间不符合任何神经性厌食的诊断标准。虽然 DSM-5 没有给 “持续一段时间” 提供任何说明，但是出于提高可靠性的目的，12 个月是一个合理的时间段。

11.13.2 神经性贪食的评估（I.5—I.7）

诊断标准 A——暴食。该诊断标准包含 2 部分，第一部分描述以暴食为特点的进食行为（即在一个固定的时间段内，进食量绝对大于大多数人在相似时间段内和相似场合下的进食量），第二部分描述的是个体对自己吃什么或吃多少的失控感。鉴于神经性贪食的扫描问题询问了个体进食失控的次数，所以这 2 部分的顺序颠倒了一下，失去控制的诊断标准在前，对应于扫描问题的内容。

暴食的发作性爆发必须与一般的过量进食模式以及在特定背景下的单次过量进食发作（例如，在可以放开肚子吃的自助餐厅或有无限食物的庆典）相区别。暴食时吃掉的食物类型多种多样，但通常包括甜的、高热量零食，如饼干、冰淇淋或蛋糕。暴食的单次发作不需限定于一个场合。举例来说，个体可能在餐馆开始暴食，然后回到家继续进食。一整天不停地吃少量的食物不应视为暴食。因为有些调查对象可能报告有涉及相对较少量的食物的 “暴食” (例如，吃了三块饼干)，所以具体询问进食的量和类型是重要的。根据 DSM-5 正文（DSM-5 中文版，第 335—336 页），对进食失去控制意味着：

> 一旦开始就不能克制或停止进食。一些个体描述了一种在暴食发作期间或之后的分离特征。与暴食有关的控制能力受损可能不是绝对的；举例来说，个体在电话铃声响起时也许会继续暴食，但如果室友或配偶意外进入房间则会停止。一些个体报告他

们的暴食发作不再以急性失控感为特征，而是一种更加泛化的不加控制的进食模式。如果个体报告他们已经放弃控制进食的努力，失控应该视为是存在的。

诊断标准 B——不恰当的代偿行为。暴食本身不足以做出诊断。必须同时伴有不恰当的代偿机制以试图抵消暴食的影响。最常见的代偿行为是某种形式的清除（自我催吐，滥用泻药、利尿剂或灌肠剂）。不常见的代偿行为包括禁食、过度锻炼以及糖尿病患者操控胰岛素的用量。个体通常对于自己的暴食和代偿机制（特别是与清除相关的）感到非常尴尬。因此，这类信息通常不是自愿提供的，而是需要通过直接的询问获得。

诊断标准 C——平均每周出现至少 1 次，持续了 3 个月。每周 1 次的最低频率对于暴食和代偿机制都适用，假设的是二者一般同时出现。

诊断标准 D——自我评价受到体型和体重不恰当的影响。该诊断标准类似于神经性厌食诊断标准 C 的成分，存在体型和体重对自我评价的过度影响。神经性贪食的个体过度地强调体型或者体重对他们自我评价的影响，这些因素在自尊的决定中通常极其重要。

诊断标准 E——并非仅仅出现在神经性厌食的发作期间。暴食和清除通常出现在神经性厌食的背景之下；这反映在神经性厌食的亚型方案是根据反复发作的暴食或清除行为来判断的。当上述行为只出现在神经性厌食的发作期间时，无须另外诊断神经性贪食。然而，如果有持续了至少 3 个月的发作，期间有反复的暴食以及使用不恰当的清除机制，同时个体体重并非有临床意义的低下，根据 DSM-5 中文版（DSM-5 中文版，第 338—339 页），为了反映个体在那段时间的临床状态，可能要另外诊断神经性贪食。

神经性贪食时序的评估

在诊断标准评估的总结中，要做出 2 个总结评估。第一个，条目 I33“神经性贪食诊断标准 B [**I26**], C [**I28**], D [**I30**] 和 E [**I32**] 均编码为‘3’”，反映神经性贪食 5 项诊断标准的终身编码（即每条诊断标准 2 个评估中的第一个）。第二个，条目 I35“神经性贪食诊断标准 A [**I25**], B [**I27**], C [**I29**] 和 D [**I31**] 均编码为‘3’”，反映对标有“最近 3 个月”方框的编码，从而确定神经性贪食是“目前”还是“既往”。如果它是目前，则应该使用适合的目前严重程度标注。如果神经性贪食是既往的，则应该标明适合的缓解类型标注。

神经性贪食的标注

目前严重程度标注：目前神经性贪食的严重程度是根据最近 3 个月每周不恰当代偿行为的平均次数，同时需要考虑目前临床症状和功能损害的程度：轻度表示平均每周有 1—3 次发作；中度表示平均每周有 4—7 次；重度表示平均每周有 8—13 次；极重度表示平均每周有 14 次或更多。

既往缓解类型标注：这些标注仅适用于不符合目前神经性贪食诊断标准的情况。部分缓解指的是持续一段时间部分但非全部符合诊断标准（例如，反复出现暴食但没有不恰当的清除机制），完全缓解指的是持续一段时间不符合任何神经性贪食的诊断标准。虽然 DSM-5 没有给“持续一段时间”提供任何说明，但是出于提高可靠性的目的，12 个月是一个合理的时间段。

11.13.3 暴食障碍的评估（I.8—I.10）

暴食障碍的评估从诊断标准 B 开始。它的诊断标准 A 与神经性贪食相同。在评估神经性贪食过程中，如果诊断标准 A 已经评估为“3”(**I24**)，而神经性贪食的诊断标准 B (**I26**) 评估为“1”，就会跳至暴食障碍的评估。

诊断标准 B——3 个或以上暴食伴随的条目。在暴食伴随的 5 项特征列表中（即进食比正常情况快得多；进食直至感到不舒服的饱腹感；在没有感到身体饥饿时进食大量食物；因为感到尴尬而单独进食；感到厌恶自己、抑郁或非常内疚）必须存在至少 3 项。注意，只有当调查对象在最近 3 个月内一直暴食时才需要询问“最近 3 个月”暴食伴随症状的相应问题,在神经性贪食诊断标准 A 评估时(**I21** 和 **I23**)就已经确定调查对象最近 3 个月是否有暴食。

诊断标准 C——对暴食感到显著的痛苦。注意，这个版本要求的只是显著的痛苦，不同于整个 DSM-5 所用的“显著的痛苦或损害”的典型诊断标准。

诊断标准 D——暴食每周出现，持续了 3 个月。这里反映的是最近 3 个月内每周至少 1 次的平均频率，与神经性贪食的最低频率一致。

诊断标准 E——不伴不恰当的代偿机制，也并非仅仅出现在神经性贪食或神经性厌食的期间。SCID 的前 2 个问题的纳入只是以防万一对这些情况不明了。由于暴食障碍的评估是由神经性贪食诊断标准 B（为避免体重增加而出现反复不恰当的代偿行为）评估为“1”所引发，该诊断标准的第一部分必然是自动满足的；第二个问题确认暴食不是在体重非常低的期间出现。

暴食障碍时序的评估

在诊断标准评估的总结中，要做出 2 个总结评估。第一个，条目 I57“暴食障碍的诊断标准 C [**I51**], D [**I53**] 和 E [**I55**] 均编码为‘3’”，反映暴食障碍 5 项诊断标准的终身编码（即每条诊断标准 2 个评估中的第一个，其中诊断标准 A 和 B 在神经性贪食的诊断标准 A [**I24**] 和暴食障碍的诊断标准 B [**I49**] 已评估)。第二个，条目 I59“神经性贪食的诊断标准 A [**I25**] 和暴食障碍的诊断标准 B [**I50**], C [**I52**], D [**I54**] 和 E [**I56**] 均编码为‘3’”，反映对标有“最近 3 个月”方框的编码，从而确定暴食障碍是“目前”还是“既往”。如果它是目前，则应该使用适合的目前严重程度标注。如果暴食障碍是既往的，则应该标明适合的缓解类型标注。

暴食障碍的标注

目前严重程度标注: 目前暴食障碍的严重程度是根据最近 3 个月每周暴食发作的平均次数，同时需要考虑目前临床症状和功能损害的程度来判断的：轻度表示平均每周有 1—3 次发作；中度表示平均每周有 4—7 次；重度表示平均每周有 8—13 次；极重度表示平均每周有 14 次或更多。

既往缓解类型标注: 这些标注仅适用于不符合目前暴食障碍诊断标准的情况。部分缓解指的是持续一段时间符合暴食的频率低于每周 1 次发作。完全缓解指的是持续一段时间不符合任何诊断标准。虽然 DSM-5 没有给“持续一段时间”提供任何说明，但是出于提高可靠性的目的，12 个月是一个合理的时间段。

11.13.4 目前回避性/限制性摄食障碍的评估（可选；I.11—I.13）

回避性/限制性摄食障碍是一个可选评估的障碍,检查者需要根据条目 I63 确定是继续评估该障碍还是跳至其他特定/未特定喂食及进食障碍的评估。SCID 对回避性/限制性摄食障碍的评估仅限于目前时段，定义为最近 1 个月。

回避性/限制性摄食障碍作为一个新的诊断分类被纳入 DSM-5。它描述个体的症状与传统进食障碍的诊断标准不相符，但是仍然体验到对进食和摄食产生有临床意义的痛苦。回避性/限制性摄食障碍的症状通常是在婴儿期或儿童期出现，但是它们也可以出现在或延续至成年期。症状符合回避性/限制性摄食障碍诊断标准的个体发展出某种导致他们的进食没有摄取足够的热量或营养的进食问题，他们因此会体重减轻。某些回避性/限制性摄食障碍的个体可能需要营养补充剂以获得充足的热量和营养。许多进食问题都可以诊断为回避性/限制性摄食障碍，包括回避特定颜色或质地的食物，只进食少量的食物，缺乏食欲，以及在一次可怕的噎食或呕吐之后害怕进食。

诊断标准 A（第一部分）——进食或喂食障碍。该诊断标准的提问在 SCID-5 当中分为两个部分，每部分单独进行评估，反映出它需要同时有进食或喂食障碍的存在以及由进食或喂食障碍导致的不良后果。设计这个条目的扫描问题非常具有挑战性，因为 DSM-5 正文（DSM-5 中文版，第 324 页）只用了一些例子来说明“进食或喂食障碍”导致的低体重或营养缺乏（“例如，明显缺乏对进食或食物的兴趣，基于食物的感官特征而回避食物，担心进食的不良后果”）。因此，3 个扫描问题准确地包含了这些情况。然而，可想而知,没有包含在这些例子中的其他情况或者在 DSM-5 正文没有提到的情况可能也是适用的。如果检查者从概述或其他来源的信息得知调查对象有某种其他类型的进食紊乱，也应该评估为“3”，将其包含进来。

诊断标准 A（第二部分）——持续地未能满足恰当的营养和/或能量需求。DSM-5 提供了 4 个条目，存在任合一条就足以符合诊断标准 A 提问的第二部分。4 个条目中有 3 个使用了类似“有临床意义的”和“显著的”（只有显著）的术语以表明需要考虑严重程度的阈值。DSM-5 正文（DSM-5 中文版，第 324 页）说到“确定体重减轻是否有临床意义……要基于临床判断”以及“确定有临床意义的营养不良……也是基于临床评估（例如，评估饮食摄取、体格检查和实验室检查），且对躯体健康的相关影响可能类似于在神经性厌食中所见（例如，低体温、心动过缓、贫血）的严重程度。”对于“显著地干扰了心理社会功能”，DSM-5 正文（DSM-5 中文版，第 324—325 页）给出的例子包括“不能参与正常的社交活动，例如，与他人一起进食，或者维持关系”。对于诊断标准 A(3)，DSM-5 正文（DSM-5 中文版，第 324 页）解释如下：

> 依赖胃肠道喂养或口服营养补充剂意味着需要补充喂养以维持足够的摄入量。个体需要补充喂养的例子包括无法茁壮成长的婴儿需要鼻胃管喂养、有神经发育障碍的婴儿依赖营养上的全套补充剂，以及没有潜在躯体疾病的个体依靠胃造瘘管喂养或全套的口服营养补充剂。

诊断标准 B——不能用缺乏足够的食物或文化认可的实践来更好地解释。如果营养不良或低体重有非病理学的解释（从精神障碍角度出发），则不应该诊断回避性/限制性摄食障碍。因此，如果低体重或营养不良是缺少充足的营养性食物的结果（例如，极度贫穷的结果）或作为一种文化认可的实践(例如，辟谷)，则该诊断标准评估为“1”。

诊断标准 C——并非仅仅出现在神经性厌食或神经性贪食的期间，也没有证据表明对自己体重或体型的感知异常。如果目前符合神经性厌食或神经性贪食的诊断标准，则该诊断标准应该评估为“1”。即便不完全符合神经性厌食的诊断标准（例如，由于没有对肥胖的害怕或检查者判断调查对象的体重没有达到神经性厌食所要求的“有临床意义地低于正常”），如果调查对象对于自身的体重或体型有认知异常，也不能诊断回避性/限制性摄食障碍。

诊断标准 D——不能归因于并发的躯体疾病或用其他精神障碍来更好地解释。如果要将诊断标准 D 评估为“3”，需要满足两种情况之一：1）没有与回避性/限制性摄食障碍同时存在的一般躯体疾病或精神障碍；或者 2）尽管进食障碍及其结果可归因于并发的躯体疾病或能由其他精神障碍来更好地解释，但进食障碍的严重程度超过了躯体疾病或其他精神障碍伴随的常规表现并且需要额外的临床关注。举例来说，很多有重性抑郁障碍的个体会对进食变得没有兴趣，以致他们会出现明显的体重减轻。如果进食障碍的程度比重性抑郁障碍常见典型表现要严重得多，且提示需要额外的临床注意(例如，需要胃肠道喂养以抵消低体重的并发症)，该诊断标准允许再另外诊断回避性/限制性摄食障碍。

11.13.5 其他特定/未特定喂食或进食障碍的评估（I.14—I.15）

如果存在喂食和进食障碍的特征性症状，但不符合神经性厌食、神经性贪食、暴食障碍或回避性/限制性摄食障碍的诊断标准，则需要考虑其他特定/未特定喂食或进食障碍。在 DSM-5 中文版中定义该障碍的段落（第 343 页）已在 SCID 中被改编为一组三项的评估。

喂食和进食障碍的特征性症状。该条目表明这一分类针对的是不完全符合神经性厌食、神经性贪食、暴食障碍或回避性/限制性摄食障碍诊断标准的进食紊乱的临床表现。

症状引起有临床意义的痛苦或损害。该条目明确了所有 DSM-5 其他特定障碍必须符合的基本要求，即症状必须足够严重以致对调查对象的生活造成了不良影响。

标明症状表现的类型

这里包含了可以归为“其他特定”分类的 DSM-5 中临床表现的 5 个示例。对这些示例无法涵盖的特定进食临床表现，可用“其他特定”的说法，在这种情况下，检查者应记录不符合某个喂食及进食障碍诊断标准的特定原因。对没有足够信息进行更具体诊断的临床表现，应记录为“未特定”的类型。

11.14 J 模块：躯体症状及相关障碍

J 模块评估躯体症状及相关障碍，包含目前躯体症状障碍（最近 6 个月）和目前疾病焦虑障碍（最近 6 个月）的评估。

11.14.1 目前躯体症状障碍的评估（可选；J.1—J.3）

目前躯体症状障碍是一个可选评估的障碍，检查者需要根据条目 J1 确定是继续评估该障碍还是跳至疾病焦虑障碍的评估。

诊断标准 A——令人痛苦的躯体症状。该诊断标准要求最近 6 个月内出现 1 项或多项躯体症状，症状令人痛苦或导致日常生活受到有临床意义的干扰。症状可能是特定的（例如，局部疼痛），也可能是相对不特定的（例如，乏力）。在一些情况下，症状通常不预示严重疾病，仅代表正常的感觉或不适。然而，在其他情况下，症状可能提示一般躯体疾病。与 DSM-Ⅳ构建的躯体形式障碍相反，DSM-5 不要求躯体症状应当没有明确的医学解释。如 DSM-5 正文（DSM-5 中文版，第 303 页）所述，“个体的痛苦是真实的，无论它能否被医学解释”。因此，所有的要求就是症状令个体痛苦，或者对个体的日常生活是扰乱性的。

诊断标准 B——与躯体症状或对健康的担心相关的过度想法、感觉或行为。该诊断标准要求以下 3 个条目中存在至少 1 个：**过度的**想法（即调查对象有与自身症状严重性不相称的和持续的想法），**过度的**感觉（即调查对象有对健康或症状的持续性高水平焦虑），以及**过度的**行为（即调查对象将过多的时间和精力用在症状或健康的担心上）。对存在 1 个或多个条目的要求是为了鉴别躯体症状障碍与可能由躯体疾病所致的正常痛苦或扰乱性躯体症状。如 DSM-5 正文（DSM-5 中文版，第 303 页）所述：

> 症状可能与其他躯体疾病有关，也可能无关。躯体症状障碍的诊断与同时存在的躯体疾病并不互相排斥，且两者通常同时存在。例如，在单纯性心肌梗死之后，个体可能因为躯体症状障碍而变得严重残疾，即使心肌梗死本身并不导致任何残疾。

评估该诊断标准过程中的操作性词语是**过度的**。检查者必须对调查对象与躯体症状有关的想法、感受或行为是否超出预期作出临床判断。如 DSM-5 正文（DSM-5 中文版，第 303 页）所述，患有躯体症状障碍的个体：

> 他们将自己的躯体症状评估为过度有威胁性的、有伤害性的或是麻烦的，经常把自己的健康想象得极为糟糕。即使存在相反的证据，一些个体仍然害怕他们症状的严重医学后果。在一些严重的躯体症状障碍中，对健康的担忧可能是个体生活的中心，成为其身份的特征，并且主导其人际关系。

诊断标准 C——持续存在（通常超过 6 个月）。该诊断标准要求 1 项或多项躯体症状持续至少 6 个月。SCID-5 对此进行操作性的修改：“在最近 6 个月的大部分时间里”。

躯体症状障碍的标注

主要表现为疼痛: 若躯体症状主要涉及疼痛，则该标注适用。

持续性: 诊断标准 C 要求在所有躯体症状障碍的病例中躯体症状应该是“持续存在的”。该标注适用于以严重的症状、显著的损害和长病程为特征的病例。

目前严重程度: 严重程度标注依据出现诊断标准 B 症状的数量（仅有 1 项症状为轻度; 2 项或更多症状为中度和重度）来判断。另外，重度标注与中度标注除了通过 2 项或多项诊断标准 B 症状来鉴别之外，还可以通过存在多种躯体主诉或 1 个非常严重的躯体症状来鉴别。

11.14.2 目前疾病焦虑障碍的评估（可选; J.4—J.6）

目前疾病焦虑障碍是一个可选评估的障碍,检查者需要根据条目 J16 确定是继续评估该障碍还是跳至下一模块的评估。

诊断标准 A——患有或会患上某种严重疾病的先占观念。检查者主要的评估挑战是判断个体对患有或获得某种严重疾病的担心是否达到了“先占观念”的水平。出于这个原因，跟进的问题询问调查对象花了多少时间思考患有或会患上某种严重疾病。

诊断标准 B(第一部分)——不存在或仅有轻微的躯体症状。这条诊断标准用于鉴别疾病焦虑障碍与躯体症状障碍。在 DSM-Ⅳ诊断为疑病障碍的大多数个体在 DSM-5 中会符合躯体症状障碍，因为在躯体症状障碍诊断标准 B 有 1 个条目（J6）是“与症状严重性不相称的和持续的想法”，因此，那些具有痛苦躯体症状并将自己的症状解释为某种未诊断的躯体疾病的个体会被诊断为“躯体症状障碍”。相反,在没有**明显的**躯体症状时出现患有某种严重疾病的先占观念，则应诊断为“疾病焦虑障碍”。

诊断标准 B(第二部分)——如果存在一般躯体疾病，先占观念是过度的或不相称的。大多数疾病焦虑障碍的个体从医学的角度来说是健康的。如果出现躯体征象或症状，则通常是正常的生理感觉(例如，体位性头晕)，良性的自我限制性的功能失调（例如，短暂性耳鸣）或通常不被认为预示着疾病的躯体不适（例如，打嗝)。即便如此，如果个体对于一般躯体疾病的先占观念（或担心罹患处于高危状态的疾病）经判断是明显过度的或不相称的，在患有一般躯体疾病或个体处于罹患某种躯体疾病的高危状态（例如，乳腺癌的强阳性家族史）的背景之下，也可以诊断为疾病焦虑障碍。

诊断标准 C——对健康有高水平的焦虑且容易对个人健康状况感到惊慌。该诊断标准包含两个明显相关的部分，但是需要单独进行评估。总的来说，第一部分评估个体对于自身的健康是否有高水平的焦虑。第二部分重点放在健康焦虑更具体的方面，即个体是否容易对个人的健康状况感到惊慌，例如，听到别人得了病或者读到了一则与健康相关的新闻故事。如果要评估为“3”，需要这 2 个部分都存在。

诊断标准 D——与健康相关的过度行为或适应不良的回避。诊断标准 D 包含两个方面，使用不同的问题进行评估。第一部分评估调查对象是否表现出与健康相关的过度行为，例如，反复地自我检查(例如，照镜子检查他们的喉咙)，过度地研究他们所怀疑的疾病（例如，在互联网上），或反复地向家人、朋友或医生寻求保证。第二部分则重点放在适应不良的回避行为，例如，回避会见医生，回避拜访生病的家人，或回避运动，例如，个体因害怕锻炼可能损害自身的健康而回避锻炼。如果该诊断标准要评估为“3”，只需要与健康相关的过度行为或适应不良的回避二者符合其一即可。

诊断标准 E——病程至少 6 个月。鉴于 6 个月的时间范围在这节开始就已经确定，该诊断标准可自动评估为“3”。

诊断标准 F——不能用其他精神障碍来更好地解释。很多其他的精神障碍可能伴有对躯体症状可能代表严重躯体疾病的担心。举例来说，至少在疾病之初，惊恐障碍个体通常会担心惊恐发作的症状可能预示着某种严重的躯体疾病，例如，心脏病。在这种情况下，不另行诊断疾病焦虑障碍。

在 SCID-5 中，“妄想障碍，躯体型”从诊断标准 F 其余的评估中分离了出来（有自己独立的评估问题），这是为了确定疾病焦虑障碍的超价观念与妄想障碍有关健康的妄想之间的界限。如果个体认为自己患病的先占观念达到了妄想水平的信念，则诊断为“妄想障碍，躯体型”而非疾病焦虑障碍。这与 DSM-5 中诊断躯体变形障碍的精神病特征相反，后者的妄想特征通过使用伴缺乏自知力/妄想信念的标注来标明，而不是再独立诊断妄想障碍。

11.15 K 模块：外化障碍

K 模块包含目前成人注意缺陷/多动障碍（最近 6 个月）以及 2 个可选障碍：目前间歇性爆发性障碍（最近 1 年）和目前赌博障碍（最近 1 年），三者均是新增至 SCID-5 的。因为这 3 个障碍分别从 3 个不同的 DSM-5 诊断分类（即神经发育障碍；破坏性、冲动控制及品行障碍；物质相关及成瘾障碍）中抽取出来，它们在 SCID-5 中归成一组，放在"外化障碍"这类。

11.15.1 目前成人注意缺陷/多动障碍的评估（K.1—K.8）

注意缺陷/多动障碍的评估以 2 个扫描问题开始，它们用来确定是否需要进行所有 18 个注意缺陷/多动障碍条目的评估："在最近几年内，你是否经常容易分心或做事杂乱无章?"和"在最近几年内，你是否经常很难静坐或等待轮到你?"因为注意缺陷/多动障碍诊断标准集的多元性（即 9 个条目要求有 5 个），不能用一个条目来排除障碍的存在，所以，这 2 个扫描问题涉及整个障碍，而非针对 9 个诊断标准中特定的 2 个。如果这 2 个问题均评估为"1"，而且检查到目前为止，没有证据表明调查对象在最近 6 个月内有注意缺陷、多动或冲动的问题，检查者应该跳至间歇性爆发性障碍。

诊断标准 A(1)——9 项注意缺陷症状中有 5 项持续了至少 6 个月。当询问单个的注意缺陷症状条目时，必须首先引出符合诊断标准的行为例子，然后如同诊断标准 A(1) 要求的那样，询问跟进问题以确定行为"直接对社会和学业/职业活动产生了不良的影响"的程度。举例来说，如果调查对象对条目 K6 的问题"经常会遗漏重要的细节，或者在工作（学习）或处理家务的时候犯错"评估为"3"，检查者应该要求调查对象举出该行为的例子。在一些情况下，例子本身说明了对功能明显的不良影响，单凭例子就足以评估为"3"（例如，"作为服务员，我在给顾客下单时犯错太多，以至于被解雇了"）。在其他情况下，行为的潜在不良影响不是那么明确，对该条目进行评估之前就需要询问附加的跟进问题（例如，"这对你做好工作的能力有多大的影响?"）。注意，SCID-5 使用 9 项症状中符合 5 项的阈值，它适用于"年龄较大的青少年（年龄 17 岁及以上）和成年人"。如果患者年龄小于 17 岁，应该使用 9 项症状中符合 6 项的阈值。

诊断标准 A(2)——9 项多动/冲动症状中有 5 项持续了至少 6 个月。和上面描述一样，必要的是检查者获得症状的例子，然后如同诊断标准 A(2) 要求的那样，确定症状是否足够严重，以致直接对调查对象的社会和学业/职业活动造成了不良的影响。注意，SCID-5 使用 9 项症状中符合 5 项的阈值，它适用于"年龄较大的青少年(年龄 17 岁及以上）和成年人"。如果患者年龄小于 17 岁，应该使用 9 项症状中符合 6 项的阈值。

诊断标准 B——若干注意缺陷或多动/冲动的症状在 12 岁之前已存在。注意缺陷/多动障碍是一种儿童期起病的神经发育障碍。因此，正如该诊断标准要求的，确定在 12 岁之前就至少有些症状是重要的。如果调查对象难以记起编码为"3"的症状开始的年龄，SCID-5 提供了一些跟进问题以询问上学期间出现的问题，它们可能是存在注意缺陷/多动障碍症状的标志（例如，"老师们是否抱怨上课时你注意力不集中或讲话太多？你曾因为你的行为被带去教导主任办公室吗？你父母是否抱怨过你不能保持静坐、很凌乱或你从来没有按时准备好?"）鉴于成人回忆儿童期症状往往不可靠，若有可能，获得其他辅助信息是有益的。

诊断标准 C——症状在 2 个或更多的场所存在。重要的是确定症状在多个场所中存在（例如，不仅在工作中或在学习上）。

诊断标准 D——症状干扰或降低了社交、学业或职业功能的质量。检查者开始会询问一个开放式问题以确定症状对调查对象生活的影响来评估该条目。跟进问题是可选的，涉及可能受到注意缺陷/多动障碍症状影响的各个功能领域。只有在根据调查对象的回答仍不清楚症状是否干扰或降低了调查对象社交、学业或职业功能的质量时，才需要询问这些问题。

诊断标准 E——症状不仅仅出现在精神病性障碍的病程中且不能用其他精神障碍来更好地解释。注意，该排除诊断标准有 2 个组成部分。如果存在共病的精神病性障碍，而且注意缺陷/多动障碍症状仅仅出现在精神病性障碍病程中，那么不能诊断注意缺陷/多动障碍。在实际中，这意味着只有注意缺陷/多动障碍的症状在儿童期出现且发生在精神障碍之前，才可诊断为成人注意缺陷/多动障碍。对于其他精神障碍，如果症状可以用其他精神障碍来更好地解释，那么不应诊断为注意缺陷/多动障碍；该临床判断需要考虑注意缺陷、多动或者冲动是否最好归纳成其他精神障碍的特点。

成人注意缺陷/多动障碍的标注

表现标注: 标注用于标明最近 6 个月内的主要表现：主要表现为注意缺陷［如果符合诊断标准 A(1)，但不符合诊断标准 A(2)］；或者主要表现为多动—冲动［如果符合诊断标准 A(2)，但不符合诊断标准 A(1)］；混合表现［如果同时符合诊断标准 A(1) 和 A(2)］。

严重程度标注: 该标注用于标明目前的严重程度（即轻度、中度、重度），在 SCID-5 中其操作定义是以最近 6 个月内注意缺陷/多动障碍最糟糕的时候作为严重程度。

11.15.2 目前间歇性爆发性障碍的评估（可选；K.9—K.12）

目前间歇性爆发性障碍是一个可选评估的障碍,检查者需要根据条目 K34 确定是继续评估该障碍还是跳至赌博障碍的评估。注意,“目前”使用 12 个月的时间范围，以配合诊断标准 A(2) 要求的在 12 个月的时间段内出现 3 次严重爆发。

目前间歇性爆发性障碍包含 2 个扫描问题：一个涉及言语攻击［“在最近 12 个月内，从（1 年前）至今，你是否经常控制不了脾气，最后导致你大喊大叫或与别人争吵?”］，另一个涉及躯体攻击（“在最近 12 个月内，你是否会发脾气，以致你推、打、踢或将东西扔向别人或动物，或者损坏了别人的财产?”）。

诊断标准 A——代表反复的无法控制攻击性冲动的行为爆发。该诊断标准根据攻击性冲动的严重程度确定了 2 个不同的频率阈值：1) 如果严重程度稍低（即言语攻击爆发或者身体攻击爆发但没有导致财产的损害或破坏，也没有导致动物或他人的躯体受伤），则在至少 3 个月的时间段内，每周有 2 次攻击性爆发；2) 如果爆发导致了财产的损坏或损毁或者动物或他人的躯体伤害，那么要求在 12 个月的时间段内有 3 次攻击性爆发。在 SCID-5 中文版中,对应的问题是从严重程度较轻的攻击方式开始询问，包括言语攻击（定义为“脾气爆发、骂不绝口、口头争论或吵架”）以及没有引起他人受伤或财产损失的躯体攻击方式,然后继续询问较严重的躯体攻击类型（愤怒爆发导致他人受伤，愤怒爆发导致动物受伤，愤怒爆发导致财产受损)。在确定存在这些形式的攻击性爆发之后，检查者必须询问是否达到最低频率的要求。对于较严重的方式，检查者询问“在最近 12 个月内，你至少有 3 次这样的爆发吗?”对于较轻的方式，检查者询问“在最近 12 个月内，是否在一个持续了至少 3 个月的时间段里平均每周至少有 2 次刚才描述的愤怒爆发?”

诊断标准 B——攻击的反应明显不相称。该条目的评估基于检查者对调查对象所叙述的触发攻击性爆发的情境类型与攻击性爆发的严重程度的比较进行判断。即便跟进的问题询问调查对象是否认为自己在既定的情境下反应比所应有的要强得多，或者是否有人告诉他/她在那些情境中反应是大错特错的，该条目的评估仍需根据检查者自己的判断。

诊断标准 C——反复的爆发是非预谋的。间歇性爆发性障碍中的攻击性爆发一般是冲动的和/或基于愤怒的，而不是有预谋的或工具性的。如果所有的爆发都是“有意的”，即，这么做是为了恐吓他人或逼迫他人交出调查对象想要的东西（例如，金钱、权利），则评估为“1”。

诊断标准 D——反复的攻击性爆发引起有临床意义的痛苦或损害。与整个 SCID-5 评估有临床意义的条目一样，检查者开始会询问一个开放式问题以确定反复的攻击性爆发对调查对象生活的影响。补充的跟进问题是可选的，具体涉及可能受到了攻击性爆发影响的各个功能领域。只有根据调查对象的回答仍不清楚爆发是否影响到了功能时，才需要询问这些问题。注意，此处包含了几个间歇性爆发性障碍特有的损害问题（例如，“有人因为你的这些爆发发作把警察或主管叫来吗？你因为这些爆发发作被逮捕过吗？你曾经因此付了很多钱以补偿你对别人造成的损害吗?”）。

诊断标准 F(第一部分)——不能用其他精神障碍来更好地解释。许多 DSM-5 的障碍（例如，双相障碍）和一些人格障碍（例如，反社会型人格障碍、边缘型人格障碍）都可能以攻击性爆发作为特征性的或伴随的特征。根据 DSM-5 正文（DSM-5 中文版，第 458 页）的表述，如果攻击性爆发仅出现在其他精神障碍发作期间（例如，重性抑郁障碍、双相障碍、创伤后应激障碍、某种精神病性障碍)，则不应另外再诊断间歇性爆发性障碍。[无论是在间歇性爆发性障碍的诊断标准还是正文中，DSM-5 都没有把创伤后应激障碍列入可以视为更好地解释攻击性爆发的精神障碍的例子；然而，因为创伤后应激障碍诊断标准 E(1) 中包含了“愤怒的爆发”，所以在 SCID-5 中将创伤后应激障碍纳入了间歇性爆发性障碍排除标准 F 的障碍列表当中。] 对于人格障碍的排除，虽然诊断该标准从字面上看似乎将人格障碍等同于其他精神病障碍，但是 DSM-5 正文（DSM-5 中文版，第 458 页）确实允许在爆发的频率高于人格障碍的典型表现时，可以在人格障碍的背景上另外诊断间歇性爆发性障碍。类似地，对于诊断有注意缺陷/多动障碍的调查对象，如果攻击性爆发的频率远超注意缺陷/多动障碍通常所见到的，而且需要单独的临床关注（DSM-5 中文版，第 458 页)，也可另外诊断间歇性爆发性障碍。

诊断标准 F(第二部分)——并非由于一般躯体疾病所致或者物质/药物所致。如果攻击性爆发是某种可诊断的一般躯体疾病（例如，阿尔茨海默病、与导致以攻击性爆发为特征的人格改变相关的脑损伤、复杂部分性癫痫发作）的生理效应所致，则不应诊断为间歇性爆发性障碍。神经系统检查的非特异性异常表现（例如，“软体征”）和非特异性的脑电图改变不被视为“可诊断的躯体疾病”，因此与间歇性爆发性障碍的诊断是兼容的。类似地，如果冲动性攻击性爆发总是与物质的中毒或戒断（例如，酒精、苯环利定、可卡因和其他兴奋剂、巴比妥类药物、吸入剂）相关或它们完全是作为某种药物的不良反应而出现，则不应该诊断为间歇性爆发性障碍。

11.15.3 目前赌博障碍的评估（可选；K.13—K.15）

目前赌博障碍是一个可选评估的障碍，检查者需要根据条目 K52 确定是继续评估该障碍还是跳至下一个模块的评估。

赌博障碍的扫描模块问题“在最近 12 个月内，从（1 年前）至今，你是否经常赌博或买彩票?”后面跟进了一些描述调查对象参与赌博类型的特点以及在最近 1 年内根据赌博的频率或者输赢的数量调查对象什么时候赌博最严重的问题。询问了 4 个附加问题，为的是确定个体的赌博是否导致了问题，从而需要进行赌博障碍的评估（即“赌博给你带来了什么问题?”“有人反对你赌博吗?”“你向别人隐瞒你赌博所耗费的时间和金钱数量吗?”“你赌博的行为失去了控制吗?”）。如果没有证据提示在最近 1 年内可能存在赌博障碍，检查者根据指导跳至下一模块。

诊断标准 A——持久的和反复的有问题的赌博行为，引起有临床意义的损害或痛苦。个体在最近 12 个月内需要存在 9 个赌博障碍条目当中的至少 4 个。

诊断标准 B——赌博行为不能用躁狂发作来更好地解释。如果有问题的赌博行为只出现在躁狂发作期间，那么不用诊断赌博障碍。

赌博障碍的标注

严重程度标注: 目前赌博障碍的严重程度根据最近 12 个月内出现条目的数目来决定：轻度表示符合 4—5 项诊断标准；中度表示符合 6—7 项诊断标准；重度表示符合 8—9 项诊断标准。

病程标注: 这些标注表明赌博障碍的长期病程。如果赌博障碍有过数次发作，在发作之间症状减轻，则发作性标注适用；而如果赌博障碍持续相对较久，持续了至少几年，则持续性标注适用。

11.16 L 模块：创伤及应激相关障碍

在 DSM-5 中，创伤及应激相关障碍现已从焦虑障碍中分离出来。L 模块包含急性应激障碍、创伤后应激障碍、适应障碍和其他特定/未特定创伤及应激相关障碍的评估。

在决定一个创伤性经历是否符合急性应激障碍或者创伤后应激障碍诊断标准 A 应激源的过程中，了解 DSM-5 中文版正文中的创伤案例的范围会有帮助（DSM-5 中文版，第 266 页）——

> 诊断标准 A 中直接经历的（符合条件的）创伤性事件包括，但不限于：作为军人或平民接触战争，被威胁的或实际的躯体攻击（例如，躯体攻击、抢劫、行凶抢劫、儿童躯体虐待），被威胁的或实际的性暴力（例如，强迫性性行为、酒精/毒品协助下的插入式性行为、虐待性性接触、非接触性性虐待、与性相关的人口贩卖），被绑架，被作为人质，恐怖袭击，酷刑，作为战俘被囚禁，自然或人为的灾难以及严重的交通事故。对于儿童，性暴力事件可能包括那些没有躯体暴力或损伤的但与发育不匹配的经历。

至于可能的创伤性医疗事故，DSM-5 中文版指出经历威胁生命或致残的医疗问题并不一定符合条件。根据 DSM-5 中文版（第 266 页），"可作为创伤性事件的医疗事故包括突然的灾难性事件（例如，在手术过程中醒来、过敏性休克）"。

对于可能符合诊断标准的目击事件类型，根据 DSM-5 中文版（第 266 页），这些事件"包括但不限于，看到威胁性或者严重的伤害，非自然死亡、由于暴力攻击所致的他人的躯体或性虐待，家庭暴力、事故、战争或灾难、子女的医疗性灾难（例如，危及生命的大出血）"。注意，见证自然死亡，例如，一个近亲或者亲密朋友去世时刚好在病房，不能作为创伤。根据 DSM-5 中文版（第 266 页），可算作创伤的听说某个事件的间接暴露"只限于那些影响到近亲或亲密朋友的经历，这些经历是暴力的或事故性的（例如，不包括由于自然原因所致的死亡）。这些事件包括暴力性个体攻击、自杀、严重事故和严重伤害"。

调查对象可能难以讨论上述创伤性事件的其中一些，更不用说要记住细节了。如果检查者意识到调查对象在犹豫或表现出其他痛苦的迹象，关注这种困难是重要的。通常，在听说讨论创伤性事件细节的重要性之后，调查对象的不适会得到缓解（例如，检查者可以说："我知道要你描述发生的事情有难度。但是尽可能多地了解细节对我们来说是重要的，这样，我们才能将你的症状和你生活中发生的特定事件联系起来，因此，我感谢你能提供的最佳信息"）。

11.16.1 终身创伤史的标准和详细扫描（L.1—L.9）

L 模块以终身创伤史开始，它适用于急性应激障碍和创伤后应激障碍。检查者根据研究需要来确定条目 L1 的评估，如果需要进行创伤史的详细扫描，则将其评估为"3"，跳至 L.2 页；如果只需要进行创伤史的简化标准扫描，则将其评估为"1"，继续随后的评估。

如果使用创伤史的标准扫描，前 5 个问题涉及创伤的各种主要类型：1）灾难、火灾、战争、车祸或工伤事故；2）实际的或被威胁的身体或性的侵犯或虐待；3）看到别人经历身体或性的侵犯或虐待，或者看到别人受到身体或性侵犯的威胁；4）目睹别人被杀害、死亡或者受到严重的伤害；以及 5）得知这些事件发生在与调查对象亲密的人身上。为了捕获可能被这些扫描问题忽略的创伤暴露，补充问题询问调查对象是否曾经成为恶性犯罪事件的受害者。最后，如果调查对象没有肯定过任何上述创伤性事件，检查者通过在条目 L9 让调查对象来描述其一生中最有压力或最具创伤性的经历，并在条目 L10 判断 L9 所描述的事件是否构成一个创伤性事件。如果扫描过程中确定有过任何创伤事件，跳至 L.6 页，否则跳至 L.28 页评估适应障碍。

如果使用创伤史的详细扫描,检查者需询问 28 个特定的扫描问题（分布于 15 个条目)。它们根据 DSM-5 中文版（第 266 页）的例子改编，包括，作为军人或平民处于一个活跃的战争地区；被绑架、诱拐或被劫持为人质；经历严重的车祸；被殴打、被抢劫或被行凶抢劫；性暴力的受害者，例如，被强奸或强奸未遂；儿童期的性虐待；看到别人被严重伤害或被杀害；发现与你关系密切的人被谋杀、被强奸或被袭击；以及做过会涉及接触令人极度不安的事情的工作，例如，收集人体遗骸、去犯罪现场或调查虐待儿童。最后，如果调查对象没有肯定过任何上述的创伤性事件，检查者通过在条目 L42 让调查对象来描述其一生中最有压力或最具创伤性的经历，并在条目 L43 判断 L42 所描述的事件是否构成一个创伤性事件。如果扫描过程中确定有过任何创伤事件，跳至 L.6 页，否则跳至 L.28 页评估适应障碍。

L.6 页的第一个条目（**L44**）是确定最近 1 个月内是否有过任何创伤事件; L.7 页的第一个条目（**L55**）是确定最近 1 个月之前是否有过任何创伤事件。对于发生在最近 1 个月内的创伤事件，检查者根据指导使用 L.6 详细列出的问题（**L45—L54**）询问那个事件。若最近 1 个月有多个创伤性事件，选择最糟糕的事件[检查者可以通过询问“在最近 1 个月内，从（1 个月前）至今，你认为这些创伤性事件中哪件对你影响最大?”来确定对调查对象影响最大的事件]。对于发生在最近 1 个月之前的创伤事件，检查者需要回顾调查对象确认的并记录在标准扫描（L.1 页）或详细扫描（L.2—L.5 页）部分的创伤类型，然后选择 3 个事件并使用 L.7—L.9 页列出的问题进行详细的评估。

对于每一个事件，检查者首先记录对这个事件的描述，然后根据创伤性事件的类型对该事件进行分类（实际的或被威胁的死亡，实际的或被威胁的严重受伤，实际的或被威胁的性暴力）和暴露模式(直接经历，目睹发生在他人身上，获悉亲密的家庭成员或亲密的朋友身上发生的事件，反复经历或极度暴露于创伤性事件的令人恶心的细节中)，它们对应于急性应激障碍/创伤后应激障碍的诊断标准 A。然后，检查者要标明事件发生时调查对象的年龄，最后要明确它是单次事件还是长期或反复暴露于相同的创伤，例如，一直存在的家庭暴力。L.7—L.9 详细描述的 3 个事件由检查者选择，若在最近 1 个月之前只有 1 个创伤性事件，后 2 个方框放空；若只有 2 个创伤性事件，第 3 个方框放空；若有 3 个以上的创伤性事件，选择 3 个最糟糕的事件；若研究调查是关于某种特定创伤性事件，至少要选择 1 个该种创伤性事件，不管它是不是最糟糕的 3 个事件之一。若无法判断创伤性事件的相对严重程度，填写方框之前可适度询问调查对象以进行辨别。

11.16.2 目前急性应激障碍的评估（L.10—L.15）

急性应激障碍的诊断只适用于在最近 1 个月内出现的创伤暴露。如果所有的创伤事件均发生在最近 1 个月之前，检查者应跳至 L.16 页创伤后应激障碍的评估。

诊断标准 A——暴露于实际的或被威胁的死亡、严重的创伤或性暴力。对于调查对象在最近 1 个月内最糟糕的创伤性事件，检查者根据指导要回顾 L.6 有关创伤性事件的描述，以确定该事件是否符合诊断标准 A。标明创伤暴露模式的诊断标准 A 亚成分的评估（直接经历、目睹发生在他人身上、获悉亲密的家庭成员或亲密的朋友身上发生的事件，或者反复经历或极度暴露于创伤性事件的令人作呕的细节中）通常直接明了，因为这些信息应该已经在 L.6 上最近 1 个月事件的详细询问中收集到了。

诊断标准 B——在 5 个症状类别中，有 9 项（或更多）症状。这一诊断标准只要求在列出的 14 项症状中有至少 9 项症状。这与创伤后应激障碍的要求不同，后者要求在 4 个创伤后应激障碍症状类别的每一类别中要有一定数目的最少症状数。如表 11-1 所示：急性应激障碍诊断标准 B 下的条目均包含在创伤后应激障碍的诊断标准中，除了诊断标准 B(6) 包含在创伤后应激障碍的分离症状亚型下之外。更多细节参考本书 11.16.3“创伤后应激障碍的评估”中创伤后应激障碍条目的描述。

表 11-1　急性应激障碍诊断标准 B 与创伤后应激障碍诊断标准对应的条目

急性应激障碍诊断标准 B	对应的创伤后应激障碍诊断标准
B(1)——侵入性的记忆	B(1)
B(2)——痛苦的梦	B(2)
B(3)——分离性反应（闪回）	B(3)
B(4)——对线索产生心理痛苦或生理反应	B(4)和 B(5)合并
B(5)——不能体验到正性的情绪	D(7)
B(6)——真实感的改变	伴分离症状亚型的一部分
B(7)——不能想起事件的某个方面	D(1)
B(8)——回避记忆、思想或感觉	C(1)
B(9)——回避外部提示物	C(2)
B(10)——睡眠障碍	E(6)
B(11)——易激惹的行为和愤怒的爆发	E(1)
B(12)——过度警觉	E(3)
B(13)——注意力问题	E(5)
B(14)——过分的惊跳反应	E(4)

诊断标准 C——反应持续时间为 3 天至 1 个月。鉴于与创伤的接触必须发生在最近 1 个月内，该诊断标准通常会自动符合（除非创伤的暴露发生在最近 2 天以内）。

诊断标准 D——这种紊乱引起有临床意义的痛苦或损害。与整个 SCID-5 评估有临床意义的条目一样，检查者开始会询问一个开放式问题以确定急性应激障碍症状对调查对象生活的影响。补充的跟进问题是可选的，具体涉及可能受到了急性应激障碍症状影响的各个功能领域。只有根据调查对象的回答仍不清楚症状是否影响到了功能时，才需要询问这些问题。

诊断标准 E——并非由于一般躯体疾病所致或者物质/药物所致，且不能用短暂精神病性障碍来更好地解释。该条目要求检查者去考虑并排除一般躯体疾病和物质/药物作为急性应激障碍症状的病因。作为创伤暴露的反应会使很多人增加他们对酒精或其他物质的使用。因此，一些看上去是急性应激障碍的症状可能实际上是酒精或其他物质的直接效应。类似的，如果创伤事件的暴露还导致了头部损伤，个体可能出现轻度创伤性脑损伤的症状，其中一些症状（例如，对光和声音敏感、易激惹、注意力不集中）可能会与急性应激障碍的症状相混淆。如果所有的症状均是头部损伤或其他躯体疾病的表现，那么不应诊断急性应激障碍。

创伤性应激源会使一些个体罹患短暂精神病性障碍，可能包括情绪混乱、束手无策的困惑以及从一种强烈的情感至另一种的快速转换的症状。如果作为对应激源的反应的症状完全可以被短暂精神病性障碍所解释，则不应该诊断急性应激障碍。

急性应激障碍的标注

伴惊恐发作：如果有过惊恐发作的病史(F.1—F.2)；从未符合惊恐障碍的诊断标准（F.3—F.7）；惊恐发作出现在对创伤应激源的反应的背景下（F.8）；以及最近的 1 个月内至少有过 1 次惊恐发作；那么应该考虑该标注。注意，DSM-5 中没有对时间范围或频率的要求，但 SCID-5 增加了 1 个月的时间范围，以使本标注有可操作性。

11.16.3 创伤后应激障碍的评估（L.16—L.27）

在创伤后应激障碍的定义里并不要求有症状的聚集，这与 DSM-5 大多数综合征诊断标准集不同，后者要求症状在特定的时间范围内一起出现（例如，在重性抑郁发作中，要求在相同的 2 周时间段内，9 项症状中出现至少 5 项；在物质使用障碍中，要求在相同的 12 个月的时间段内，11 项症状中出现至少 2 项）。创伤后应激障碍的诊断标准仅有的一些时间限定是症状必须在创伤发生之后出现或加重（例如，诊断标准 D 要求“与创伤性事件有关的认知和心境方面的负性改变，在创伤性事件发生后开始或加重”），大部分条目中的症状是“反复的”或“持续的”，以及紊乱（即诊断标准 B、C、D 和 E 所描述的症状）的持续时间在 1 个月以上。因此，只需简单地对编码为“3”的条目数量进行累加就可以确定每一个多元性诊断标准的阈值（例如，对于标准 D，要求有 7 项中的 2 项或更多）。

因为创伤后应激障碍症状由于一般躯体疾病所致或物质/药物所致的概率很低，所以，在 SCID-5 中有意省略了诊断标准 H。但在特殊情况下，检查者需考虑并排除一般躯体疾病或物质/药物作为创伤后应激障碍症状的病因。例如，很多人会通过增加酒精或其他物质的用量来应对创伤暴露。因此，一些看似是创伤后应激障碍的症状可能实际上是由于酒精或其他物质的直接效应所致，此时不应将这些症状作为创伤后应激障碍的诊断依据。

诊断标准 A——暴露于实际的或被威胁的死亡、严重的创伤或性暴力。如果调查对象在最近 1 个月之前经历 1 个或多个创伤性事件，检查者根据指导要回顾 L.7—L.9 有关创伤性事件的描述，以确定至少有 1 个创伤性事件符合诊断标准 A。标明创伤暴露模式的诊断标准 A 亚成分的评估（直接经历、目睹发生在他人身上、获悉亲密的家庭成员或亲密的朋友身上发生的事件，或者反复经历或极度暴露于创伤性事件的令人恶心的细节中）通常直接明了，因为这些信息应该已经在 L.7—L.9 上事件的详细询问中收集到了。如果调查对象经历了多个符合要求的创伤性事件，检查者可以通过询问“在这些创伤性事件中，你认为哪个对你影响最大?”来确定对调查对象影响最大的事件。如果对选定事件的反应不完全符合创伤后应激障碍诊断标准，当然其他某个创伤性事件（L.7—L.9 报告的）也可能会导致创伤后应激障碍。因此，在这种情况下，检查者应该使用其中一个创伤性事件作为创伤应激源将创伤后应激障碍的诊断标准集从头至尾再进行评估（根据既往符合条件的创伤的数量尽可能地多评估）。

创伤后应激障碍诊断标准集余下的条目每次都先要评估这些症状在从创伤性事件暴露到现在的期间内是否出现过。然后，对每个评估为“3”的条目，检查者跟进询问一个问题（即“在最近 1 个月内,也发生过这种情况吗?”），以确定症状在最近 1 个月内是否存在。

诊断标准 B——至少 1 个侵入性症状。确保症状第一次出现是在暴露于创伤性事件之后是重要的。

诊断标准 B(1)——对创伤性事件非自愿的和侵入性的痛苦记忆。该条目要求调查对象经历过关于创伤性事件非自愿的和侵入性的记忆。这些记忆通常包含感觉、情感或生理反应的成分。侵入性的记忆有别于抑郁的思维反刍（鉴于与抑郁的高共病率，这也可能同时存在），因为它们给人的感受是非自愿的和不受欢迎的。

诊断标准 B(2)——创伤性事件的梦。符合条件评估为“3”的痛苦的梦不一定局限于对事件本身重放的梦，还包括其内容或情感在主题上关系到或反映出创伤性事件的重大威胁的梦。

诊断标准 B(3)——再体验创伤性事件的分离性反应。个体经历的分离状态可以持续几秒到几小时，甚至几天，在此期间，创伤性事件的有些方面被重温，个体的感受和举止好像创伤性事件就发生在那一刻。DSM-5 正文（DSM-5 中文版，第 267 页）提到了下述内容：

> 这种反应在一个连续谱上发生，可以从在不丧失现实定向的状态下，创伤性事件的一部分以短暂的视觉或其他感觉侵入，直至完全丧失对当前环境的意识。这些发作，通常被称为“闪回”，一般是短暂的，但可能与持久的痛苦和高度唤醒相关。

因为术语“闪回”已经成为通俗说法，跟进问题具体询问调查对象是否经历过创伤性事件的闪回。

诊断标准 B(4) 和 B(5)——对内在或外在线索的心理痛苦或生理反应。对内部或外部线索的反应被分成两个创伤后应激障碍条目；诊断标准 B(4) 强调强烈的或持久的心理痛苦，诊断标准 B(5) 强调显著的生理反应。（注意，在急性应激障碍的诊断标准集中，这 2 个条目包括在 1 个诊断标准里面，涉及对创伤相关提示物的强烈情感或生理反应。）SCID-5 通过一个简单的问题引入对这 2 个条目的评估，该问题首次确定了强烈而不愉快的情感或躯体反应是否由象征或类似创伤性事件内部或外部线索的暴露所致。内部线索可以包括与创伤性事件相关的躯体感觉。DSM-5 正文（DSM-5 中文版，第 267 页）提到了下述内容：

> 激发线索可以是躯体感觉（例如，脑损伤幸存者的眩晕；既往受过创伤儿童的快速心跳），特别是那些有高度躯体化表现的个体。

如果调查对象否认对创伤提示物有任何形式的反应，那么诊断标准 B(4)（心理痛苦）和诊断标准 B(5)（生理反应）均可以评估为“1”。如果调查对象承认有某种反应，那么，临床医生应该询问是不是强烈的或持久的情感反应或躯体反应，然后对每个条目进行相应的评估。

诊断标准 C——对创伤性事件相关刺激的持续回避。创伤后应激障碍的诊断需要有对创伤性事件相关刺激的持续回避。在该诊断标准的背景中，DSM-5 正文（DSM-5 中文版，第 267 页）将持续定义为“总是或者几乎总是”回避这种刺激。鉴于诊断标准 F 规定,标准 B、C、D 和 E 要有 1 个月以上的病程,SCID-5 要求回避在超过 1 个月时间段的大部分时间出现。对检查者重要的是确定这种回避行为是在创伤性事件之后才开始的（即与先前恐惧症相关的回避不应纳入创伤后应激障碍诊断之中）。

诊断标准 C(1)——回避记忆、想法或感受。这个条目要求调查对象刻意回避与创伤性事件相关的记忆、想法或感受。因为记忆、想法和感受是从内部产生的，唯一回避它们的方式是使用分心的手段，例如，一直忙碌、玩电脑或视频游戏、看电视或者使用毒品或酒精以麻痹自己。

诊断标准 C(2)——回避能够唤起痛苦记忆、想法或感受的外部提示物。个体通常回避创伤性事件的外部提示物，刻意努力地回避可能唤起关于创伤性事件记忆、想法或感受的人、地点、活动、物体、场合或其他任何事物。举例来说，经历过严重车祸的人可能持续地回避驾驶，或经历过战争的退伍军人可能持续地回避可能有巨大噪声的场合。

对于一些人来说，刻意努力回避外部提示物的需要可能取决于其日常生活中遇到提示物的可能性。举例来说，假设某人住在纽约，只有去超市的时候才开车;在遭遇一场严重车祸之后，他回避开车去超市，代之以安排送货上门。从严格的行为学角度讲，他的主动回避行为不是持续的，因为他只是在需要驾驶的情况下才刻意地回避驾驶。然而，在这个诊断标准的背景下，持续回避的态度等同于行为。尽管像该案例一样，个体不需要每天主动地回避提示物，但是只要这个人持续地意识到自己无法进入汽车，回避就符合持续的要求。

诊断标准 D——认知和心境的负性改变。这组症状涉及自创伤性事件发生之后开始或加重的认知和心境的负性改变。鉴于在这些症状中有几项相对非创伤特有的性质（例如，持续的负性情绪状态、对活动的兴趣或参与减少、不能感受到正性情绪）以及这些条目中有些可能代表先前已有人格特质的事实（例如，对自己、他人或世界的持续而夸大的负性信念或预期），要求症状在事件发生后开始或加重特别重要。

诊断标准 D(1)——无法记住创伤性事件的某个重要方面。鉴于创伤暴露与脑损伤以及与酒精和物质使用可能同时出现，因此，重要的是确保遗忘并非由于头部损伤所致，也并非物质所致的记忆丧失（例如,“断片”），而是有分离的性质。

标准 D(2)——对自己、他人或世界的负性信念或预期。当对自己、他人或世界持续的和夸大的负性信念应该与创伤性事件相关时，该条目才可以评估为“3”。这个要求位列诊断标准 D 的第一部分(即“与创伤性事件有关的认知和心境的负性改变”)，确定这点要么是由于它们的内容或多或少与创伤性事件相关，要么是根据信念是在创伤性事件暴露之后形成的事实。DSM-5 诊断标准和正文提供了几个负性信念的例子，例如,“没有人可以信任”，和“世界是绝对危险的”。在暴露于自然灾害或偶然的暴力行为之后，形成世界是一个绝对危险的地方的信念，这就说明信念是与创伤相关的，从而足够评估为“3”。有持续的“没有人可以信任”的信念不太可能与那些类型的创伤相关，说明这些信念是先前信念体系的一部分。(但是，对于其他类型的创伤，例如，约会强奸或军队内强奸，“没有人可以信任”

可能是与创伤相关的信念。）如同诊断标准 C，DSM-5 将“持续”定义为“总是或者几乎总是”，SCID-5 将其操作化为“在超过 1 个月时间段的大部分时间”。

诊断标准 D(3)——对创伤性事件的原因或结果持续且歪曲的认知。该诊断标准要求对创伤性事件的原因（即应该责备谁或什么）或结果（例如，因为有了创伤后应激障碍症状而自我否定）存在持续的错误认知。如果缺乏实际发生情况的第一手资料，要确定这些实际上是错误的认知是有一定难度的。尽管在有些情况下，认知歪曲是明显的（例如，“我叔叔虐待我，都是我的错”），但是在其他情况下，认知歪曲只有通过调查对象对模糊情境过度的确信水平才能识别（例如，一名退伍军人坚称，他在炮火中行动不够迅速是导致他排里其他人受到袭击的主要原因）。如同诊断标准 D(2)，DSM-5 将“持续”定义为“总是或者几乎总是”，SCID-5 其操作化为“在超过 1 个月时间段的大部分时间”。

诊断标准 D(4)——持续的负性情绪状态。尽管在诊断标准中列举了一些情况来说明“负性情绪状态”（即“害怕、恐惧、愤怒、内疚、羞愧”），任何的负性情绪均应计算入内，包括感到悲伤、空虚或麻木。如同诊断标准 D(2)，DSM-5 将“持续”定义为“总是或者几乎总是”，SCID-5 将其操作化为“在超过 1 个月时间段的大部分时间”。鉴于有持续负性情绪状态的个体在暴露于创伤性事件之后存在更高的罹患创伤后应激障碍的风险，重要的是要进行辨别，如果调查对象在创伤性事件之前存在持续的负性情绪状态，在创伤性事件之后要明显地恶化。

诊断标准 D(5)——对重要活动的兴趣或参与显著减少。该诊断标准包含 2 个组成部分（即对活动的兴趣减少和对活动的参与减少），存在任何一个组成部分就应该评估为“3”。如同诊断标准 D(4)，特别重要的是确定在暴露于创伤性事件之后，个体对活动的兴趣或参与才出现减少。

诊断标准 D(6)——与他人脱离或疏远的感觉。这可表现为与他人脱离的或个体将自己封闭起来而与别人隔离的普遍感觉。

诊断标准 D(7)——持续地不能体验到正性情绪。DSM-Ⅳ中创伤后应激障碍类似条目（即“情感范围受限”）表明情感反应的普遍减少，与之相反，在 DSM-5 诊断标准 D(7) 中只有正性情绪表达受限。特别重要的是确保在个体暴露于创伤性事件之后才表现出不能体验正性情绪。

诊断标准 E——警觉和反应性的显著改变。列出的 6 项中必须存在至少 2 项。重要的是根据症状在创伤性事件之后开始或加重来确定警觉和反应性的显著改变与创伤性事件相关。

诊断标准 E(1)——激惹的行为和愤怒的爆发。该条目要求的不只是易激惹的情绪；评估为“3”要有激惹的行为和愤怒的爆发，典型的表现是对他人或物体的言语或躯体攻击。

诊断标准 E(2)——不计后果的或自我毁灭的行为。根据 DSM-5 正文（DSM-5 中文版，第 267 页），不计后果或自我毁灭行为的例子包括危险驾驶、过度使用酒精或毒品、自伤或自杀行为。

诊断标准 E(3)——过度警觉。过度警觉表现为对潜在威胁的高度敏感，包括那些与创伤性经历有关的（例如，在机动车事故后，对轿车或卡车有可能导致的威胁特别敏感）和那些与创伤性事件无关的（例如，害怕引发心脏病发作）。

诊断标准 E(4)——过分的惊跳反应。这表现为对未预期刺激的强烈反应，例如，巨大噪声或未预期的举动（例如，对电话铃响"一惊一乍"的反应）。

诊断标准 E(5)——注意力问题。这可能表现为难以记住日常事件（例如，忘记自己的电话号码）或者难以参与需要集中注意力的任务（例如，跟上持续一段时间的交谈）。

诊断标准 E(6)——睡眠紊乱。最常见的是存在入睡与维持睡眠的问题。

诊断标准 F——病程超过 1 个月。每一组症状群（即诊断标准 B、C、D 和 E）的症状最短病程要超过 1 个月。

诊断标准 G——紊乱引起有临床意义的痛苦或损害。与在整个 SCID-5 中评估临床意义条目时一样，检查者通过询问一个开放式问题来确定创伤后应激障碍的症状对调查对象生活的影响。附加的跟进问题是可选的，涉及可能受到创伤后应激障碍症状影响的不同功能领域。只有根据调查对象先前的回答仍不清楚症状对功能的影响时，才需询问这些问题。

创伤后应激障碍的标注

伴延迟性表达：这一标注适用于直到事件发生 6 个月之后才首次完全符合创伤后应激障碍诊断标准的情况。这并不是要求调查对象在整个 6 个月的期间**没有任何**创伤后应激障碍的症状；适用伴延迟性表达的大多数个体在这段时期内至少会有一些症状，但没有完全符合诊断标准的综合征。

伴分离症状：SCID-5 提供了 2 种亚型以描述个体在最近 1 个月内存在或不存在持续的或反复出现的人格解体和/或现实解体的体验。

伴惊恐发作：如果有过惊恐发作的病史（F.1—F.2）；从未符合惊恐障碍的诊断标准（F.3—F.7）；惊恐发作出现在对创伤应激源的反应的背景下（F.8）；以及最近的 1 个月内至少有过 1 次惊恐发作；那么应该考虑该标注。注意，DSM-5 中没有对时间范围或频率的要求，但 SCID-5 增加了 1 个月的时间范围，以使本标注有可操作性。

11.16.4 目前适应障碍的评估（L.28—L.30）

适应障碍适用于那些不符合其他特定精神障碍（即排除其他特定和未特定分类）诊断标准的并且针对可确定的心理社会应激源而出现的情绪或行为上的症状。因此，适应障碍放在 SCID-5 的最后，在完成所有其他精神障碍评估之后。检查者到达 SCID-5 这个部分时，如果在最近 6 个月内出现过无法用 SCID 中任何已诊断的障碍所解释的症状，那么检查者就需要进行适应障碍的评估。注意，当评估其他特定/未特定抑郁障碍（D.11）或其他特定/未特定焦虑障碍（F.42）时，如果抑郁症状或焦虑症状与社会心理应激源有时间上的相关，需要考虑适应障碍。

诊断标准 A——作为可确定应激源的反应出现的症状。该诊断标准针对那些诊断不明并引导临床医生开始适应障碍评估的症状，确定它们是作为对应激源的反应而出现的。第一个问题确定应激源是否出现在症状开始之前。第二个问题试图确定症状是否作为对应激源的反应而出现："你认为（应激源）与你出现的（症状）有什么关系吗？"最后的问题确定症状开始出现是否在应激源发生的 3 个月之内。对于单次事件应激源，重点是在应激事件之后多长时间出现症状。对于一直存在且无一个清晰结束点的慢性应激源，重点是慢性应激源是什么时候开始的。

诊断标准 B——与应激源严重程度不相称的显著痛苦或有临床意义的功能损害。该诊断标准要求个体的痛苦症状与应激源的严重程度不相称或者症状导致有临床意义的痛苦或功能损害。因为确定症状是否超过了其应有的程度存在困难（即与应激源不相称），诊断标准 2 个子成分的提问做了顺序调换，更直接明了的评估放在了前面；如果不存在有临床意义的功能损害，检查者才需要评估症状的相称性。

诊断标准 C——不符合其他精神障碍的诊断标准，亦非先前存在精神障碍的加重。设计的 2 个问题是用来帮助检查者对诊断标准 C 的第二部分进行评估，以排除先前存在精神障碍的加重。诊断标准 C 第一部分应该自动为真，因为 SCID 在开始目前适应障碍的评估时（**L176**）已经排除了其他精神障碍。

诊断标准 D——不代表正常的丧痛。因为丧痛可能表现出对应激源（即失去所爱之人）有临床意义的症状反应，所以，该诊断标准防止将正常哀痛病态化。

诊断标准 E——症状在应激源或其结果终止之后持续不超过 6 个月。若要认为症状表现与适应障碍的诊断一致，要符合在应激源或其结果终止之后最多有 6 个月症状病程的严格上限。然而，应激源"结果"的概念存在模糊性，这实际上意味着对很多（如果不是大多数）应激源并无时间限制。在这些情况下，应使用"持续性(慢性的)"的标注，以表明反应的时间超过了 6 个月。

适应障碍的亚型及标注

适应障碍亚型：包含 5 种特定的和 1 种未特定的亚型，这些亚型表明了描述应激反应特征的主要症状。

急性的或慢性的标注：这一标注完全取决于障碍的总病程。

适应障碍过度诊断的风险

当严格按照 DSM-5 的诊断标准或英文版 SCID-5-RV 进行适应障碍诊断时，常常存在适应障碍过度诊断的风险：1）没有明确适应障碍症状最短的持续时间，这样导致在社会应激所致症状存在 1 天之后就会诊断为适应障碍；2）没有将社会应激之后出现的社会功能损害与社会文化环境认可不相称作为诊断的必要条件（丧痛除外），为此，在社会应激之后出现的症状，如果存在有临床意义的社会功能损害，尽管其与社会文化的认可相称，例如，高考失利后有 1 周闭门不出，仍然会诊断为适应障碍。有鉴于此，在 SCID-5-RV 中文版中，我们建议只有在社会应激源出现之后，症状持续至少 2 周且其有临床意义的社会功能损害与文化环境认可的反应明显不相称时，才考虑诊断适应障碍。

11.16.5 其他特定/未特定创伤及应激相关障碍的评估（L.31—L.32）

如果存在创伤及应激相关障碍的特征性症状，但不符合急性应激障碍、创伤后应激障碍或适应障碍的诊断标准，则需要考虑其他特定/未特定创伤及应激相关障碍。在 SCID-5 中，DSM-5 定义其他特定/未特定创伤及应激相关障碍的段落（DSM-5 中文版，第 281 页）已被改编为一组 3 项的诊断标准。

创伤及应激相关障碍的特征性症状。该条目表明这一分类针对的是包含了不完全符合急性应激障碍、创伤后应激障碍和适应障碍（L 模块中诊断）诊断标准的作为对应激源的反应的临床表现。

症状引起有临床意义的痛苦或损害。该条目明确了所有 DSM-5 其他特定分类必须符合的基本要求，即症状必须足够严重以致对调查对象的生活造成了不良影响。

标明症状表现的类型

这里包含了可以给予“其他特定”命名的 DSM-5 中临床表现的 3 个示例。对这些示例无法涵盖的特定创伤或应激相关的临床表现，可使用“其他”的说法，在这种情况下，检查者应记录不符合某个创伤及应激相关障碍诊断标准的特定原因。

12. 培训

在理想的情况下，培训应该遵循以下顺序：

1. 学习本书的第 6—9 章,它们分别涉及 SCID-5-RV 的基本特征、施测、常规及用法，以及要和不要。
2. 仔细通读你打算使用的 SCID 章节中的每一个字，确保你理解了所有的指导语、问题和 DSM-5 诊断标准。在你通读每一个模块时，参考本书“各模块的特殊说明”中对应的章节和记录单上需填写的相应条目。对 SCID-5 包括的那些障碍，查看 DSM-5 中文版正文部分的“诊断特征”和“鉴别诊断”。
3. 现在练习大声朗读 SCID-5-RV 的问题，直至你在做 SCID 时就好像在与人自然交谈一样。
4. 与能扮演调查对象的同事（或同伴）一起练习 SCID-5-RV。让他们扮演一个他们了解的个案。
5. 与同事一起使用附录 B“培训材料”中的个案进行角色扮演。设计这些个案是帮助你从头至尾熟悉 SCID-5-RV 模块，不一定要展示你的表演天赋。
6. 观看 SCID-5 检查的视频，随着检查进行，进行你自己的评估。比较你的评估和每个视频中“专家”的评估。
7. 在真正的调查对象身上试用 SCID-5-RV，他们要尽可能地代表你研究或临床执业中要访谈的人群。在理想的情况下，应该有熟练使用 SCID 的人来观察你练习的过程（并共同进行评估),随后应该对检查技巧和评估不一致的地方进行讨论。
8. 进行一系列小组 SCID 面询，由一个检查者使用 SCID-5-RV 施测，而其他检查者负责观察并同时进行他们自己的评估。在 SCID 检查总结的时候，所有的检查者通览 SCID 并比较彼此的评估，重点讨论那些不一致的评估。这些练习有助于确保所有 SCID 的检查者对 DSM-5 的诊断标准和 SCID 的方法学的理解达成一致。这样的小组 SCID 面询推荐在整个研究周期中定期开展或在临床执业中每年开展一次，以减小检查者偏差。
9. 可考虑邀请负责该工具翻译和开发的上海市精神卫生中心危机干预研究室开展现场 SCID-5 纸质版和电子软件版培训班。若想系统准确地掌握 SCID-5，往往需要进行三期培训，每期维持 10 天。第一期现场培训主要包括 SCID 主要内容的讲解、现场 SCID 检查的演示、角色扮演以及在小组督导下受训者与真正的调查对象进行 SCID 检查。受训者在现场培训之前应该熟悉 DSM-5 诊断标准、SCID 访谈手册和 SCID 用户指南，以便他们在参加小组检查前对 SCID 有足够的经验。通常，培训会穿插 SCID 内容的讲解和角色扮演，会有一名培训者进行现场 SCID 检查以展示其个人的 SCID 技巧，最后由受训者进行检查。第二期和第三期培训距前一期培训约半年的时间，期间受训者需要每周至少找一个有代表性的案例练习 SCID 访谈，填写 SCID 记录单和做好录音（或录像)，之后将相关资料寄给上海市精神卫生中心危机干预研究室进行评估，每月进行一次 2 小时的语音或视频小组督导,讨论访谈练习中遇到的问题。而后在集中培训的 10 天期间，在小组中提呈和讨论一些典型或复杂的案例，细化 SCID 访谈和评估的技巧。受训者在完成三期培训且通过考核之后，颁发 SCID-5 培训证书，有效期 1 年，之后若想延长有效期需每年至少完成 24 例访谈。

10. 如果多个检查者将进行 SCID 施测，重要的是采用确保不同检查者之间的诊断一致性的程序。在理想的情况下，你应该尝试做一个“重测信度研究”的培训，第二位检查者在短时间内对同一名调查对象进行重复检查。如果你能够对访谈过程进行录像或录音，并让检查者回顾和评估另外一名访谈者，你会从这样的研究中获益良多。这之后应该对不一致的地方跟进讨论。或者，你可以做一个“联合信度研究”的培训，由一位检查者使用 SCID 进行访谈，其他检查者进行观察并独立地进行他们自己的评估，并在第一位检查者结束访谈后补充提问。虽然联合信度设计在评估信度方面不是那么严格，但是让调查对象重复做 SCID 检查的实际限制经常使得培训不得不采取这种方式。(注意，国内外常采取一组人听录音和观看录像来评估一致性，观看者易受音像资料中原检查中提问和回答的影响且没有补充提问，使其判断选择受限，出现与原检查者诊断过度的一致。因此，这样信度的评估方式是不可靠的。) 一般而言，我们建议至少要联合检查 10 个案例，但是检查数越多越好。另外一个经验原则是检查次数应该多到你研究所感兴趣的每个诊断类型都至少要有 5 个案例。举例来说，如果你正在进行一个研究，你需要有惊恐障碍和/或广泛性焦虑障碍的调查对象，为了达到确定信度的目的，应该进行足够多的检查，所以你最后要至少联合检查 5 个惊恐障碍的案例和 5 个广泛性焦虑障碍的案例。注意，只要你能够在SCID评估上达成小组的一致，来自信度研究的调查对象的SCID-5结果能够用于你正在做的实际研究中 (即你不必为了信度研究而“浪费”珍贵的调查对象)。
11. 另一种确保 SCID 检查者恰当施测 SCID 的方法是对其进行录音或录像，然后将音像资料 (加上填写完整的相应SCID记录单) 寄给上海市精神卫生中心危机干预研究室进行评阅。
12. 完成的上述训练步骤越多，SCID 检查者就越娴熟。在让一个新手尝试为实际研究进行 SCID-5 检查和评分之前，建议要评估受训者正确使用 SCID 的能力。这最好由在你研究地点中有 SCID 经验的人来做。本书附录 D 包含了一个评估表，用来评估检查者需要熟练操作的多个方面 (例如，“获得足够的信息对每个条目做出判断”以及“帮助说话不着边际的调查对象聚焦于正在考虑的话题”)。此外，你可以对受训者的检查进行录音，然后将录音寄给上海市精神卫生中心危机干预研究室进行评阅 (详见上述步骤 12)。当评估 1 个受训者的 SCID 技巧时，你应该将重点放在那些对你研究或临床所关注的诊断上 (例如，对 1 个焦虑和抑郁研究的检查者，精神分裂症和分裂情感性障碍之间的细微差别可能就不是非常重要)。最重要的一点是检查者具有能力去评估与所关注障碍类似的调查对象。
13. 建议制定一个方法确保检查者在整个研究过程或临床执业中评估质量的稳定。这样的 1 个项目是由三角洲研究所 (Research Triangle Institute, RTI) 国际部正在进行的临床检查者培训和督导项目。它是为对“国家药物滥用和健康心理卫生监测研究 (Colpe 等, 2010 年)”的 SCID 检查者进行校正而展开的。在数据收集的 5 年中，每个季度结束时会开展检查者间信度 (interrater reliability, IRR) 的测量，比较临床检查者和临床督导者的一致评估，以保证临床检查者收集的数据质量。这就可以对临床检查者的诊断技巧进行持续的评估，并为了减少在将来季度中数据收集的错误而为他们提供再培训的机会。

    这些检查者间信度练习所使用的临床检查选自最近1个日历年内数据收集的录音检

查库。临床督导者和临床检查者听一听所选检查的音频文档并独立地评估那些评估过的症状（例如，存在、缺乏、阈下或资料不足）和障碍（例如，存在、缺乏或资料不足）。在独立评阅之后，所有的临床督导者进行小组见面，形成症状和障碍的一致评估，这将作为与临床检查者的评估比较的关键。对于每一位临床检查者，计算其与临床督导者之间所有症状和障碍评估一致性的百分比。

在评估检查者间信度练习期间，临床督导者和临床检查者还会参加小组电话会议，根据临床督导者的一致评估来校准临床检查者的评估。在电话会议之前，临床检查者会收到一份已打分的电子检查者间信度评估单，上面会列出他们的评估与临床督导者的一致评估之间的比较，以及他们总的一致性百分比。校准的电话会议针对每个案例会持续 1 个小时左右，回顾所有评估过的症状，并会特别注意存在分歧的症状。

例如，加利福尼亚大学洛杉矶分校重性精神疾病干预研究中心的一个项目 (Ventura 等，1998 年)，即便有老的检查者离开和新的检查者加入培训，一个持续培训和质量保障项目仍可以保持高水平的信度（例如，症状的 *Kappa* 值至少为 0.75，且诊断的准确率为 90%）。更多有关 SCID 信度的内容，请参考本书第 13 章“心理测量学问题”。

13. 心理测量学问题

13.1 SCID 信度

诊断评估工具的信度一般是通过比较 2 名或更多检查者对一组调查对象独立评估的一致性来评估。分类结构的结果，例如, SCID 评估的 DSM 诊断，通常使用考虑由于偶然因素所致的一致性的 *Kappa* 统计值来报告 (Spitzer 等, 1967)。一般认为 *Kappa* 值大于 0.70 反应一致性良好, 0.50—0.70 反应一致性一般，而小于 0.50 反应一致性差 (Landis 和 Koch, 1977)。因为 SCID 不是一个完全结构化的评估，并且需要检查者进行临床判断，所以 SCID 的信度受到其使用的特定环境的很大影响。

表 13-1 提供了对针对既往 SCID 英文版本选择的信度研究的总结。(关于最新的 SCID 信度研究，包括 SCID-5 发表之后的信度，请参考 SCID 网站。) 3 项研究检验了 DSM-Ⅳ 的 SCID 信度。Lobbestael 和同事 (2011) 考察了 SCID 荷兰语版本的信度。在一项联合信度研究中，使用一个 151 例住院和门诊患者的混合样本，第一个检查者记录了自己的 SCID 检查，然后由对第一个检查者的评分和诊断不知情的第二个检查者进行检查。作为《纵向人格障碍合作研究》的一部分, Zanarini 和同事 (2000) 研究了 SCID 的联合和重测信度; 84 对检查者观看了 SCID 检查录像，作为联合评估的部分，并且检查者对 52 名患者在间隔 7—10 天后进行了独立的检查，作为重测的部分。Martin 和同事 (2000) 在 71 名青少年中研究了酒精和其他物质使用障碍的信度，使用了联合检查者间设计 (2 名检查者在同一现场 SCID 检查中进行独立的评估)。

Zanarini 和 Frankenburg (2001) 使用 4 种不同的方法检验 DSM-Ⅲ-R 的 SCID 的信度：使用联合检查测量 45 名住院患者的检查者间信度；间隔 7—10 天测量 30 名调查对象的检查间的重测信度;使用联合检查测量 48 名患者 2—4 年随访评估的检查者间信度；以及使用初始评估阶段的 36 个检查录音测量纵向随访的检查者间信度。在覆盖最广的 DSM-Ⅲ-R 的 SCID 信度研究中, Williams 和同事 (1992) 检验了多中心重测信度，所使用的混合样本包括住院患者、门诊患者、物质使用障碍患者和社区患者，共有 592 名患者。Skre 和同事 (1991) 通过 3 个检查者独立评估 54 个 SCID 检查录音以确定 DSM-Ⅲ-R 的 SCID 检查者间信度。

如表 13-1 所示, *Kappa* 值在不同的研究中和在不同诊断之中范围很大。许多因素影响 SCID 这类检查工具的信度。我们会在随后的讨论中涉及这些内容。

联合检查和重测设计：在一些研究中，一名临床医生检查一名调查对象，而其他人观察 (现场或回顾录音), 然后做独立的评估 (“联合”)。联合检查得出的信度最高，因为所有检查者听到的是一个完全一样的故事，而且因为跳转指导语的轨迹为观察者提供了检查者进行评估的线索。一个更严格的信度检验 (重测，也称为基于独立检查的信度) 需要 2 个不同的检查者在 2 个不同时间点对同一个调查对象进行检查。这个方法倾向于得到更低水平的信度，因为即便使用同样的问题提问，调查对象可能对 2 个检查者讲述不同的故事 (“信息偏差”), 从而产生有差异的评估。

检查者的培训：经过良好培训的检查者，特别是一起培训和工作的检查者在评估上的一致性可能会更高。值得一提的是，检查者 (例如，精神病学家、心理学家、社会工作者) 的专业学科似乎对信度的差异并无影响。

研究人群：相比处在正常边缘的罹患轻度精神疾病的调查对象，罹患最严重且明显精神障碍的调查对象（例如，患者因为精神分裂症或者双相障碍而反复住院）更可能产生可靠的 SCID 诊断。这就反映了一个事实，当障碍的严重程度刚好达到诊断阈值时，相对细微的诊断不一致性更有可能产生重大的影响。举例来说，对一名刚好符合重性抑郁发作 9 个条目中的 5 个的调查对象，一个条目的不一致会导致是有重性抑郁障碍还是有其他特定/未特定抑郁障碍的诊断差异，而对一名符合 9 个条目中的 7 个的调查对象，一个条目的不一致就不太可能导致诊断上的明显不一致。

障碍的基础率：研究人群中障碍的基础率会影响报告的信度。如果某诊断工具的测量误差是恒定的，信度会直接随着基础率而改变。为此，相比一个常见的障碍，一个罕见的障碍更难获得良好的信度。举例来说，相比一个社区样本，重性抑郁障碍的 SCID 信度在心境障碍诊所会更高，因为重性抑郁障碍的基础率在社区会低很多。

表 13-1　入选的 SCID-I[①]信度研究

参考文献	Lobbestael 等，2011	Zanarini 等，2000	Zanarini 等，2000	Martin 等，2000	Zanarini 和 Frankenburg，2001	Zanarini 和 Frankenburg，2001	Zanarini 和 Frankenburg，2001	Zanarini 和 Frankenburg，2001	Williams 等，1992	Skre 等，1991
研究人群	*N*=151（住院/门诊患者混合）	*N*=27（视频/录音样本）	*N*=52（重测样本）	*N*=71（门诊青少年酒精使用者）	*N*=30	*N*=45（住院患者）	*N*=48	*N*=30	*N*=592（住院患者，门诊患者，非患者混合）	*N*=54
SCID 版本	DSM-Ⅳ	DSM-Ⅳ	DSM-Ⅳ	DSM-Ⅳ	DSM-Ⅲ-R	DSM-Ⅲ-R	DSM-Ⅲ-R	DSM-Ⅲ-R	DSM-Ⅲ-R	DSM-Ⅲ-R
信度研究的设计	联合；录音	联合；来自 4 个现场 84 对检查者	7—10 天间隔重测	联合；现场观察	7—10 天间隔重测	联合；现场观察	联合；现场观察	联合；录音	1—3 周间隔重测	联合；录音
重性抑郁障碍	0.66	0.80	0.61		0.73	0.90	0.93	1.0	0.64	0.93
心境恶劣障碍	0.81	0.76	0.35		0.60	0.91	0.93	0.84	0.40	0.88
双相障碍									0.84	0.79
精神分裂症									0.65	0.94
酒精依赖/滥用	0.65	1.0	0.77	.94		1.0			0.75	0.96
其他物质依赖/滥用	0.77	1.0	0.76	.94	0.77	0.95			0.84	0.85
惊恐障碍	0.67	0.65	0.65		0.82	0.88			0.58	0.88
社交恐惧症	0.83	0.63	0.59		0.53	0.86	0.71	1.0	0.47	0.72
强迫症	0.65	0.57	0.60		0.42	0.70			0.59	0.40
广泛性焦虑障碍	0.75	0.63	0.44		0.63	0.73			0.56	0.95
创伤后应激障碍	0.77	0.88	0.78		1.0	1.0	1.0	1.0		0.77
任何躯体形式障碍										–0.03
任何进食障碍	0.61	0.77	0.64							
广场恐惧症	0.60									
特定恐惧症	0.83									

①SCID-Ⅰ：DSM 轴Ⅰ障碍定式临床检查（Structured Clinical Interview for DSM Axis Ⅰ Disorders）。

13.2 SCID 效度

诊断评估技术的效度一般是通过评估技术所做的诊断与一些假定的“金标准”之间的一致性来衡量的。不幸的是，仍然难以找到精神障碍诊断的金标准。使用一般临床诊断作为标准存在明显的问题因为定式检查就是为提高非定式临床检查固有的局限性而特地设计出来的。事实上，许多研究使用SCID 作为考量临床诊断准确性的金标准（Fennig 等, 1994a; Kashner 等, 2003; Ramirez Basco 等, 2000; Shear 等, 2000; Steiner 等, 1995)。

在精神障碍诊断的研究中，最让人接受（尽管有瑕疵）的标准可能是被称为“最佳估计诊断”的标准。Spitzer 提出最佳估计诊断的可操作性，将其命名为“LEAD 标准” (Spitzer, 1983)。该标准涉及进行纵向评估（longitudinal assessment, L) (即依靠随时间推移而收集的数据)、专家诊断医师做诊断（expert diagnositicians, E)、使用调查对象所有可用的数据（all data, AD)，例如，家庭知情人、回顾医疗记录以及临床工作人员的观察。尽管从概念上讲，LEAD 标准令人心动，但是操作的困难解释了它运用受限的原因。有几项研究（Fennig 等, 1994b, 1996; Kranzler 等, 1995, 1996; Ramirez Basco 等, 2000）使用了与 LEAD 过程近似的方法。两者均证明了 SCID 比标准的临床检查在首诊发作的诊断上效度更好。

附录 A: SCID-5-RV 改动的概述

SCID 根据 DSM-5 的改动而做了相应的改动，下面总结了 SCID-5 的主要改动。

SCID-5 结构和诊断范围的改动: SCID-5-RV 包含 12 个模块，对应 DSM-5 新的组织结构。

- A—D 模块（心境和精神病性障碍）和 E 模块（物质使用障碍）大体包括了与 DSM-Ⅳ SCID 相同的障碍，除此之外新增了一些障碍（即环性心境障碍、既往持续性抑郁障碍、经前期烦躁障碍）和标注（即伴焦虑痛苦、伴混合特征）。
- F 模块（焦虑障碍）与 DSM-5 新的、更小的焦虑障碍诊断类别是相似的，核心障碍包括惊恐障碍，恐惧症（广场恐惧症、特定恐惧症和社交焦虑障碍）和广泛性焦虑障碍，可选障碍为分离焦虑障碍。
- G 模块依据 DSM-5 新的强迫及相关障碍组别而建立，核心障碍为强迫症，4 种可选障碍包括：囤积障碍、躯体变形障碍、拔毛癖（拔毛障碍）以及抓痕（皮肤搔抓）障碍。
- H 模块在 SCID 中是全新的，并且均是可选障碍。它包括 3 种睡眠障碍——觉醒障碍：失眠障碍，嗜睡障碍以及物质/药物所致的睡眠障碍。
- I 模块（现被称为喂食及进食障碍，对应于 DSM-5 的诊断分类）核心障碍包括神经性厌食、神经性贪食和暴食障碍，可选障碍为回避性/限制性摄食障碍。
- J 模块（躯体症状及相关障碍，对应于 DSM-Ⅳ的躯体形式障碍）均是可选障碍，包括躯体症状障碍和疾病焦虑障碍。
- K 模块（外化障碍，不对应于任何独立的 DSM-5 诊断分类）核心障碍为成人注意缺陷/多动障碍，可选障碍包括间歇性爆发性障碍和赌博障碍。
- L 模块（创伤及应激相关障碍）包括 3 个核心障碍：急性应激障碍、创伤后应激障碍和适应障碍。

时序部分的改动: SCID-5 另一个显著的改动是更加注意确定是否**目前**完全符合障碍的诊断标准。在 DSM-Ⅳ SCID 中，大多数障碍，特别是焦虑障碍，重点是确认每个障碍的**终身**存在，会使用一些这样的问题，例如，“在你一生的任何时候，你是否对（恐惧情境）感到非常焦虑或害怕?”一旦确定终身完全符合诊断标准，接着通过一个简单的问题来确定目前是否符合诊断标准［例如，就广场恐惧症来说，“在最近 1 个月内，您有回避（恐惧情境）的情况吗?”］。虽然这起到粗略近似地确定障碍是否符合目前的作用，但是它远没有真正地记录到目前是否完全符合诊断标准，而这一判断对于选择合适的治疗，确定目前的患病率或者记录调查对象是否符合临床试验的入组标准或排除标准来说是重要的。

为了解决这一不足，SCID-5 引入了一个更加详细而严格的评估以判断目前是否完全符合诊断标准。要做到这点，采用了 3 种方法，依据诊断标准集的类型而定。

1) ***“目前”在“终身” 之后评估***。在完成了初始的终身评估之后，检查者再判断该障碍是否为“目前”。这与 DSM-Ⅳ的 SCID 所使用的方法类似。SCID-5 的不同之处是检查者确实要验证在目前时间段内符合某些关键的诊断标准（例如，那些要求持续性和痛苦或损害的标准）。

2) ***“终身”在“目前”之后评估***。对于一些障碍，首先确定目前是否符合诊断标准，只有目前不符合的时候，才会去确定终身出现的情况。这是在 DSM-Ⅳ的 SCID 评估心境发作时所用的方法。在 SCID-5 中，它的使用已经扩展至持续性抑郁障碍与广泛性焦虑障碍的既往发作，并经过改编被用于物质使用障碍的评估。

3) ***“终身”和“目前”同时评估***。最后，对于一些诊断标准集（像进食障碍和创伤后应激障碍），对终身评估为“3”的每一个诊断标准，接着要确定在目前时段内是否也符合该诊断标准。

SCID-5 中构成“目前”的时间范围不同于先前的 SCID 版本，在先前版本中大多数障碍只要在最近 1 个月内的任何时间符合诊断标准即被视为“目前”(明显例外的情况是有 2 年时间范围的目前心境恶劣障碍，以及有 6 个月时间范围的目前广泛性焦虑障碍)。对于 SCID-5 来说，目前的时间范围在不同的障碍中变化要大得多，由 DSM-5 设定的病程和症状群的要求来确定。举例来说，创伤后应激障碍要求的最短病程为 1 个月以上，因而使用最近 1 个月为目前时间范围；而广场恐惧症、社交焦虑障碍以及特定恐惧症使用最近 6 个月，因为这些障碍每一个都要求一个持续 6 个月的时段。因为物质使用障碍要在一个 12 个月的时段中至少有 2 个条目存在，所以使用最近 12 个月作为物质使用障碍的目前时间范围。

只有当障碍被视为目前的时候，DSM-5 障碍的标注（包括严重程度的标注）才能在 SCID-5 中应用。DSM-5 仅对某些障碍提供了严重程度和缓解的标注，不像 DSM-Ⅳ给每种障碍均提供轻度、中度、重度、部分缓解和完全缓解的标注。SCID-5 将 DSM-5 第三部分（“新出现的量表和模型”）对精神分裂症谱系及其他精神病性障碍维度的严重程度的评估整合至 B 模块（精神病性症状）中，然而，第三部分的其他维度严重程度的量表均没有包括进来。

改为“其他特定”（以前为“其他未特定”）障碍：SCID-5 包括 DSM-5 其他特定障碍的分类，用于 DSM-5 任何特定分类均不适用的情况。与 DSM-5 一样，SCID 要求检查者注明使用该其余分类的特定原因。DSM-5 和 SCID-5 新增了一些不在 SCID-Ⅳ的其他特定分类：其他特定/未特定强迫及相关障碍、其他特定/未特定喂食及进食障碍和其他特定/未特定创伤及应激相关障碍。

病人版和非病人版：不像之前的 SCID 版本，SCID-5-RV 不再单独指定用于病人的版本（SCID-病人版）和非病人的版本（SCID-非病人版）。DSM-Ⅳ的 SCID 的这 2 个版本只是所使用的概述版本不同而已。在 SCID-5，当进行到概述的一定位置时(访谈手册，第 14 页)，会要求检查者选择合适的目前和既往的精神病理时段 [即精神障碍患者部分（条目 R59—R81）或者非精神障碍患者部分（条目 R82—R90)]。

在概述部分的改动：一个明显的改动是将物质和酒精的扫描放在了概述部分，而不是在 E 模块(物质使用障碍)。这允许检查者在评估心境和精神病性模块之前先熟悉调查对象的物质使用历史。提前扫描有助于检查者确定心境或精神病性障碍是原发、或者是由于一般躯体疾病所致还是物质所致。

概述部分增加了用来评估调查对象终身和目前（最近 1 周）自杀观念和行为的问题。这些问题并非为了取代使用自杀评估问卷去更加量化地确认自杀风险。相反，它们是为了发现调查对象既往的病理学发作和治疗，并为临床医生确定目前的自杀风险（以及可能的紧急干预需要）提供重要的信息。

扫描模块的改动: 扫描问题作为一个独立的模块，包含 30 个问题，15 个针对核心障碍，15 个针对可选障碍（用“[可选障碍]”的字样和灰色底纹以示区别），允许检查者根据自己的需要选择合适的扫描问题,如果不作某个可选障碍的评估，可跳过相应的扫描问题。注意，为目前和既往广泛性焦虑障碍分别提供了单独的扫描问题。创伤后应激障碍、急性应激障碍和适应障碍仍然没有扫描问题。

A 模块（心境障碍）的改动: SCID 对目前和既往重性抑郁发作评估的主要改动来自 DSM-5 删除了丧痛的排除标准（即“紊乱不能用丧痛来更好地解释”），取而代之的是一个注释，建议对在重大的丧失背景中出现的重性抑郁发作进行临床判断。由于缺乏一个清楚的指导语指导检查者如何可靠地进行该判断，这个注释在 SCID-5 中没有实施，因此，不管背景怎样都会给予重性抑郁发作的诊断。

对于目前重性抑郁发作，DSM-5 的两个新增的标注也被纳入了 SCID-5 中：伴焦虑痛苦和伴混合特征。类似地，目前躁狂发作和目前轻躁狂发作的评估之后也跟随有伴焦虑痛苦和伴混合特征的标注评估。

SCID 通过删除 DSM-Ⅳ中在该紊乱的前 2 年中重性抑郁发作的排除标准来大大地简化了持续性抑郁障碍（以往为“心境恶劣障碍”）的评估。SCID-5 现今对目前和既往持续性抑郁障碍均可以进行评估，但只有不符合目前的诊断标准时才评估既往持续性抑郁障碍。目前经前期烦躁障碍在 DSM-5 中是新增的，它的评估也已经增至 SCID-5 中。经前期烦躁障碍要求 12 个月的病程，因此 SCID 使用最近 12 个月作为目前的时间范围。

最后，DSM-5 不再保留“由于其他躯体疾病所致的心境障碍”和“物质/药物所致的心境障碍”的诊断分类，与 DSM-5 中将 DSM-Ⅳ的心境障碍划分为双相障碍与抑郁障碍保持一致。相反，现在有了由于其他躯体疾病所致的双相及相关障碍与由于其他躯体疾病所致的抑郁障碍，以及物质/药物所致的双相及相关障碍与物质/药物所致的抑郁障碍的单独诊断。

B 模块和 C 模块（精神病性症状和障碍）的改动: 对于 B 模块（以及精神病性扫描 B/C 模块），增加了宗教妄想、罪恶妄想、嫉妒妄想和钟情妄想的独立的定义、SCID 问题和评估。类似地，嗅幻觉和味幻觉现在也单独进行评估。

B 模块纳入了 DSM-5 中对最近 7 天内的妄想、幻觉、言语紊乱、明显紊乱的或紧张症的行为以及阴性症状的严重程度评估，与 DSM-5 建议使用最近 7 天评估每种精神病性障碍目前的严重程度保持一致。这些精神病性的成分取代了 DSM-5 已经删除的精神分裂症亚型。

E 模块（物质使用障碍）的改动: 删除 DSM-Ⅳ对物质依赖和物质滥用的划分简化了这一模块。现今仅需用有 11 个条目的酒精使用障碍诊断标准集和有 11 个条目的非酒精物质使用障碍诊断标准集进行评估。然而，SCID-5 首先评估目前酒精或物质使用障碍（定义为在最近 12 个月内有符合诊断标准的症状），如果不符合诊断标准，那么再评估在最近 12 个月之前的任何一个 12 个月的时间段内是否符合诊断标准。

DSM-5 对药物类别进行了重组，SCID 也是这样。DSM-5 不再将可卡因列为一个单独的物质类别（它包括在兴奋剂一组中）。致幻剂和苯环利定在 SCID-5 中被分成两个物质类别（它们在 DSM-5 中是整合在一起的），而且吸入剂现今在 SCID-5 中被归为它们自己的物质类别。鉴于 DSM-5 删除了多种物质依赖，SCID-5 也删除了这种物质使用障碍的诊断。

由于 DSM-Ⅳ SCID 中物质依赖/滥用的评估复杂性, SCID-Ⅳ该模块提供了 2 个版本: 一个版本是标准版, 检查者可以确定是否符合任一物质类别依赖/滥用的诊断标准 (从使用最严重的类别开始), 而替代版本则允许检查者对调查对象曾经在某个阈值之上使用的每个物质类别同时进行评估。SCID-5 现今只有一个版本, 英文版和中文版的问询流程有所差异 (见本书 11.9.5 一节, 第 90—91 页)。SCID-5 中文版的 E 模块一般情况下需针对所有编码为 "3" (即达到最低阈值) 的物质类别询问 11 个物质使用障碍症状, 但是若检查者根据研究需要而决定仅对某种感兴趣的、使用最多的或造成最大问题的物质类别进行询问, 可以忽略其他编码为 "3" 的物质类别。

F 模块 (焦虑障碍) 的改动: 为了配合惊恐发作标注的纳入 (可用于任何 DSM-5 障碍), 该模块以评估终身惊恐发作的存在为开始, 无论它是可预期的还是不可预期的。在没有至少 2 次反复出现的不可预期的惊恐发作的情况下 (符合惊恐障碍的诊断标准), 检查者应记录下惊恐发作的背景 (例如, 与依恋对象的分离期间)。这样做是为了可以在 SCID 后来诊断特定障碍的时候使用伴惊恐发作的标注 (例如, 创伤后应激障碍伴惊恐发作)。

该模块其他改动包括将惊恐障碍和广场恐惧症分开来评估 (现今在 DSM-5 中它们被分为 2 种不同的障碍), 并增加了既往广泛性焦虑障碍的评估, 该评估只有在不符合目前广泛性焦虑障碍的情况下才需完成。该模块新增了目前分离焦虑障碍的可选评估。

G 模块 (强迫及相关障碍) 的改动: 如今强迫症的评估以 3 个独立的扫描问题开始, 这 3 个问题用来扫描患者体验到的不同类型的强迫 (即想法、表象和冲动)。还对强迫症、囤积障碍和躯体变形障碍的自知力水平以标注的形式进行评估。该模块新增了囤积障碍、拔毛癖 (拔毛障碍) 和抓痕 (皮肤搔抓) 障碍的可选评估。躯体变形障碍原来放在 SCID-Ⅳ的躯体形式障碍模块, 现在是 G 模块下的一个可选障碍。

新的 H 模块 (睡眠-觉醒障碍): 该模块评估目前失眠障碍、嗜睡障碍以及物质/药物所致的睡眠障碍,均为可选障碍。失眠障碍和嗜睡障碍要求病程为 3 个月; 因此, SCID-5 的评估使用最近 3 个月作为目前的时间范围。注意, 这 2 个睡眠-觉醒障碍都包含一个诊断标准, 如果睡眠障碍能够用另一种睡眠-觉醒障碍来解释, 或者仅仅出现在另一种睡眠-觉醒障碍的病程中 (例如, 发作性睡病、与呼吸相关的睡眠障碍; 参考失眠障碍的诊断标准 F 和嗜睡障碍的诊断标准 D), 则要排除该诊断。鉴于这类信息可能需要睡眠专家的评估 (例如, 使用多导睡眠图), 因此检查者可以选择先作失眠障碍或嗜睡障碍的临时诊断, 然后在获得这类信息的情况下才作出明确诊断。

模块 Ⅰ (喂食及进食障碍) 的改动: 神经性厌食、神经性贪食和暴食障碍的时间范围已经改为 3 个月。该模块新增了目前回避性/限制性摄食障碍的可选评估。

J 模块 (躯体症状及相关障碍) 的改动: 该模块取代了 DSM-Ⅳ SCID 的躯体形式障碍模块, 现今包括目前躯体症状障碍和疾病焦虑障碍, 均为可选障碍。与 DSM-Ⅳ SCID 的躯体形式障碍相同, 这些障碍均只做目前时间段 (最近 6 个月) 的诊断。

新的 K 模块（外化障碍）：该模块包括成人注意缺陷/多动障碍（最近 6 个月）以及可选的间歇性爆发性障碍（最近 12 个月）和赌博障碍（最近 12 个月），这些都是新增至 SCID-5 的。因为这些障碍来自 3 个不同的 DSM-5 诊断分类（即神经发育障碍，破坏性、冲动控制及品行障碍，物质相关及成瘾障碍），所以将它们组成一组共同放在 SCID-5 “外化障碍” 之下。

L 模块（创伤及应激相关障碍）的改动：对暴露于创伤性事件的评估（诊断标准 A）做了几处改动。DSM-Ⅳ SCID 用于询问调查对象既往创伤暴露的初始问题冗长而复杂，因而在 SCID-5 中将它分解成一系列的 6 个简短问题，它们涉及范围更广泛的创伤性事件。此外，对要求更详细的研究，有一个可选的更详细的创伤史评估。它包括 28 个检查问题和对各种类型创伤的评估（改编自 DSM-5 创伤后应激障碍的正文）。急性应激障碍的评估在 DSM-Ⅳ SCID 中被放在可选的 J 模块，现被整合到了 SCID-5 的创伤评估。在确定哪个符合诊断标准 A 的创伤事件对个体的影响最大之后，如果创伤暴露是在最近 1 个月之内，检查者接着进行急性应激障碍的评估，而如果创伤暴露是在最近 1 个月之前，检查者则要接着进行创伤后应激障碍的评估。此外，如果创伤或应激相关的临床症状不符合创伤后应激障碍、急性应激障碍或适应障碍的诊断标准，SCID-5 现今在结束该模块时还有机会评估其他特定/未特定创伤及应激相关障碍。

附录 B：培训材料

培训材料包含 2 个类型的病例：角色扮演病例和作业病例。

角色扮演病例

5 个角色扮演病例对练习如何施测 SCID-5-RV 是有益的。角色扮演病例最好是 2—4 人一组，由一个人担任 SCID 检查者，第二个人扮作调查对象，其余参加人员作为观察者，同检查者一起做评估。每个病例只有“调查对象”能看；这个组的其他成员应该保持未知的状态，这样，精神病理才可以随着角色扮演逐渐呈现。“调查对象”在开始时应该将病例的概述部分大声地朗读给其他小组成员。这用来替代整个 SCID-5-RV 概述部分，我们发现这部分做角色扮演特别困难。然后,检查者应该从 A 模块开始练习检查。出于角色扮演练习的目的，应该假定**没有**使用扫描模块，因此，在角色扮演病例 4 中，对于 F 模块和 G 模块初始的障碍问题，检查者应该按照针对没有使用扫描模块的情况开始评估。调查对象扮演者应该按照指导语去回答问题，这样，参与角色扮演病例的多个小组才会做出相同的诊断。在每个角色扮演病例结束后，建议整个小组共同讨论病例，重点放在组内和组间不一致的地方。

作业病例

9 个作业病例［改编自 DSM-Ⅳ-TR 病例手册（Spitzer 等，2002），并做了一些修改以方便诊断标准的运用］是为了帮助检查者练习如何使用 SCID-5-RV 的 C 模块。当施测 SCID-5-RV 时，检查者评估 C 模块和 D 模块时调查对象应该就坐在他面前，这样，检查者有机会询问额外的澄清问题。因此，建议检查者在检查真实调查对象之前要对使用 C 模块和 D 模块非常熟悉。应该阅读每个病例，然后从 A 模块的开头开始进行条目评估，就好像给调查对象施测 SCID-5-RV 一样。如果在病例中未提及某个特定诊断标准的评估信息，那就假定不存在，可评估为“1”。每个病例后面的讨论提示进行 SCID-5-RV 的正确“途径”，提供了每个病例中相关条目的编码。

角色扮演病例

角色扮演病例 1 (用于练习 A 模块和 B 模块)：

"忧郁的卡车司机"

(将这部分大声朗读给检查者听)

概述

这是一名 50 岁的离异男性，自诉他在最近 6 个月内感到抑郁。他是一名卡车司机，但因为最近耽误了太多工作，可能有失业的危险。他说在有些日子他只是坐在床边，盯着地板，无法动弹。他还说一直在回避朋友，而且不愿意走出家门。在 10 年前离婚时，他有过一次类似的发作。在 2 次发作之间他感觉良好。

(用于角色扮演)

心境症状：在目前这个月（没有一个 2 周时间段比其他时间段更严重），报告的抑郁症状如下：

- 承认持续的抑郁 [诊断标准 A(1)]。
- 承认兴趣丧失[诊断标准 A(2)]。
- 承认食欲缺乏，伴体重下降了 20 磅（1 磅=0.4536 千克）[诊断标准 A(3)]。
- 承认入睡困难（翻来覆去 2 个小时），早晨 5 点钟醒来 [诊断标准 A(4)]。
- 否认精神运动激越 [诊断标准 A(5) 第一部分]，但承认严重精神运动迟滞 [诊断标准 A(5) 第二部分]。(或者，如果你演技足够好，你可以展示严重的精神运动迟滞)。
- 承认疲劳或精力丧失 [诊断标准 A(6)]。
- 否认无价值感，但报告感到内疚 [诊断标准 A(7)]，不过不要作详细描述，除非检查者问及。当问及内疚感时，说你感到非常内疚，并提供明显过分的例子（例如，你儿子有严重的吸毒问题，你坚信是因为在他还是小男孩的时候，你花在跑运输上的时间太多，而没有足够的时间陪孩子玩）。
- 否认集中注意力或做决定存在困难 [诊断标准 A(8)]。
- 否认自杀观念 [诊断标准 A(9)]。

如果检查者询问抑郁对你的生活有什么影响，提醒检查者你因为抑郁已经无法工作，尽管你从 10 年前离婚之后就是单独生活，你还有很多好朋友。但是因为你的抑郁，你已经将自己与他们隔离。你身体健康，没有使用过（也没有使用更多的）酒精、毒品或药物。当询问你一生经历过几次单独的抑郁时，说 2 次——现在和 10 年之前。

如果角色扮演使用的 A 模块包含心境标注:

对于伴焦虑痛苦的问题: 告诉检查者, 在目前 6 个月的抑郁发作期内, 你在抑郁的那些日子里也感到非常焦虑。具体来说, 你:

- 感到激动或紧张 (诊断标准 1)。
- 感到异常的坐立不安 (诊断标准 2)。
- 因为担心自己会发生什么事情而难以集中注意力 (诊断标准 3)。
- 没有害怕可能发生可怕的事情 (诊断标准 4)。
- 感觉你对焦虑或担心失去自我控制 (诊断标准 5)。

如果检查者询问, 当你焦虑的时候, 你是否会来回踱步, 走来走去或是不能静坐, 否认发生过这种情况。

对于伴混合特征的问题:

- 否认在心境抑郁的 6 个月的时间段内, 你感到过高兴过了头 [诊断标准 A(1)]。
- 否认你感觉比平时更自信 [诊断标准 A(2)]。
- 否认你比平时更健谈 [诊断标准 A(3)]。
- 说在你感到抑郁的时候, 你感觉内疚和你让儿子失望了的想法在你脑中赛跑 [诊断标准 A(4)]。
- 否认你特别有精力、有成效或忙碌 [诊断标准 A(5)]。
- 说你确实做了一些给你或你的家人带来麻烦的事, 比如说, 不去上班 [诊断标准 A(6)]。
- 说从你抑郁至今, 你睡得比平时要少了很多, 这并非是因为你需要较少的睡眠; 你每天都感到筋疲力尽 [诊断标准 A(7)]。

对于伴忧郁特征的问题: 明确抑郁最严重的时间段大约在 2 个月前:

- 如果检查者询问以确认你是否对所有的活动都失去了兴趣, 而且没有事情能给你愉悦感 (尽管检查者可能不问这个问题), 回答为 "是" [诊断标准 A(1)]。
- 告诉检查者, 即便你遇到了一些好事, 或者你的朋友尝试让你高兴起来, 你也根本不会感觉好一些, 没有什么能帮助你摆脱抑郁的心境 [诊断标准 A(2)]。
- 对于询问你的心境是否与某人去世时的感觉不一样的问题, 回答为 "是" [诊断标准 B(1)]。
- 当问到在 2 个月前最糟糕的时候, 你是否通常在早晨感到更糟糕一些, 回答为 "是" [诊断标准 B(2)]。
- 当问到你是否每天凌晨 3 点醒来 (与现在凌晨 5 点醒来相比), 并且无法再入睡时, 回答为 "是" [诊断标准 B(3)]。
- 如果问及, 报告说当时你行动非常缓慢, 比现在还糟糕一些 [诊断标准 B(4)]。
- 如果问及, 说你在那段时间完全失去了食欲, 几乎没有吃什么 [诊断标准 B(5)]。
- 如果问及, 说你在 2 个月前感到非常内疚, 像你现在一样 [诊断标准 B(6)]。

下一个问题应该是问你在最近 1 个月内是否有躁狂。对在最近 1 个月内是否有一段时间感觉很愉快、情绪高涨或激动的问题，回答为“否”。对在目前这个月内你是否有一段日子每天大部分时间容易激惹、生气或者易怒的问题，回答为“是”。解释当你觉得抑郁的时候，你变得非常易激惹和易怒，而且任何小事情都会让你生气。但是，对随后有关你感觉“亢奋”和精力异常充沛的问题，回答为“否”。正如你前面所解释过的，你感觉慢下来了，根本没有精力。检查者应该（希望如此）跳至既往躁狂发作的问题。否认曾经有过心境高涨或者易激惹的既往发作。

接下来一个问题会询问，在最近 2 年大多数日子里，你是否受到抑郁心境的困扰，对此你应该回答为“否”。这之后跟着的另外一个问题应该会询问，你是否曾经在 1 个 2 年时间段的大多数日子里感到抑郁，你同样需要回答为“否”。

精神病性及相关症状： 除下列问题之外，均回答为“否”：

1. 对于第一个问题（人们是否特别注意你），回答为“是”。解释说你待在家里的原因就是如果你出去，遇到的人会一直问你为什么不工作。
2. 对于有关罪恶妄想的第二个问题（“你是否曾经觉得你做过的或该做而没做的事，对你的父母、孩子、其他家人或朋友造成了严重的伤害？”），回答为“是”。重申因为在你儿子还是个小男孩的时候，你不在的时间太多了，导致你与他玩的时间不够，所以你是你儿子吸毒的原因，你非常的内疚。

SCID-5 诊断

重性抑郁障碍，反复发作，重度，不伴精神病性特征，伴焦虑痛苦，伴忧郁特征

角色扮演病例 2 (用于练习 A 模块和 B 模块)：

“用冥想实现世界和平”

(将这部分大声朗读给检查者听)

概述

一名离异的 30 岁女性，由家人送到医院，因为在最近 3 周内，她辞去了办公室前台的工作，将房子挂牌出售，而且一直不睡觉；她的行为越来越奇怪。她对要她住院非常生气，认为她的家人想阻止她与世界分享她的好消息。

(用于角色扮演)

心境症状：对有关抑郁和兴趣丧失的所有问题回答为“从未有过”。回答有关感觉愉快、“情绪高涨”“激动”或“高兴过了头”的问题时，解释说你对辞掉自己的旧工作和新近发现的教人冥想的能力感到“喜悦”，而且到目前为止你有这种感觉已经超过 3 个星期了。回答有关“亢奋”或“兴奋”的问题时，解释说你有异常充沛的精力去做事，而且你对自己正在做的和即将要做的伟大事情感到兴奋。

对于诊断标准 B 的症状：

- 当被问及你自我感觉怎么样的时候 [诊断标准 B(1)]，说你觉得非常好，你对发现自己拥有教人如何“通过渗透”进行冥想的特殊能力感到特别兴奋，而且你打算通过在北京开办一家冥想中心而实现世界和平。当检查者（希望如此）问询你如何进行这项工作的更多细节时，解释说你单纯通过专注地凝视他们几分钟就可以教人冥想，然后他们就可以冥想了。因为在你这么做之后他们看你的眼神，你就知道你已经成功了。
- 当被问及你的睡眠时 [诊断标准 B(2)]，说因为你对自己的新能力太兴奋了，所以你已经 10 天没有睡觉了。
- 当被问及你讲话太多时 [诊断标准 B(3)]，要么演示出你讲话很多，要么告诉检查者你家人抱怨你讲话太多。
- 当被问及思维奔逸时 [诊断标准 B(4)]，说你脑子里“装满”了有关你新冥想中心的想法。
- 当被问及注意力不集中时 [诊断标准 B(5)]，说“是”，但你无法举出例子。
- 当被问及活动增多时 [诊断标准 B(6)]，说你走遍全城的电视台和广播电台，试图将这个新闻播出去。
- 当被问及是否做了一些可能给你带来麻烦的事时 [诊断标准 B(7)]，说当你试图进入中央电视台晚间新闻的直播间以在节目中分享你的消息时，你被逮捕了。

你现在并且一直都身体健康，否认在最近几年使用过任何酒精或毒品。

精神病性症状：对于别人在谈论你或特别注意你的问题，回答为“否”。当被问及从电视台收到特别消息时，解释说你试图在做的是把你的信息传递给电视台的人。对于觉得某首歌曲的歌词、人们的穿着或者路牌或广告牌都试图给你传递一个信息的问题，回答为“否”。

对于被害妄想，说你家人因为不明白你新的能力的重要性，所以认为你疯了，而且你对他们强迫你住院感到非常生气。对于觉得被跟踪或被监视的问题，回答为“否”，并且对于被下了毒的问题，回答为“否”。

对于特殊能力的问题，回答说“你怎么知道的？这个新闻是不是已经传开了？”并再次解释你通过渗透教别人冥想的能力，还有如何一旦每个人都能这么做，就不再需要有战争，这是为什么会有世界和平的原因。对于你与名人有亲密关系的问题，回答为“否”。

对于坚信你的身体有问题或你身体某些部分有些奇怪的现象发生的问题，回答为“否”。对于犯了罪或你做了一些对你家庭造成严重伤害的事情的问题，回答为“否”。

对于坚信伴侣不忠的问题，回答为“否”。对于你是否是一个有宗教信仰或精神信仰的人的问题，回答为“是”，解释说你在天主教家庭中长大，每个周日都会去教堂，尽管你现在不常去教堂，但是你仍认为自己是有宗教信仰的。对于有过别人没有过的宗教或精神信仰经历的问题，回答为“否”。对于是否觉得上帝、魔鬼或其他神灵直接与你对话的问题，回答为“否”。

对于有神秘的爱慕者或与名人有恋情的问题，回答为“否”。对于感觉被控制、思想被插入你脑中、思想被外力从脑中提走、思想被大声广播出去或有人可以读出你的思想等余下的妄想问题，均回答为“否”。

对于听到声音的问题，说有时候你会听到有人叫你的名字。当这个情况发生时，你转向声音传来的方向，但是没有人在那里。对所有其他的幻觉问题，回答为“否”。

SCID-5 诊断

双相 I 型障碍，躁狂，重度，伴精神病性特征

角色扮演病例 3 (用于练习 A 模块、B 模块和 C 模块):

“跟踪者”

(将这部分大声朗读给检查者听)

概述

这是一位单身的 35 岁女性行政助理, 说她自从 10 个月之前因为超速驾驶出庭之后, 就一直被一名警察“追踪”。

(用于角色扮演)

心境症状: 对于目前抑郁的问题, 说你的心境是“心烦意乱”和“沮丧”, 你有这种感觉已经几个星期了, 但是对感到悲伤、抑郁、情绪低落或无望, 回答为“否”。对你是否对于平日所喜欢的事情失去了兴趣或愉悦感的问题, 回答为“否”。如果检查者决定继续询问目前抑郁发作的问题, 对所有抑郁症状的问题回答为“否”, 除了对入睡困难 [诊断标准 A(4)] 的问题回答为“是”, 以及对注意力集中困难 [诊断标准 A(8)] 的问题回答为“是”, 因为你对警察打算对你做的事感到很恐惧。

对于既往有过一段时间觉得抑郁或情绪低落的问题, 回答为“否”; 对于曾经对所喜欢的事情失去了兴趣或愉悦感的问题, 回答为“否”。

对于目前和既往躁狂的问题回答为“否”(即你从未有过一段时间感觉很愉快、“情绪高涨”、激动或“高兴过了头”以致使别人认为你与平时不一样, 且你从未有过一段时间感到至少持续好几天的易激惹、生气或者易怒)。

对于环性心境障碍的第一个问题 [在最近几年内, 从 (2 年前) 至今, 你是否有很多次都感到兴奋、激动或易激惹, 而且也有很多次感到情绪低落或抑郁?], 回答为“否”。对于目前持续性抑郁障碍的第一个问题“在最近 2 年内, 从 (2 年前) 至今, 你是否在大多数的日子里, 每天多数时间, 被抑郁心境困扰着?”, 说虽然出庭是在 10 个月之前, 但只是在最近几周你才意识到他在跟踪你, 你因此而感到不安。如果被追问, 要澄清, 就说你在最近 2 年内大多数的日子里没有抑郁。对于曾经在一个持续 2 年的时间段内大多数日子里感到抑郁的问题, 回答为“否”。

对于“在月经周期前是否会出现一些情绪症状, 比如愤怒、易激惹、焦虑或抑郁, 然后在月经开始之后 1 周内这些症状就消失了”的问题, 解释说通常你在月经就快来之前会感到情绪化, 这种情况在你月经 1 周后会消失, 然后直到下一次月经之前都没有这种情况。

对于最近 1 年内最严重的月经前期的有关问题:

- 对于心境波动的问题, 即, 你突然感到悲伤或流泪, 回答为“是”, 对于这是否会在你月经期开始时消失的问题, 回答为“是”[诊断标准 B(1)]。
- 对于易激惹或愤怒的问题, 回答为“否”[诊断标准 B(2)]。
- 对于感到非常悲伤、情绪低落、抑郁或无望的问题, 回答为“否”[诊断标准 B(3)]。
- 对于在经前期感到极度焦虑或紧张的问题, 回答为“否”[诊断标准 B(4)]。

对于接下来一组有关伴随这些心境症状的其他体验的问题：

- 对于工作、上学、与朋友外出或你的爱好失去了兴趣的问题，回答为“否”[诊断标准 C(1)]。
- 对于难以集中注意力的问题，回答为“否”[诊断标准 C(2)]，对于精力不足的问题，回答为“否”[诊断标准 C(3)]。
- 对于食欲增加的问题，回答“是”，说你特别渴求巧克力冰激凌；对它是否在月经期开始时消失的问题，回答为“是”[诊断标准 C(4)]。
- 对于睡得比平时多或失眠的问题，回答为“否”[诊断标准 C(5)]。
- 对于感到自己对所有的事情无能为力的问题，回答为“否”[诊断标准 C(6)]。
- 对于有任何躯体症状的问题，回答为“否”[诊断标准 C(7)]。

精神病性症状：对于第一个是否有人在谈论你或特别注意你的问题，解释说警察是唯一一个特别注意你的人。你知道这一点，是因为你看到他晚上在你住所周围转悠。你确定你接到了来自他接通又挂断的电话。否认其他关系妄想的问题（即否认在收音机、电视、报纸、歌曲、人们的穿着、路牌或广告牌对你有特殊的意义。）

回答是否有人故意为难你或者想要伤害你的问题时，说你不确定那个警察为什么要这么做或者他想从你这里得到什么，但是你认为是与性相关的。关于你被警察跟踪但是你不清楚原因的问题，回答为“是”。如果被问及，你应该解释你非常确定他在跟踪你，那绝非你的想象。

对于你特别重要或者有特殊能力的问题，回答为“否”。对于你与名人有亲密关系的问题，回答为“否”。

对于坚信你的身体有问题或你身体某些部分有些奇怪的现象发生的问题，回答为“否”。对于犯了罪或你做了一些对你家庭造成严重伤害的事情的问题，回答为“否”。

对于坚信伴侣不忠的问题，回答为“否”。对于你是否是一个有宗教信仰或精神信仰的人的问题，回答为“否”。对于是否觉得上帝、魔鬼、上苍或其他神灵直接与你对话的问题，回答为“否”。

对于有神秘的爱慕者或与名人有恋情的问题，回答为“否”。对于感觉被控制、思想被插入你脑中、思想被外力从脑中提走、思想被大声广播出去或有人可以读出你的思想等余下的妄想问题，均回答为“否”。对所有其他妄想问题，全部回答为“否”。

对于幻觉的所有问题，均回答为“否”。如果检查者进一步询问视幻觉（因为你前面说过你“看到”他在你住所周围转悠），解释说你每天晚上都看到一个和警察很像的人，在街上来来回回开车，假装在社区巡逻。尽管他没有近到你能看清楚他的特征，但是你非常确定那就是他。

如被问及，否认你最近有过一段时间没有工作、没有上学或者无法打理事情。如果被问及你是如何打发时间的，告诉检查者你全职担任行政助理已经有 10 年了，你真心喜欢你的工作，因为它是如此有趣。

你没有躯体问题，否认使用毒品或酒精，而且你没有正在服用任何药物。

SCID-5 诊断
妄想障碍，被害型

角色扮演病例 4 (用于练习 F 模块和 G 模块)：

“把我逼疯了”

(将这部分大声朗读给检查者听)

概述

这是一位 28 岁的女士，有 2 个小孩，因为对开车的恐惧日渐加深而寻求治疗。自青少年时期开始，她就恐惧开车，但是最近几年这种情况越来越恶化。她担心她会将这种恐惧传染给孩子，他们最近开始表现出对坐车的抗拒。用病人的话说：“这简直把我和我的家人都快逼疯了。”

(用于角色扮演)

心境症状：对于所有心境症状的问题，均回答为“否”：你从未有过一次超过 1 天或 2 天的抑郁，从来未有过异常的情绪高涨或易激惹，没有过心境高涨，没有过持续 2 年时间段的抑郁心境，没有在最近 2 年内大多数的日子里感到抑郁，并且没有任何月经前期的心境症状。

精神病性症状：所有均回答为“否”。

物质使用障碍：你外出晚餐时偶尔可能喝一杯红酒，但是酒精从未导致过任何问题。在大学的时候你尝试过一次大麻，但它只是让你想睡觉。

焦虑症状：对惊恐发作的初始问题，回答为“是”，描述你最近 1 次严重发作，在 2 个星期前，你想开车带你的孩子去商店试试运动鞋，因为你丈夫不在家。(结果是他的行程取消了，他最后开车送了她们。) 当你描述的时候，告诉检查者那时你心跳很快，流汗，感到虚弱并且上气不接下气。承认这些症状突然出现，在几分钟之内变得严重。

对于惊恐发作伴随特定症状问题的回答：

- 对于心跳很快 [诊断标准 A(1)]，回答为“是”。
- 对于流汗 [诊断标准 A(2)]，回答为“是”。
- 对于震颤 [诊断标准 A(3)]，回答为“是”。
- 对于气短 [诊断标准 A(4)]，回答为“是”。
- 对于哽噎感 [诊断标准 A(5)]，回答为“否”。
- 对于胸痛 [诊断标准 A(6)]，回答为“是”。
- 对于恶心或腹部不适 [诊断标准 A(7)]，回答为“否”。
- 对于感到头昏 [诊断标准 A(8)]，回答为“是”。
- 对于红脸或潮热 [诊断标准 A(9)]，回答为“否”。
- 对于针刺感 (说在你手掌) [诊断标准 A(10)]，回答为“是”。
- 对于现实解体 [诊断标准 A(11)]，回答为“否”。

- 对于害怕失控 [诊断标准 A(12)]，回答为“否”。
- 对于濒死感 [诊断标准 A(13)]，回答为“否”。

当检查者询问这些发作是否意想不到地出现过，解释说只有当你真的在开车或者预期你不得不开车去某个地方的时候，才会发生惊恐发作。在这时，检查者应该继续问你惊恐发作可能出现的其他情境，而你应该说它们仅仅在与开车相关的情况下出现。

对于害怕独自出门（F.9）和开你自己的车的问题，回答为“是”。但是需要澄清，你只是害怕开自己的车。你回避其他情境，只是因为它们会涉及开车。

对于在社交场合特别紧张的问题，回答为“否”；但是对于不敢在别人面前做事情的问题（F.14），回答为“是”。但是，解释说这仅限于在一大群人面前讲话的紧张，你认为你并不比大多数人更紧张。否认有其他社交或者表演的场合会让你紧张（诊断标准 A）。

如果检查者选择继续进行社交焦虑障碍的评估：

- 对于问题“当你必须在一大群人面前讲话的时候，你害怕会发生什么事情？”(诊断标准 B)，解释说你害怕因为说了蠢话而尴尬。
- 对于问题“当你必须在一大群人面前讲话的时候，你几乎总是感到害怕吗？”（诊断标准 C），回答为“是”。
- 对于问题“你是否想尽办法回避在别人面前讲话？”，回答说：当为数不多的几次你必须在一群人面前讲话时，例如，在高中课堂上，你逃课了（诊断标准 D）。
- 当被问及如果在一群人面前讲话没有表现好，最可能出现的后果是什么的时候，回答说你会觉得尴尬，但不会有别的什么发生（诊断标准 E）。
- 当被问及这种情况持续了多久了的时候，回答说自从你是一个孩子开始就有这样的感受（诊断标准 F）。
- 当被问及你害怕在别人面前讲话对你的生活有什么影响时，回答说几乎没有什么影响，因为这种情况极少发生，而且回避在一大群人面前讲话没有什么负面影响。当被问及高中阶段的为了避免在一大群人面前讲话而逃课对当时的学习是否有影响时，回答说几乎也是没有影响，因为恰巧逃的是不重要的课，你还补充说你从来没有因为这样的事情痛苦过（诊断标准 G）。

对于特定恐惧症的第一个问题（“在你一生的任何时候，是否有些事情让你感到特别焦虑或害怕，例如，乘飞机、见血、打针、在高处、处于封闭空间或者看见某种动物或昆虫？”），解释说你害怕开车，因为你害怕迷路、害怕车子出毛病或者出交通事故。你很害怕自己无法得到帮助而处于困境。

对于如果你需要开车，你就会立即感到恐惧的问题，回答为“是”，解释说任何时候你预期到需要开车，你就开始变得焦虑。对于你竭力回避开车的问题，承认说你会竭力回避开车，以至于如果你丈夫不在家，你有时会让孩子整晚与亲戚待在一起。经常是焦虑和惊恐发作令人非常虚弱，你甚至不能让自己上车，更别说开车了。不过，有些时候，如果你不得不开车，而且又不能让丈夫去开车，你会强迫自己开车，即使会有极大的困难。

对于“你认为开车实际上会有多大的危险？”的问题，回答说你认识到自己对开车的恐惧是过度的，你也明白，实际上开车并没有那么危险，因为如果你遇到了问题，你可以打电话给你丈夫或者警察，但是不管怎样，你仍然感到焦虑。

如果被问及这种对开车的恐惧持续了多长时间了，说你从青少年的时候就有了这种恐惧，只不过最近几年情况变得越来越糟。当被问及这种恐惧对你生活造成的影响的时候，解释说因为你丈夫会替你开车，所以恐惧开车对你的生活所造成的影响相对有限；你也承认，这导致你的婚姻紧张，因为你依赖你丈夫来开车。现在更大的问题是，你对自己无法控制这种恐惧感到特别沮丧，因为你发现你的孩子们坐汽车时变得焦虑，这是你最终来寻求治疗的原因。

对于时序部分（F.23），确认在最近 6 个月内你有这种对开车的恐惧，在最近 6 个月内你会主动避免去开车，而且在最近 6 个月内你对你无法控制它感到非常沮丧。

如果检查者问及，承认在最近 1 个月内，当你预期到自己需要开车的时候，确实有过惊恐发作。

对于你是否在最近几个月内的很多时间感到焦虑或者担心的问题，回答为“是”。解释说除了害怕开车以外，你发现对所有事情的担心也在折磨你。你担心你丈夫会不会在公务出差时会被杀死，担心你的孩子会不会患上绝症，担心你的经济情况（尽管你丈夫向你保证他收入不错，他不会被解雇），担心你是不是一个足够好的妈妈等等。承认你甚至没有原因的时候也会担心，你丈夫一直说你顾虑重重。对于是否在最近 6 个月内多数日子里担心的问题，回答为“是”。

对于问题“当你这样担心时，你是否很难让自己停下来或去想别的事情?”，回答说你经常告诉自己这么担心是可笑的，但是你的思维不断将你拖回到你担心的事情上。

对于广泛性焦虑障碍症状的问题:

- 对于感觉紧张［诊断标准 C(1)］，回答为“是”。
- 对于很多时间感到疲倦［诊断标准 C(2)］，回答为“是”。
- 对于注意力难以集中［诊断标准 C(3)］，回答为“否”。
- 对于易激惹［诊断标准 C(4)］，回答为“否”。
- 对于肌肉紧绷［诊断标准 C(5)］，回答为“否”。
- 对于因为你想着所有可能出问题的事情，所以难以入睡［诊断标准 C(6)］，回答为“是”。

对于它对你生活的影响，回答说你需要每天给你老公打电话，以确认他下班后能接孩子，他认为这很烦人；这让你和他的关系变得很紧张。你因为这样对自己也很不满，你希望自己可以放松下来。

你没有任何躯体疾病，你不喝酒，不使用毒品，你每天喝的咖啡不超过 1 杯。

对于强迫的 3 个扫描问题（即反复出现的想法、反复出现的表象、反复出现的冲动）均回答为“否”。对于你不得不一次又一次地做某些事情的问题，回答为“是”。解释说你几乎每次离开家的时候都不得不回家确认炉子关了、电熨斗关了、电加热器插座拔了等。这种行为是仪式化的，因为它必须按照一定的顺序来完成，否则你不得不从头再来一次。这个检查行为每天只用大约 5—10 分钟，你坚持认为你**没有**受它困扰，而且它**没有**明显干扰你的生活。

对于囤积障碍、躯体变形障碍、拔毛癖和抓痕障碍的扫描问题均回答为“否”。

SCID-5 诊断
特定恐惧症，情境型，伴惊恐发作
广泛性焦虑障碍

角色扮演病例 5 (用于练习 E 模块):

“太忙了”

(将这部分大声朗读给检查者听)

概述

这是一位 40 岁男士，在一项社区研究中接受检查。他从未结过婚，单独生活。他是一名本地电台主播，目前是他最忙的季节，每周工作 60 个小时，晚上去医院探视他绝症晚期的母亲。在概述中酒精和物质的扫描部分，调查对象报告说，在最近 1 个月，他晚餐时喝 2 杯红酒，在社交场合还会再喝 2—3 杯啤酒。对于最近 1 个月的物质使用，调查对象报告说他从朋友那里拿了一些安眠药片 (唑吡坦)，会吃足够多的片数以能入睡，通常是 2—3 片。从大约 3 周前他母亲住院至今一直是这样。他否认在最近 1 个月内使用过任何其他物质。

对于终身酒精使用情况，调查对象报告说他在高中三年级喝酒最多，有几个月，他和一群“坏”朋友混在一起，他每天要喝 4—5 杯啤酒，此外还有 2—3 杯混合酒。对于其他物质使用，他报告说在 25 岁到 35 岁之间，有过一段严重的物质使用史。使用最严重的 12 个月时间段是在 30 岁左右。在那段时间，他每天都吸 3—4 卷大麻，有时候甚至在早饭之后就开始。在条件允许的情况下，有时他连续几个月每天都会吸食可卡因。在那段时间，他每个月会服用 1 次二乙麦角酰胺。基于这段历史，概述的物质使用表格编码如下:

对于终身 (除最近 1 年以外的任何一年): 镇静剂、催眠药或抗焦虑药 = “1”; 大麻 = “3”; 兴奋剂 (可卡因) = “3”; 阿片类物质 = “1”; 苯环利定及相关物质 = “1”; 其他致幻剂 (二乙麦角酰胺) = “3”; 吸入剂= “1”; 其他/未知 =“1”。

对于最近 12 个月: 镇静剂、催眠药或抗焦虑药= “3”; 其他全部评估为 “1”。

(用于角色扮演)

心境症状: 对目前抑郁心境的问题，回答为 “是”，但是当检查者问到抑郁心境是否 “几乎每天的大部分时间” 存在时，回答为 “否”。你因为你母亲觉得抑郁，但是你太忙了，白天不会想到它。对于兴趣丧失，再次说你除了工作、探视母亲和睡觉之外，没有时间去做任何其他事情，但是你仍然对工作和探视母亲感兴趣。如果检查者 (错误地) 询问目前抑郁发作的问题，全部回答为 “否”。对于心境模块的所有其他问题，全部回答为 “否”。

精神病性症状: 除了使用致幻剂时你感到生动、明亮的 “光环” 之外 (视错觉——**并非**幻觉)，全部回答为 “否”。

物质使用障碍: 对于酒精依赖的第一个问题 [“在最近 12 个月内，从 (1 年前) 至今，你喝酒至少有 6 次吗”]，重申你晚餐时会喝 2 杯葡萄酒，在与朋友晚上外出时喝上 3—4 杯啤酒，大约每周去 2 次。关于评估最近 12 个月酒精使用障碍的问题，对其中 11 个酒精使用障碍的问题回答为 “否”: 在最近 12

个月内，喝酒从未导致过任何问题，也从未失控过。检查者应该接着询问，除了最近的 12 个月，你是否有过在一个 12 个月的时间段中饮酒至少 6 次，你需要回答为“是”，在你高三那年。当要求选择一个你喝酒最多的 12 个月的时间段时，选择你高三那年。

针对那个时间段回答如下：

- 对于酒精的摄入比意图的量更大或时间更长，回答为“否”(因为你不关心自己喝了多少) [诊断标准 A(1)]。
- 对于有减少或控制酒精使用的持久欲望或失败努力，回答为“否”(在那段时间你既不想减量，也没有进行减量的尝试) [诊断标准 A(2)]。
- 对于大量的时间花在喝酒或宿醉上，回答为“是”(那 1 年几乎每天的大部分时间) [诊断标准 A(3)]。
- 对于渴求，回答为“否”[诊断标准 A(4)]。
- 对于因为醉酒或宿醉而无法上学，回答“是”(事实上，你因为喝酒导致高三好几门功课挂科，不得不参加暑期学校来重修这些课程) [诊断标准 A(5)]。
- 对于朋友间的问题，回答为“是”(当你喝醉的时候，你会与你的朋友打架) [诊断标准 A(6)]。
- 对于因为喝酒而减少工作或学习、与家人或朋友相处、或者做你喜欢的事情的时间，回答为“否”[诊断标准 A(7)]。
- 对于你在就要开车之前喝过几杯酒，回答为“是”。如果检查者询问 (希望如此) 你喝了多少，回答说实际上有几次，你在就要开车前喝了 6—7 杯伏特加，但是否认这些酒会影响你开车的协调性或是专注能力 [诊断标准 A(8)]。
- 对于酒精导致的问题，例如，让你抑郁或者黑蒙，以及酒精导致明显的身体问题，回答为“否”[诊断标准 A(9)]。
- 对于耐受，说当你 14 岁左右第一次喝酒的时候，只要喝了 1 杯就头晕了，但是到这个时候，喝 4 杯才会产生同样的感觉[诊断标准 A(10)]。
- 对于戒断症状或者晨起喝酒，回答为“否”[诊断标准 A(11)]。

对于非酒精物质使用障碍，鉴于你服用了不是开给你的处方药物，且超过了正常用量，即 1 片，检查者应该从针对唑吡坦处方药滥用的最近 12 个月物质使用障碍的评估开始。所以，检查者应该只聚焦于镇静剂、催眠药或抗焦虑药这一类物质。应该给出以下的回答：

- 对于比意图的量更大，回答为“否”(说你会服用自己所需的量来帮助自己入睡，你不在乎那么做要服用多少，所以你没有设定仅 1 片或者 2 片的限制) [诊断标准 A(1)]。
- 对于减少使用的欲望或失败努力，回答为“否”[诊断标准 A(2)]。
- 对于大量的时间花在获取或使用药物，回答为“否”(很容易从朋友那里获取药物；只需要几秒钟就可以吃掉 1 片药，而且效果只是在需要睡眠的时间段维持；没有宿醉) [诊断标准 A(3)]。

- 对于当你没有服用安眠药时，会不会对安眠药有渴求的问题，回答为“否”[诊断标准 A(4)]。
- 对于安眠药导致你不去上班或者陷入麻烦等，回答为“否”[诊断标准 A(5)]。
- 对于安眠药导致你与他人之间的问题，回答为“否”[诊断标准 A(6)]。
- 对于因为你使用安眠药而放弃一些活动，回答为“否”[诊断标准 A(7)]。
- 对于在开车或需要专注力的其他活动之前服用安眠药，回答为“否”，因为你只在试图入睡前服药 [诊断标准 A(8)]。
- 对于药物导致了你任何的生理或心理问题，回答为“否”[诊断标准 A(9)]。
- 对于耐受的问题，说当你刚开始服用安眠药片的时候，似乎只要 1 片就够了，但是几周之后，1 片已经不再奏效，你发现你至少需要 2 片，有时甚至 3 片才能入睡 [诊断标准 A(10)]。
- 从你开始服用唑吡坦至今，你每晚都会服用，并且没有尝试过停止。不过，你似乎白天并没有任何戒断症状，你也没有服用它以防止你不舒服 [诊断标准 A(11)]。

对于最近 12 月之前物质使用障碍的评估，根据概述中的信息，检查者应该在大麻一栏、兴奋剂一栏和其他致幻剂一栏填“3”。3 种使用最多的物质类别是大麻、兴奋剂和致幻剂，对它们进行评估。下面是关于如何回答针对 3 个物质类别中每一类的问题的指导语。根据检查者询问问题的方式，调整你以下的回答。

诊断标准 A(1)(比意图的量更大)：

- ***大麻：*** 回答为“否”——你会每天吸食 3—4 卷大麻，感觉它没有导致任何问题，因此也从未超过任何“打算”的剂量。
- ***可卡因：*** 回答为“是”——你的可卡因使用已经失去控制；即使你拥有的量足够你使用 1 个星期，你经常 1 个晚上用光你所有的可卡因。
- ***致幻剂：*** 回答为“否”——你若决定晚上只吸 1 次，就会确实这么做。

诊断标准 A(2)(减少使用的持久欲望或失败努力)

- ***大麻：*** 回答为“否”——你没有想要停止或者减量的欲望，也没有尝试过这么做。
- ***可卡因：*** 回答为“是”——你很多次尝试停止，但只是在搬去了一个不容易获取可卡因的地方之后才成功了。
- ***致幻剂：*** 回答为“否”——你没有想要停止或者减量的欲望，也没有尝试过这么做。

诊断标准 A(3)(花大量的时间)

- ***大麻：*** 回答为“是”——你一整天都会“上头”。
- ***可卡因：*** 回答为“是”——30 岁的时候是其中 1 次,当时你每天都会使用它，你一直沉溺于可卡因的使用。
- ***致幻剂：*** 回答为“否”——你每个月只使用 1 次。

诊断标准 A(4)(渴求)

- ***大麻：*** 回答为“是”——只要一醒来你就对它有渴求，而且在早餐之后就立刻吸食。
- ***可卡因：*** 回答为“是”——当你没有使用的时候，你总是渴求。
- ***致幻剂：*** 回答为“否”——你每个月只享用 1 次，但在其他时候不会想它。

诊断标准 A(5)(使用导致你不能履行主要的角色义务)

- 对 3 个物质类别均回答为“否”，在那段时间，你彻头彻尾就是一名毒贩；“上头”对此没有任何消极影响；而且你没有必要去工作、上学或者照顾家庭。

诊断标准 A(6)(尽管有社交问题，仍继续使用)

- ***大麻：*** 回答为“是”——你家人反对，而且总因为你每天吸食大麻上头而不断地争吵。
- ***可卡因：*** 回答为“是”——你家人反对你吸毒和贩毒，不断地争吵。
- ***致幻剂：*** 回答为“否”——你家人没有注意到你的致幻剂使用。

诊断标准 A(7)(放弃活动)

- ***大麻：*** 回答为“是”——你不再花时间与家人和朋友在一起；你不再进行运动。
- ***可卡因：*** 回答为“是”——你不再花时间与家人和朋友在一起；你不再进行运动。
- ***致幻剂：*** 回答为“否”——你的使用不够频繁。

诊断标准 A(8)(对身体有危险，仍然使用)

- ***大麻：*** 回答为“是”——你会在开车前吸食大麻，对于有关协调性受损的跟进问题回答为“是”。
- ***可卡因：*** 回答为“是”——你会在开车前鼻吸可卡因，但是对鲁莽或者冒险开车的问题回答为“否”。
- ***致幻剂：*** 回答为“是”——在那个时段，你至少 3 次在服用完二乙麦角酰胺之后开车；服用二乙麦角酰胺使得开车变得很困难；幸运的是你并没有造成任何交通事故。

诊断标准 A(9)(尽管知道有心理或躯体的问题，仍然使用)

- ***大麻：*** 对心理问题回答为“否”；对躯体问题回答为“是”(你有哮喘，而吸食大麻有时候会触发哮喘发作)；对于不管怎么样你是否继续服用它，回答“是”。
- ***可卡因：*** 对心理问题回答为“是”(可卡因会让你变得非常偏执；你会把你门锁起来，并坚信其他毒贩或警察在监视你)；对于不管怎么样你是否继续服用它，回答“是”；对躯体问题回答为“否”。
- ***致幻剂：*** 回答为“否”。

诊断标准 A(10) (耐受)

- ***大麻:*** 回答为“否”——似乎相同的剂量就可以让你上头。
- ***可卡因:*** 回答为“是”——只要用几天，你就需增加使用剂量。
- ***致幻剂:*** 回答为“否”。

诊断标准 A(11) (戒断反应)

- ***大麻:*** 回答为“否”。
- ***可卡因:*** 回答为“是”——在你没了可卡因的来源之后，你会“崩溃”，变得抑郁和易激惹，一直睡觉，感到虚弱和变得迟钝。
- ***致幻剂:*** 回答为“否”(如果问及)。

SCID-5 诊断

酒精使用障碍，中度 [诊断标准 A(3), A(5), A(6), A(10)]，持续缓解

可卡因使用障碍，重度 [诊断标准 A(1), A(2), A(3), A(4), A(6), A(7), A(9), A(10), A(11)]，持续缓解

大麻使用障碍，中度 [诊断标准 A(3), A(4), A(6), A(7), A(8), A(9)]，持续缓解

作业病例

作业病例 1: “生活水平低”

李女士，39 岁，是一位面色苍白、弯腰驼背的单身女性。她娃娃脸周边散乱的头发被粉色带子系成了好几个辫子。社区医生为她生活功能水平低下而担心，转介至精神科，以评估是否需要住院治疗。她对社区医生唯一的主诉是: “我生活自理能力下降，生活水平低。” 据她母亲报告，的确有下降，但这已经很多年了。最近几个月，她一直呆在自己的房间，不语不动的。

12 年前，李女士是一家大医院职业治疗科的主管，住着自己的公寓，而且与一青年男子订婚了。该男子解除了婚约，之后她变得越来越混乱，在街上漫无目标地走，穿着不搭配的衣服。她被解雇了，最后她被叫来的警察送进了医院。当人们破门进到她的公寓时，发现里面一片狼藉，堆满了纸张、食物和破破烂烂的东西。她这次住院 3 个月的信息不详，出院后她同妈妈住，服用一种名字不详的处方药物，她从未再取过药。

出院后，她家人希望她能恢复正常，重新开始真正的生活。但在随后的几年中，她变得愈加退缩，生活功能更差。她大部分时间花在看电视和烹饪上。她烹饪时搭配一些怪异的配料，例如，将西兰花和蛋糕混在一起，然后独自把它们吃了，因为家中没人愿意吃她做的饭菜。她收集烹调书籍和食谱，她的房间乱糟糟地堆满了这些东西。经常在她妈妈进到她房间时，她会快速地抓起一本杂志，假装在阅读，而事实上她明显只是坐着，两眼盯着空处。她不洗澡、洗头和刷牙。尽管她否认食欲不振，但是她吃得越来越少，而且在几年内瘦了 10 千克。她作息时间不正常。最终，她开始遗尿，常常将床尿湿，房间里充满了尿的刺鼻气味。

住进精神病院时，她将双手握紧，搁在大腿上，回避看给她做检查的医生。她乐意回答问题，没有表现出怀疑和戒心，但她的情感是肤浅的。她否认有抑郁心境、妄想或幻觉; 然而，随着检查的进行，她的回答变得愈来愈怪异和不切题。对于她奇怪的烹饪习惯的问题，她回答说她不想讨论最近在俄罗斯发生的事件。当讨论她功能下降时，她说: “当你年轻时，有更多的起飞机制。” 在检查牵连观念时，她说: “我怀疑它的真实性，但是如果有人认识涉及的作者，那会是引向喜剧方式的一个元素。” 她的回答穿插着口头禅: “我很安全，我很安全。”

“生活水平低”的 SCID 编码

A 模块　条目标签、评估和记录

A.1 页：　A1 = 1; A2 = 1

A.15 页：　A96 = 1; A97 = 1

A.23 页：　A134 = 1

A.43 页：　A251 = 1

A.57 页：　A319 = 1; A320 = 1

A.62 页：　A340 = 3; A341 = 1

A.70 页：　A379 = 1

A.75 页：　A402 = 1; A403 = 1

B 模块　条目标签、评估和记录

B.1 页：　B1 = 1

B.2 页：　B3 = 1; B5 = 1; B7 = 1; B9 = 1; B11 = 1

B.3 页：　B13 = 1; B15 = 1; B17 = 1; B19 = 1

B.4 页：　B21 = 1; B23 = 1; B25 = 1; B27 = 1; B29 = 0

B.5 页：　B30 = 1; B32 = 1; B34 = 1; B36 = 1; B38 = 1; B40 = 1

B.6 页：　B42 = 0 (不存在)

B.7 页：　B43 = 3

B44 = 3 (言语紊乱)

B45 = “回答变得越来越怪异和不切题”“我怀疑它的真实性，但是如果有人认识涉及的作者，那会是引向喜剧方式的一个元素”

B46 = 3 (存在且为中度)

B.8 页：　B47 = 3 (明显紊乱的行为)

B48 = “她变得越来越混乱，在街上漫无目标地走，穿着不搭配的衣服”

B49 = 1; B51 = 1; B53 = 1; B55 = 1; B57 = 1; B59 = 1

B.9 页：　B61 = 1; B63 = 1; B65 = 1; B67 = 1; B69 = 1; B71 = 1; B73 = 3

B.10 页：　B74 = 3 (意志减退)

B75 = 3

B76 = “坐着，两眼盯着空处”“不洗澡、洗头和刷牙”

B77 = 3 (情感表达减少)

B78 = 3

B79 = “她情感是肤浅的”

B.11 页：　B80 = 3 (存在且为中度)

C 模块　条目标签、评估和记录

C.1 页：　C1 = 3 (曾经出现过精神病性症状)

C2 = 1

“生活水平低”的 SCID 编码（续）

	C3 = 3 (在心境发作以外的时间出现过精神病性症状)
C.2 页：	C4 = 3 (言语紊乱、行为紊乱和阴性症状同时出现的时间至少有 1 个月)
C.3 页：	C5 = 3 (从未有过心境发作)
C.4 页：	C7 = 3 (病症持续数年)
	C8 = 3 (严重的功能损害)
C.5 页：	C9 = 3 (并非由于一般躯体疾病所致)
C.6 页：	C12 = 3 (并非由于物质/药物使用所致)
C.7 页：	C15 = 3 (无自闭症谱系障碍或者沟通障碍的病史)
	C16 = 3 [诊断标准 A, B, C, D, E(1), E(2) 和 F 均编码为“3”]
	C17 = 1
C.28 页：	C85 = 3
	C89 = 27 (发病年龄)
	C90 = 01 (1 次发作)
	C91 = 1
C.29 页：	C92 = 27 (前驱期症状的起病)
	C93 = 3
C.30 页：	C94 = 7 (持续型)
C.32 页：	C103 = 1

SCID 诊断：精神分裂症

作业病例 2:“我是新的佛祖”

牛先生是一位 32 岁的单身无业男性，13 岁时从印度移民美国。在邻居向他哥哥抱怨他站在街上不断地用他的宗教信仰骚扰他人之后，他哥哥将他带到了精神科医院门诊。他不停地对精神科医师重复:“我是新的佛祖。”

牛先生最近 7 个月与哥哥和嫂嫂一起生活。在最近 4 个星期内，他的行为变得越来越有破坏性。他深更半夜叫醒他哥哥以讨论宗教事务。他常常似乎在对只有他听见的声音作出反应。他既不洗澡，也不换衣服。

牛先生说在 6 个星期前，他开始听到“声音”。有几个声音，评论他的行为，并且以第三人称的身份讨论他。通常在内容上，它们要么是温和的（例如,“看看他。他要吃东西了”），要么是侮辱性的（例如,“他真是一个傻瓜，他什么也不懂!”)。在这段时间，他几乎不看电视，因为他听到声音从电视里传出来，并且因为电视节目经常针对他而心烦。

最近 6 个星期，越来越坚决地，这些声音一直在告诉牛先生，他是新的佛祖，应该开创人类历史上的宗教新纪元。从大约 4 个星期前开始，他感觉到能量激增，几乎不需要睡觉“于是我可以传播我的佛法了”，牛先生说。据他哥哥说，他更加专注于这些声音，日常活动也更紊乱了。

检查时，牛先生情绪欣快，他讲话很快，让人难以跟上。他在病房里走来走去，一看见医生，就抓住医生的手臂，将脸凑到离医生 20 厘米近的地方，迅速而充满激情地讲述他的宗教“顿悟”。在讨论他的新宗教的中途，他突然恭维医生说他的衬衣和领带搭配得不错。当对他的行为进行限制时，他变得很吵且愤怒。除了相信他是佛祖以外，他认为医院是阻止他传播宗教信息的阴谋的一部分。他整日为听到的声音所烦恼，有时候称之为“那些该死的声音”。他声称他觉得他的宗教顿悟、欣快感和精力都是佛祖放进来的。

“我是新的佛祖”的 SCID 编码

A 模块　条目标签、评估和记录

A.1 页：　A1 = 1; A2 = 1

A.15 页：　A96 = 1; A97 = 1

A.23 页：　A134 = 3

A135 = 3 (“牛先生情绪欣快”和有“能量激增”)

A136 = 3 (“当对他的行为进行限制时，他变得很吵且愤怒”)

A137 = 3 (必须住院治疗)

A.24 页：　A138 = 3 (“他是新的佛祖”)

A139 = 3 (“几乎不需要睡觉”)

A140 = 3 (“迅速而充满激情地讲述”)

A141 = 3 (“他讲话很快，让人难以跟上”)

A142 = 3 (“在讨论他新宗教的中途，他突然恭维医生说他的衬衣和领带搭配得不错”)

A.25 页：　A143 = 3

A144 = 3 (“他在病房走来走去……”)

A145 = 3 (“他在病房走来走去……”)

A146 = 3 (“他站在街上不断地用他的宗教信仰骚扰他人”)

A147 = 3 (至少 3 项诊断标准 B 的症状编码为“3”)

A.26 页：　A148 = 3

A149 = “住院治疗且是精神病性的”

A150 = 3 [诊断标准 A(1), A(2), B 和 C 均编码为“3”]

A.27 页：　A151 = 3 (并非由于一般躯体疾病所致)

A.28 页：　A154 = 3 (并非由于物质/药物使用所致)

A.29 页：　A157 = 3 (目前躁狂发作)

A158、A159 为检查当日之前的 1 个月的年月

A160 = 01

A.75 页：　A402 = 3

B 模块　条目标签、评估和记录

B.1 页：　B1 = 3

B2 = “电视节目经常针对他”

B.2 页：　B3 = 3

B4 = “医院是阻止他传播宗教信息的阴谋的一部分”

B5 = 3

B6 = “他是新的佛祖”

B7 = 1; B9 = 1; B11 = 1

B.3 页：　B13 =1

B15 = 3

B16 = “他是新的佛祖”

“我是新的佛祖”的 SCID 编码（续）

B.3 页：B17 = 1; B19 = 1

B.4 页：B21 = 1; B23 = 1; B25 = 1; B27 = 1
B29 = 4 (存在且为重度)

B.5 页：B30 = 3
B31 = “他整日为听到的声音所烦恼”
B32 = 1; B34 = 1; B36 = 1; B38 = 1; B40 = 1

B.6 页：B42 = 4 (存在且为重度)

B.7 页：B43 = 3
B44 = 1; B46 = 0

B.8 页：B47 = 1; B49 = 1; B51 = 1; B53 = 1; B55 = 1; B57 = 1; B59 = 1

B.9 页：B61 = 1; B63 = 1; B65 = 1; B67 = 1; B69 = 1; B71 = 1; B73 = 0 (不存在)

B.10 页：B74 = 1; B77 = 1

B.11 页：B80 = 0 (不存在)

C 模块 条目标签、评估和记录

C.1 页：C1 = 3
C2 = 1
C3 = 3 (在没有躁狂的 2 周中存在精神病性症状)

C.2 页：C4 = 3 (妄想和幻觉)

C.3 页：C5 = 1 (**存在**与精神分裂症活动期症状同时出现的躁狂发作)
C6 = 1 [躁狂症状存在的时间（4 周）超过疾病的整个病程（6 周）的 50%]

C.12 页：C35 = 3 (躁狂症状与精神分裂症活动期症状同时出现)
C36 = 3 (无明显心境症状时的听幻觉)
C37 = 3 (心境发作症状在大部分时间存在)

C.13 页：C38 = 3 (并非由于一般躯体疾病所致)

C.14 页：C41 = 3 (并非由于物质/药物使用所致)

C.15 页：C44 = 3 [诊断标准 A, B, C, D(1) 和 D(2) 均编码为“3”]
C45 = 1 (双相型)
C46 = 1

C.28 页：C87 = 3 (症状在最近 1 个月内的某段时间出现)
C89 = 32 (发病年龄)
C90 = 01 (1 次发作)
C91 = 1

C.29 页：C92 = 32
C93 = 1

C.32 页：C103 = 1

SCID 诊断：分裂情感性障碍，双相型

作业病例 3：“有人要买我的命”

皮先生，42 岁，已婚，邮递员，2 个孩子的父亲，因为他坚持认为“有人要买我的命”，被他妻子带来急诊室就诊。

据皮先生所说，他的问题是在 4 个月前开始的，当时他的工作主管指控他篡改包裹。皮先生否认这是事实，而且因为他的工作岌岌可危而提起了诉讼。在正式听证会上，他被宣判无罪，根据他的说法：“这使我老板狂怒。他觉得他受到了公开侮辱。”

大约 2 个星期后，皮先生注意到他的同事都在回避他。“当我走向他们的时候，他们就转身离去，好像他们不愿意见我。”之后不久，他开始觉得同事们在工作时议论他。他从未清楚地听清他们在说什么，但他逐渐确信他们之所以避开他是因为他老板已经雇好人要杀了他。

这种状况稳定了大约 2 个月，一直到皮先生开始注意有几辆新来的“大型白色汽车”出现在社区里，在他住的街上开来开去。他变得越来越恐惧，确信“杀手”就在这些车里。在没有陪同的情况下，他就拒绝出公寓。有几次，当他看见白色汽车时，他就十分惊慌并跑回了家。在最近一次出现这种情况之后，他妻子终于坚持让陪他去急诊室。

根据他的妻子和兄弟的描述，皮先生基本上是一个适应良好、外向、喜欢和家人在一起的人。他在军队出色地服过役。他在那里看不到什么战斗，但曾经被战友从一辆烧着的卡车中拖出来，几秒钟后车子爆炸了。

检查时，皮先生明显地处于恐惧状态。除了他相信他处于被追杀的危险中，他的言谈、举止和态度丝毫不奇怪。他突出的心境是焦虑。除了上述情况，他否认存在幻觉和任何其他的精神病性症状。他声明他没有抑郁，虽然他提到他最近有些入睡困难，但他说食欲、性欲、精力和注意力均没有改变。

“有人要买我的命”的 SCID 编码

A 模块　条目标签、评估和记录

A.1 页：A1 = 1; A2 = 1

A.15 页：A96 = 1; A97 = 1

A.23 页：A134 = 1

A.43 页：A251 = 1

A.57 页：A319 = 1; A320 = 1

A.62 页：A340 = 3; A341 = 1

A.70 页：A379 = 1

A.75 页：A402 = 1; A403 = 1

B 模块　条目标签、评估和记录

B.1 页：B1 = 3

B2 = “‘杀手’在白色车里；同事们转身离去”

B.2 页：B3 = 3

B4 = “老板雇好人要杀了他”

B5 = 1; B7 = 1; B9 =1; B11 = 1

B.3 页：B13 = 1; B15 = 1; B17 = 1; B19 = 1

B.4 页：B21 = 1; B23 = 1; B25 = 1; B27 = 1

B29 = 4 (存在且重度)

B.5 页：B30 = 1; B32 = 1; B34 = 1; B36 = 1; B38 = 1; B40 = 1

B.6 页：B42 = 0 (不存在)

B.7 页：B43 = 3

B44 = 1;　B46 = 0 (不存在)

B.8 页：B47 = 1; B49 = 1; B51 = 1; B53 = 1; B55 = 1; B57 = 1; B59 = 1

B.9 页：B61 = 1; B63 = 1; B65 = 1; B67 = 1; B69 = 1; B71 = 1; B73 = 0 (不存在)

B.10 页：B74 = 1; B77 = 1

B.11 页：B80 = 0 (不存在)

C 模块　条目标签、评估和记录

C.1 页：C1 = 3

C2 = 1

C3 = 3 (从无心境发作)

C.2 页：C4 = 1 (无幻觉，无言行紊乱，无阴性症状)

C.16 页：C47 = 3

C48 = 3 (从无心境发作)

“有人要买我的命”的 SCID 编码（续）

C.16 页： C49 = 3 (1 个月以上的妄想)

C50 = 3 (从未符合精神分裂症的诊断标准)

C51 = 3 (除了妄想功能的影响之外无明显的功能损害；无明显的怪异行为)

C.17 页： C52 = 3 (不能由其他精神障碍来更好地解释)

C53 = 3 (并非由于一般躯体疾病所致)

C.18 页： C56 = 3 (并非由于物质/药物使用所致)

C.19 页： C59 = 3 [诊断标准 A, B, C, D, E, E(1) 和 E(2) 均编码为“3”]

C60 = 1 (被害型)

C61 = 1

C.28 页： C86 = 3

C89 = 42

C90 = 01

C91 = 3

C.29 页 C93 = 1

C.32 页 C103 = 1

SCID 诊断：妄想障碍，被害型

作业病例 4：“社交名媛”

陈女士，42 岁，已婚，社交名媛，之前从未患过任何精神障碍。一个新演奏厅将要正式开业，当时会有一个新芭蕾舞的全国首映式，由于陈女士在文化协会的地位，她负责协调这次活动。然而，包括罢工在内的建筑相关问题让她无法确定结尾的细节能否在最后期限前完成。布景师是一个情绪无常的人，威胁除非建筑材料符合他琐碎的规格，否则就退出项目。陈女士不得不安抚这个情绪无常的人，同时试图哄着争吵的各方进行谈判。由于她的保姆不得不去看望一位生病的亲戚，她在家里的责任也增加了。

处于这些困难之中时，她最好的朋友在一起悲惨的撞车事故中身首异处。陈女士是家中唯一的孩子，她最好的朋友从小学开始就与她非常亲密。人们常说这两个女人像姐妹。

葬礼一结束，陈女士就变得越来越紧张和心神不安，每晚只能睡 2—3 个小时。2 天后，她碰巧看见一位妇女开着与她朋友一样的车。她迷惑了，几小时后她变得坚信她朋友还活着，车祸以及葬礼都是在演戏，是一个阴谋。不知何故，这个阴谋是要去欺骗她，而且也不知何故，她处于莫大的危险之中，要逃生就必须解开这个谜团。她开始不相信除丈夫以外的任何人，开始相信电话被窃听，房间被装了“窃听器”。她请求丈夫救她一命。她开始听到一种尖锐并起伏的声音，她害怕那是一种在瞄准她的超声波束。当她丈夫第二天上午将她带到急诊室时，她处于一种极度恐慌的状态，惊恐地抓着她丈夫的手臂。留住急诊室观察 24 小时之后，陈女士情况缓解，返回公司继续正常工作。

“社交名媛”的 SCID 编码（续）

A 模块	条目标签、评估和记录
A.1 页：	A1 = 1; A2 = 1
A.15 页：	A96 = 1; A97 = 1
A.23 页：	A134 = 1
A.43 页：	A251 = 1
A.57 页：	A319 = 1; A320 = 1
A.62 页：	A340 = 3; A341 = 1
A.70 页：	A379 = 1
A.75 页：	A402 = 1; A403 = 1

B 模块	条目标签、评估和记录
B.1 页：	B1 = 3
	B2 = “看见一位妇女开着与她朋友一样的车——坚信她朋友还活着”
B.2 页：	B3 = 3
	B4 = “阴谋欺骗她；电话被监听；房间被装了窃听器；她处于危险中”
	B5 = 1; B7 = 1; B9 =1; B11 = 1
B.3 页：	B13 = 1; B15 = 1; B17 = 1; B19 = 1
B.4 页：	B21 = 1; B23 = 1; B25 = 1; B27 = 1
	B29 = 4 (存在且重度)
B.5 页：	B30 = 3
	B31 =“尖锐的‘超声波’”
	B32 = 1; B34 = 1; B36 = 1; B38 = 1; B40 = 1
B.6 页：	B42 = 4 (存在且为重度)
B.7 页：	B43 = 3
	B44 = 1; B46 = 0 (不存在)
B.8 页：	B47 = 1; B49 = 1; B51 = 1; B53 = 1; B55 = 1; B57 = 1; B59 = 1
B.9 页：	B61 = 1; B63 = 1; B65 = 1; B67 = 1; B69 = 1; B71 = 1; B73 = 0 (不存在)
B.10 页：	B74 = 1; B77 = 1
B.11 页：	B80 = 0 (不存在)

C 模块	条目标签、评估和记录
C.1 页：	C1 = 3
	C2 = 1
	C3 = 3 (从无心境发作)
C.2 页：	C4 = 1 (同时有妄想和幻觉但持续时间不足 1 个月)

“社交名媛”的 SCID 编码（续）

C.16 页：　C47 = 3

　　C48 = 3 (从无心境发作)

　　C49 = 1 (不足 1 个月)

C.20 页：　C62 = 3 (妄想和幻觉)

　　C63 = 3 (病程 1 天以上，但不足 1 个月)

　　C64 = 3 (不能由其他精神障碍来更好地解释)

C.21 页：　C65 = 3 (并非由于一般躯体疾病所致)

C.22 页：　C68 = 3 (并非由于物质/药物所致)

C.23 页：　C71 = 3 [诊断标准 A, B, C(1) 和 C(2) 均编码为“3”]

　　C72 = 1 (伴显著的应激源)

　　C73 = 1; C74 = 1

C.31 页：　C96 = 3 (妄想和幻觉在最近 1 个月内存在)

C.32 页：　C100 = 42 (发病年龄)

　　C101 = 1

　　C103 = 1

SCID 诊断：短暂精神病性障碍，伴显著的应激源

作业病例 5:"被监视"

孙先生, 44 岁，男性，单身，无业，因为在公寓楼打了一位老年妇女而被警察带到急诊室。他抱怨说:"那个该死的婊子。她和其余的人因为对我的折磨应该得到更大的惩罚。"

他自 22 岁就一直患病。在法学院第一年的期间内，他逐渐地变得越来越坚信他的同学们在取笑他。他注意到当他走进教室时，他的同学就哼鼻子，打喷嚏。在曾经与他约过会的女孩与他断绝关系之后，他认为这女孩被一个外表相似的人所"取代"。他报了警，要求他们解决这个"绑架"事件。他在学校的学业成绩明显下降，并被勒令退学和去寻求精神科的治疗。

他在银行找了一个投资顾问的工作，他坚持了 7 个月。然而，他从同事那里收到的干扰"信号"却越来越多，他变得越来越多疑和退缩。就在这段时间，他第一次称听见声音。他最后被解雇了，此后不久，第一次住院了，当时 24 岁。从那以后，他再没工作过。

孙先生住过 12 次院，最长的一次住了 8 个月。然而，在最近 5 年内他仅住了 1 次院，住了 3 个星期。在住院期间，他服用了不同种类的抗精神病药物。尽管给他开了门诊处方药，但是一般在出院之后不久，他就会停止服药。除了与他叔叔每年 2 次的午餐会和与他的精神卫生工作者联系之外，他完全与世隔绝。他自己生活，管理自己的财务，包括一份小额度的遗产。他每天阅读报纸。自己做饭和打扫卫生。

孙先生坚称他的公寓是一个大型通信系统的中心，它包括三大电视网络、他的邻居们以及显然还有他社区里成百上千的"演员"。他的公寓装有秘密的摄像机，仔细地监视他的所有活动。当他看电视时，他许多小活动（例如，上厕所）很快就由播音员直接评说。当他出门时，那些"演员"都受到警告要继续监视他。孙先生称街上的每个人都在看着他。他说他的邻居操作着两台不同的"机器"。其中一台机器产生他所有的声音（"小丑"的声音要除外，他不确定谁在控制这个声音，它只是偶尔"造访"他，并且非常滑稽)。他每天都要听到来自这台机器的声音许多次，有时候他认为被他攻击的老年邻居在直接控制这台机器。当他核查他的投资时，来自这台机器的"恼人"的声音就不断地告诉他去买哪只股票。他称另一台机器为"做梦机器"。这台机器将"黑人女性"的春梦放入他大脑而控制着他的情欲。

孙先生描述了其他不寻常的经历。例如，最近他去一家离家 30 千米的鞋店，希望买到一些没有被"改装"的鞋子。然而，他很快就发现，与他买的其他鞋一样，鞋子的底部放了一种特殊的钉子以骚扰他。他很惊讶，他的"骚扰者们"在他本人知道之前肯定就已经知道了关于他要去哪家鞋店的决定，这样他们就有时间专门为他改装鞋子。他意识到为了一直监视他已经是大费周章，花了"数百万元"。他有时候认为所有这一切都是一个大型试验的一部分，旨在发现他"智力超群"的秘密。

检查时，孙先生整洁干净，言语连贯，目标明确。他的情感至多只是略微的迟钝。他最初对被警察带来感到非常愤怒。在几个星期抗精神病药物治疗未能控制住他的精神病性症状之后，他被转介到一家长期住院的机构，计划为他安排一种结构化生活的环境。

“被监视”的 SCID 编码

A 模块　条目标签、评估和记录

A.1 页：A1 = 1; A2 = 1
A.15 页：A96 = 1; A97 = 1
A.23 页：A134 = 1
A.43 页：A251 = 1
A.57 页：A319 = 1; A320 = 1
A.62 页：A340 = 3; A341 = 1
A.70 页：A379 = 1
A.75 页：A402 = 1; A403 = 1

B 模块　条目标签、评估和记录

B.1 页：B1 = 3
B2 = “电视评说他的行为；街上的每个人都在看着他”
B.2 页：B3 = 3
B4 = “机器发出的声音骚扰他；鞋子被改装以骚扰他”
B5 = 3
B6 = “花了‘数百万美元’，是一个大型试验的一部分，旨在发现他‘智力超群’的秘密”
B7 = 1; B9 = 1; B11 = 1
B.3 页：B13 = 1; B15 = 1; B17 = 3
B18 = “做梦机器”
B19 = 1
B.4 页：B21 = 1; B23 = 1; B25 = 1
B27 = 3 (怪异内容)
B28 = “做梦机器”
B29 = 4 (存在且重度)
B.5 页：B30 = 3
B31 = “每天机器产生恼人的声音”
B32 = 1; B34 = 1; B36 = 1; B38 = 1; B40 = 1
B.6 页：B42 = 4 (存在且重度)
B.7 页：B43 = 3
B44 = 1; B46 = 0 (不存在)
B.8 页：B47 = 1; B49 = 1; B51 = 1; B53 = 1; B55 = 1; B57 = 1; B59 = 1
B.9 页：B61 = 1; B63 = 1; B65 = 1; B67 = 1; B69 = 1; B71 = 1; B73 = 0 (不存在)
B.10 页：B74 = 1; B77 = 1

“被监视”的 SCID 编码（续）

B.11 页：　B80 = 0 (不存在)

C 模块　条目标签、评估和记录

C.1 页：　C1 = 3

C2 = 1

C3 = 3 (从无心境发作)

C.2 页：　C4 = 3 (妄想和幻觉)

C.3 页：　C5 = 3 (从未有过心境发作)

C.4 页：　C7 = 3 (病症持续存在多年)

C8 = 3 (显著的功能损害)

C.5 页：　C9 = 3 (并非由于一般躯体疾病所致)

C.6 页：　C12 = 3 (并非由于物质/药物使用所致)

C.7 页：　C15 = 3 (无自闭症谱系障碍或是沟通障碍的病史)

C16 = 3 [诊断标准 A, B, C, D, E(1), E(2) 和 F 编码为“3”]

C17 = 1

C.28 页：　C85 = 3 (最近 1 个月内存在症状)

C89 = 22 (发病年龄)

C90 = 99 (数量太多或难以统计)

C91 = 1

C.29 页：　C92 = 99 (前驱症状发病年龄未知)

C93 = 3

C.30 页：　C94 = 7 (持续型)

C.32 页：　C103 = 1

SCID 诊断：精神分裂症

作业病例 6:“易怒的商人”

马先生 42 岁，已婚，是一位易怒的商人，他发现在最近两个半月的时间里自己越来越不信任别人，并且怀疑他的商业伙伴，因而被送来接受精神科的服务。他对他们的陈述断章取义，“歪曲”他们的说话，做出含有过分敌意和指责的评论。事实上，他已经丢掉了几单“几乎敲定”的生意。最后，在一个晚上，当听到噪声时，患者不停地大喊大叫，因为噪声让他坚信入侵者要闯入他的房子并杀死他。

一年半以前，该患者被诊断为发作性睡病，因为他每天有不可抗拒的睡眠发作，还有在他情绪激动时突然出现的肌张力丧失发作。他被安排使用苯丙胺类激动剂哌甲酯。之后他没有症状了，能够在一家办公机械的小公司担任销售经理，工作效率高，还能与家人和一小撮朋友一起积极参与社交活动。

在入院之前的 4 个月，由于工作量不断增加，白天无法处理完，他一直在增加所使用的哌甲酯的剂量，以在深夜保持清醒。他报告说，这期间他常觉得心跳加速、静坐困难。

“易怒的商人”的 SCID 编码

A 模块　条目标签、评估和记录

A.1 页：A1 = 1; A2 = 1
A.15 页：A96 = 1; A97 = 1
A.23 页：A134 = 1
A.43 页：A251 = 1
A.57 页：A319 = 1; A320 = 1
A.62 页：A340 = 3; A341 = 1
A.70 页：A379 = 1
A.75 页：A402 = 1; A403 = 1

B 模块　条目标签、评估和记录

B.1 页：B1 = 3
B2 = “他听到噪声，让他确信入侵者要闯入他的房子并杀死他”
B.2 页：B3 = 3
B4 = “他确信入侵者要闯入他的房子并杀死他”
B5 = 1; B7 = 1; B9 = 1; B11 = 1
B.3 页：B13 = 1; B15 = 1; B17 = 1; B19 = 1
B.4 页：B21 = 1; B23 = 1; B25 = 1; B27 = 1
B29 = 4 (存在且重度)
B.5 页：B30 = 1; B32 = 1; B34 = 1; B36 = 1; B38 = 1; B40 = 1
B.6 页：B42 = 0 (不存在)
B.7 页：B43 = 3
B44 = 1; B46 = 0 (不存在)
B.8 页：B47 = 1; B49 = 1; B51 = 1; B53 = 1; B55 = 1; B57 = 1; B59 = 1
B.9 页：B61 = 1; B63 = 1; B65 = 1; B67 = 1; B69 = 1; B71 = 1; B73 = 0 (不存在)
B.10 页：B74 = 1; B77 = 1
B.11 页：B80 = 0 (不存在)

C 模块　条目标签、评估和记录

C.1 页：C1 = 3
C2 = ？[评估 C2 后有 2 种路径可供选择，但最终诊断结果一致。如果你对妄想是由于过量的兴奋剂所致有把握（根据病例描述，这是符合逻辑的），你可以评估完该条目并跳至 C.24 页。如果你不确定，并且选择从头至尾完成全部的鉴别诊断部分，C2 评估为“?”，继续 C.1 页。]
C3 = 3 (精神病性症状但无心境发作)
C.2 页：C4 = 1 (仅有妄想)

“易怒的商人”的 SCID 编码（续）

C.16 页： C47 = 3

C48 = 3 (无心境发作)

C49 = 3 (妄想持续 2 个月)

C50 = 3 (不符合精神分裂症的诊断标准 A)

C51 = 3 (行为没有显著地受损或离奇)

C.17 页： C52 = 3 (没有其他证据显示存在其他精神障碍)

因为该病例存在精神病性症状是由于一般躯体疾病所致或者物质/药物所致的合理可能性，即:既有一般躯体疾病（即发作性睡病），又有物质使用（即哌甲酯），所以应该同时考虑由一般躯体疾病所致的精神病性障碍和物质/药物所致的精神病性障碍。

C53 = 3（虽然精神病性症状与发作性睡病存在时间上的关联，即它们的发病晚于发作性睡病的发病，但是没有证据表明妄想是发作性睡病的直接结果，所以妄想不是发作性睡病所致)

C.18 页： C56 = 1 (症状与物质使用存在时间上的关联，症状在增加哌甲酯的使用量后出现，且没有其他证据显示存在一种独立的非物质/药物所致的精神病性障碍)

C57 = “哌甲酯”

C58 = 1 (于中毒期间起病)

C.31 页： C97 = 3 (最近 1 个月存在症状)

C.32 页： C100 = 42 (发病年龄)

C101 = 1

C103 = 1

SCID 诊断：物质/药物所致的精神病性障碍

作业病例 7：“坏声音”

郭女士，25 岁，离异，是一位漂亮的妈妈，有两个孩子，来自湖北武汉。一头红发，嘴唇微翘，风度诱人，郭女士由给她在焦虑障碍诊所治疗的精神科医师转介至精神科门诊。在告诉她的医师她听到有声音让她自杀，并接着向医师保证绝对不会按照声音的指示去做之后，她错过了第二次的预约。她的医师打电话告诉她，如果她不主动到门诊来评估的话，就让警察去找她。

一位资深的精神科医师带着一组精神科住院医师在门诊里对她进行检查，郭女士有时候生气并坚持表示不愿意谈自己的问题，并称精神科医师不会相信她，也不能给她任何帮助。这种态度与娇媚的行为交替出现。

郭女士首次看精神科医师是在 7 年前，生第一个孩子之后。那时，她开始听到声音告诉她，她是一个坏人，应该自杀。她不肯说出声音究竟要她做什么，但据说她在一次自杀未遂中喝了洗甲水。那时候，她在急诊室住了两天，并且服用了一种不知名的据说可以让声音静息下来的药物。出院后她没有回去参加门诊预约，在接下来 7 年内的不同时期仍有间歇性的听幻觉，有时可持续数月。例如，当她在窗户附近时，一个声音会叫她跳出去；当她走近车流时，它会叫她走到汽车前面。

她报告说首次发病后她仍功能良好，通过了大专自学考试，抚养着孩子们。她在一年前离婚，但她拒绝讨论婚姻问题。大约 2 个月前，她开始出现睡眠问题并感到“紧张”。就是在这个时候，她回应了医院心理门诊的一则广告。她接受了评估，服用了利培酮，即一种抗精神病药物。她声称声音那时候没有任何改变，只是失眠和焦虑是新出现的。她明确地否认了有抑郁心境或愉悦感缺乏，也没有食欲的改变，但说她更爱哭，更孤独了，反复想到一些“坏事情”，例如，她父亲在她 14 岁时试图强奸她。即使有这些症状，她仍然在一个商店里做销售员，工作量超过一个全职工作者。

郭女士说她没有去心理门诊复诊，是因为利培酮让她感到僵硬和恶心，也没有改善她的症状。她否认想自杀，并将她多么努力地工作来抚养孩子引为证据，证明她不会“那样离开他们”。她不理解她的行为为什么会让她的精神科医师担忧。

郭女士否认喝酒吸毒，各种毒品的毒理学检查均为阴性。体格检查和常规实验室检查也是正常的。在此次检查前的 2 天，她自行停用了利培酮。

随着检查的进行，工作人员对是否让她离开出现了分歧。最后决定让她在医院住一晚，直到第二天会见她妈妈。当告诉她要在医院待上一晚时，她的回答显得愤怒，但又有点含糊其词：“随便。你们迟早得让我出去，但如果我不想说，我就不需要和你们说什么。”那天晚上，护理人员注意到她在流泪，但她说她不知道为什么哭。

第二天早上会见她妈妈的时候，她说她没有发现女儿最近有什么改变。她不认为她女儿会伤害自己，但同意和她一起待一段时间，并且确定她会去复诊。在家庭会议上，郭女士抱怨她妈妈没有同情心，对她帮助不够。然而，她再次否认抑郁并说她很喜欢她的工作和她的孩子。关于声音，她说随着时间的推移她已经学会不去理它，它们不像最初那么干扰她了。如果治疗师是女性的话，她同意接受门诊治疗。

“坏声音”的 SCID 编码

A 模块	**条目标签、评估和记录**
A.1 页：	A1 = 1; A2 = 1 (否认抑郁心境以及兴趣或愉快感减少)
A.15 页：	A96 = 1; A97 = 1 (无既往抑郁心境或既往兴趣减少的信息)
A.23 页：	A134 = 1
A.43 页：	A251 = 1
A.57 页：	A319 = 1; A320 = 1
A.62 页：	A340 = 3; A341 = 1
A.70 页：	A379 = 1
A.75 页：	A402 = 1; A403 = 1

B 模块	**条目标签、评估和记录**
B.1 页：	B1 = 1
B.2 页：	B3 = 1; B5 = 1; B7 = 1; B9 = 1; B11 = 1
B.3 页：	B13 = 1; B15 = 1; B17 = 1; B19 = 1
B.4 页：	B21 = 1; B23 = 1; B25 = 1; B27 = 1
	B29 = 0 (不存在)
B.5 页：	B30 = 3
	B31 = “声音告诉她去自杀”
	B32 = 1; B34 = 1; B36 = 1; B38 = 1; B40 = 1
B.6 页：	B42 = 2 (存在，但为轻度)
B.7 页：	B43 = 3
	B44 = 1; B46 = 0 (不存在)
B.8 页：	B47 = 1; B49 = 1; B51 = 1; B53 = 1; B55 = 1; B57 = 1; B59 = 1
B.9 页：	B61 = 1; B63 = 1; B65 = 1; B67 = 1; B69 = 1; B71 = 1; B73 = 0 (不存在)
B.10 页：	B74 = 1; B77 = 1
B.11 页：	B80 = 0 (不存在)

C 模块	**条目标签、评估和记录**
C.1 页：	C1 = 3
	C2 = 1
	C3 = 3 (无心境发作的记录)
C.2 页：	C4 = 1 (幻觉但没有其他精神分裂症的症状)
C.16 页：	C47 = 1 (从未有过任何妄想)
C.20 页：	C62 = 3 (幻觉)
	C63 = 1 (幻觉病程超过 1 个月)

“坏声音” 的 SCID 编码 (续)

C.24 页: C75 = 3 (精神病性症状不完全符合任何精神性障碍的诊断标准)

C76 = 3 (导致功能损害)

C.25 页: C77 = 3 (并非由于一般躯体疾病所致)

C.26 页: C80 = 3 (并非由于物质/药物所致)

C.27 页: C83 = 1 (持续性听幻觉)

C.31 页: C98 = 3 (最近 1 个月存在症状)

C.32 页: C100 = 18 (发病年龄)

C101 = 1

C103 = 1

SCID 诊断: 其他特定/未特定精神分裂症谱系及其他精神病性障碍

作业病例 8: "大器晚成"

范女士, 35 岁，单身，无业，大学文化，由流动危机小组送至急诊室。范女士的妹妹在没有劝服范女士去看门诊精神科医师后，联系了小组。自从她们的父亲 2 年前去世后，妹妹担心范女士越来越古怪的工作模式，还有最近的怪异行为。范女士既往唯一一次接触精神科是在大学时的短程心理治疗。

范女士自从 3 个月前被解雇后就再没有去工作。据她的男朋友和室友（他们都与她一起住）讲，她变得特别地关注楼上的邻居。几天前，她无缘无故地用铁器捶他们的前门。她告诉流动危机小组，楼上那家人通过"进入"她的思维，然后给她重复她的想法来骚扰她。危机小组将她带到急诊室以评估"思维被广播"。虽然她否认思维有任何问题，但她承认自从失去工作后就感到"压力很大"，而多一些心理治疗可能对她有用。

从入院记录中读到她如此离奇的症状后，急诊室精神科医师看到这位沉着、自在并且有魅力的女士时感到很惊讶，她穿着时髦，看上去完全正常。她彬彬有礼地向他们微笑问候，即便有点肤浅。她与医生交谈时带着一种漫不经心的尊敬。当被问到她为什么会在这里的时候，她胆怯地耸了耸肩，回答说:"我正想从你这找到答案!"

范女士曾经当过秘书，并且将她的失业归咎于经济不景气。她说因为失业她"压力特别大"。她否认最近有心境紊乱，对所有关于精神病性症状的问题均回答为"否"，会用礼貌而疑惑的笑声打断每次的提问。因为怀疑危机小组评估的是另外一个病人，检查者带着一些歉意问她是否曾经怀疑人们能够读出她的思想。她回答说,"哦，是的，这时时刻刻都会发生"，并进行了具体的描述。有次，她站在厨房里默默地计划着晚餐，过了一会，只听见有人在下方的街道朗读整个菜单的声音。她对这种体验的真实性深信不疑，她通过窗户往外看，观察到他们正在大声地说出她的思想，从而验证了她的这个信念。

相比人们"进入"她的思想，范女士更为她对整个过程的控制无能为力而感到沮丧。她认为大多数人在儿童期就形成了心灵感应的能力，而她是"大器晚成"，刚刚注意到自己的能力，现在被它们弄得不堪重负。最让她苦恼的是楼上邻居，他们不仅复述她的思想，而且还通过他们贬低且批评的评论大肆攻击她，例如,"你不好"和"你得离开"。他们不分昼夜，无时无刻都在残忍地入侵她的思想。

她坚信唯一的解决办法是搬家。当被问及她是否考虑过其他的可能时，她不情愿地承认她曾经对男朋友说过，雇用杀手去"威胁"他们，或者，如果有必要的话,"清除"这对夫妇。她希望他能放过他们的两个孩子，她认为这两个孩子没有参与到她"思维防线"的入侵。关心孩子是她对症状的严重性所展示的唯一自知力。不过，她的确同意自愿住院。

“大器晚成”的 SCID 编码

A 模块　条目标签、评估和记录

A.1 页：　A1 = 1; A2 = 1 (否认抑郁心境以及兴趣或愉快感减少)

A.15 页：　A96 = 1; A97 = 1 (无既往抑郁心境或既往兴趣减少的信息)

A.23 页：　A134 = 1

A.43 页：　A251 = 1

A.57 页：　A319 = 1; A320 = 1

A.62 页：　A340 = 3; A341 = 1

A.70 页：　A379 = 1

A.75 页：　A402 = 1; A403 = 1

B 模块　条目标签、评估和记录

B.1 页：　B1 = 3

B2 = “观察到街上的人们正在大声地说出她的思想”

B.2 页：　B3 = 3

B4 = “邻居正在‘骚扰’她”

B5 = 1 (她的“心灵感应能力”在内容上没有夸大)

B7 = 1; B9 = 1; B11 = 1

B.3 页：　B13 = 1; B15 = 1; B17 = 1; B19 = 1

B.4 页：　B21 = 1

B23 = 3

B24 =“邻居‘进入’她的思维；听到街上的人在复述她想到的内容”

B25 = 1

B27 = 3 (性质古怪)

B28 =“邻居‘进入’她的思维”

B29 = 3 (存在且为中度)

B.5 页：　B30 = 3

B31 = “听见有人在下方的街道朗读整个菜单的声音；楼上邻居通过他们贬低且批评的评论大肆攻击她，例如，‘你不好’和‘你得离开’”

B32 = 1; B34 = 1; B36 = 1; B38 = 1; B40 = 1

B.6 页：　B42 = 3 (存在且为中度)

B.7 页：　B43 = 3

B44 = 1; B46 = 0 (不存在)

B.8 页：　B47 = 1; B49 = 1; B51 = 1; B53 = 1; B55 = 1; B57 = 1; B59 = 1

B.9 页：　B61 = 1; B63 = 1; B65 = 1; B67 = 1; B69 = 1; B71 = 1; B73 = 0 (不存在)

“大器晚成”的 SCID 编码（续）

B.10 页：　B74 = 1; B77 = 1

B.11 页：　B80 = 0 (不存在)

C 模块　　条目标签、评估和记录

C.1 页：　C1 = 3

C2 = 1

C3 = 3 (无心境发作的记录)

C.2 页：　C4 = 3 (妄想和幻觉)

C.3 页：　C5 = 3 (无心境发作)

C.4 页：　C7 = 1 (仅持续 3 个月的精神病性症状)

C.8 页：　C18 = 3 (在同 1 个月内同时存在妄想和幻觉，且出现的时间占据相当的比例)

C19 = 3 (精神病性症状持续 3 个月)

C20 = 3 (无心境发作,同 C5)

C.9 页：　C21 = 3 (并非由于一般躯体疾病所致)

C.10 页：　C24 = 3 (并非由于物质/药物所致)

C27 = 3 [诊断标准 A, B, C, D(1) 和 D(2) 编码为“3”]

C.11 页：　C28 = 1 (临时诊断——预期的复原尚未出现)

C29 = 3 (急性起病)

C30 = 1 (无意识模糊或混乱)

C31 = 3 (病前功能良好)

C32 = 3 (无情感迟钝或情感平淡)

C33 = 1 (伴良好的预后特征)

C34 = 1

C.31 页：　C95 = 3 (最近 1 个月符合诊断标准)

C.32 页：　C100 = 35 (发病年龄)

C101 = 3

C102 = 99 (不知道前驱症状是否存在以及何时开始)

C103 = 1

SCID 诊断：精神分裂样障碍，伴有良好的预后特征

作业病例 9: “雷达信息”

杜女士，24 岁，单身，文字编辑，最近从上海搬到北京，来看精神科是为了帮助她继续情感稳定剂——锂盐的治疗。她描述在 3 年前，她是一名优秀的大四学生，学业有成，而且有一大群男女朋友。在第二学期一段平平淡淡的时期里（2016 年 4 月），她开始感到抑郁；感觉缺乏食欲，体重下降了约 5 千克；入睡困难并且醒得很早；严重疲乏无力，觉得没有价值，要把注意力放在学习上特别困难。

这些问题持续大约 2 个月后，它们似乎消失了，但她那时候开始感到越来越精力充沛，晚上只需要睡 2—3 个小时，感到自己的思维在“飞奔”。她开始在事物中看到象征性的意义，尤其性的含义，并开始认为电视节目中一些没有恶意的评价在针对她。在接下来的 1 个月，她变得越来越欣快，易激惹和健谈。她开始相信自己头部有一个洞，雷达信息通过这个洞被传送给她。这些信息可以控制她的思维，产生愤怒、悲伤之类的情绪，那是她无法控制的。她还相信周围的人可以读出她的思想，而来自周围人的外来思想正在通过雷达侵入她自己的脑中。她说听见声音，有时以第三人称的身份谈论她，有时又命令她做出各种行为，特别是性行为。

担心杜女士异常的行为，她的朋友们便将她带到了精神科门诊，经过评估后，她住入了精神科病房。观察了 1 天后，杜女士开始服用抗精神病药物，即奥氮平和碳酸锂。大约过了 3 个星期，她入院时的症状得到相当迅速的缓解。奥氮平逐渐减量，而后停用了。此后，她单独服用碳酸锂维持。经过 6 个星期的住院治疗，在她出院时，她已经完全没有入院时的精神症状了。然而，主管医师注意到她有轻度的嗜睡，晚上要睡大约 10 个小时；食欲丧失；感觉有些“迟钝”，这在早晨更重。出院后，她与朋友一起住。

出院后大约 8 个月，精神病院门诊的精神科医师让她停止服用碳酸锂。接下来的几个月她感觉相当不错，但是之后，类似那些让她住院的精神症状开始逐渐地又出现了。症状加重，2 个星期后，她再次住院，症状与她第一次入院时几乎一模一样。

杜女士在几天里就对奥氮平和碳酸锂治疗有反应；再一次，逐渐停用了奥氮平，单独服用碳酸锂。和第一次住院一样，在 1 年多以前出院时，她再次出现嗜睡，食欲丧失，有“迟钝”的感觉。在最近 1 年内，她一直服用锂盐，症状已经消失，功能完好，找了一份编辑工作，最近搬到北京以发展自己的事业。

杜女士的父亲，在他 40 岁时，有过一次严重的抑郁发作，以嗜睡、厌食、严重的精神运动迟滞和自杀观念为特征。她奶奶在似乎也是抑郁发作的期间自杀了。

“雷达信息”的 SCID 编码

A 模块	条目标签、评估和记录
A.1 页：	A1 = 1; A2 = 1
A.15 页：	A96 = 3 (3 年前，开始感到抑郁)
	A97 = 1
A.16 页：	A98 = 3 (食欲丧失；体重下降 5 千克)
	A99 = 3
	A100 = 1
	A101 = 3 (入睡困难，醒得很早)
	A102 = 3
	A103 = 1
A.17 页：	A104 = 1; A105 = 1; A106 = 1
	A107 = 3 (严重疲乏无力)
	A108 = 3 (无价值感)
	A109 = 3
	A110 = 1
	A111 = 3 (注意力集中困难)
A.18 页：	A112 = 1; A113 = 1; A114 = 1; A115 = 1; A116 = 1
	A117 = 3 (5 项症状编码为“3”)
A.19 页：	A119 = 3 (有临床意义)
A.20 页：	A121 = 3 (并非由于一般躯体疾病所致)
A.21 页：	A125 = 3 (并非由于物质/药物所致)
A.22 页：	A129 = 3
	A131 = 2016 (这次抑郁发作的年份)
	A132 = 04 (这次抑郁发作的月份)
	A133 = 01 (发作次数)
A.23 页：	A134 = 1 (目前无欣快或易激惹的心境)
A.43 页：	A251 = 3 (3 年前，变得越来越欣快和易激惹)
	A252 = 3
	A253 = 3
A.44 页：	A254 = 3 (住院了)
	A255 = 1
	A256 = 3 (晚上只需要睡 2—3 个小时)
	A257 = 3 (健谈)

“雷达信息”的 SCID 编码（续）

A.44 页： A258 = 3 (开始感到自己的思维在“飞奔”)

A259 = 1

A.45 页： A260 = 1; A261 = 1; A262 = 1

A263 = 1

A264 = 3 (3 个症状编码为“3”)

A.46 页： A266 = 3

A267 = “住院了”

A269 = 3 (诊断标准 A, B，和 C 均编码为“3”)

A.47 页： A270 = 3 (并非由于一般躯体疾病所致)

A.48 页： A274 = 3 (并非由于物质/药物所致)

A.49 页： A278 = 3

A280 = 2016 (这次躁狂发作的年份)

A281 = 06 (这次躁狂发作的月份)

A282 = 02 (躁狂发作次数)

A.75 页： A402 = 1; A403 = 1

B 模块 条目标签、评估和记录

B.1 页： B1 = 3

B2 = “电视节目中一些没有恶意的评价在针对她”

B.2 页： B3 = 1 (不确定雷达信息有无恶意)

B5 = 1

B7 = 3

B8 = “她头部有一个洞”

B9 = 1; B11 = 1

B.3 页： B13 = 1; B15 = 1

B17 = 3

B18 = “雷达信号能控制她的思维”

B19 = 3

B20 = “来自周围人的外来思想正在通过雷达侵入”

B.4 页： B21 = 1; B23 = 1; B25 = 1

B27 = 3

B28 = “相信周围的人可以读出她的思想”

B29 = 0 (最近 1 周没有妄想)

B.5 页： B30 = 3

B31 = “听见声音”

B32 = 1; B34 = 1; B36 = 1; B38 = 1; B40 = 1

“雷达信息”的 SCID 编码（续）

B.6 页:　B42 = 0 (最近 1 周没有幻觉)
B.7 页:　B43 = 3
　B44 = 1; B46 = 0 (不存在)
B.8 页:　B47 = 1; B49 = 1; B51 = 1; B53 = 1; B55 = 1; B57 = 1; B59 = 1
B.9 页:　B61 = 1; B63 = 1; B65 = 1; B67 = 1; B69 = 1; B71 = 1; B73 = 0 (不存在)
B.10 页:　B74 = 1; B77 = 1
B.11 页:　B80 = 0 (不存在)

C 模块　条目标签、评估和记录

C.1 页:　C1 = 3 (曾经出现过精神病性症状)
　C2 = 1
　C3 = 1 (精神病性症状仅在躁狂发作期间出现)

D 模块　条目标签、评估和记录

D.1 页:　D1 = 3
　D2 = 3 (躁狂发作)
　D3 = 3 (不能用精神病性障碍来解释)
　D4 = 1 (最近发作为躁狂)
D.3 页:　D10 = 1 (非快速循环)
　D11 = 1 (少于 2 次重性抑郁发作)
　D12 = 3 (2 次躁狂发作)
D.4 页:　D13 = 1
D.15 页:　D56 = 21 (发病年龄)
　D57 = 1
　D58 = 012 (最近一次心境发作至今的月数)
　D59 = 2 (完全缓解)

SCID 障碍：双相 Ⅰ 型障碍，完全缓解

附录 C：增补评定量表使用指南

我们在记录单中添加了一些与临床实践密切相关但不属于 SCID-5-RV 的内容：1）简易智力状态检查量表（MMSE）；2）最近 1 个月社会功能的评估；3）最近 1 个月生活质量评定表；4）精神病家族史评定表和 5）求医方式评定表。检查者可以根据自己的需要，选择性地使用这些评定表。

(1) 简易智力状态检查量表（MMSE，记录单第 15—17 页）

开始询问特定障碍的问题之前，需要评估调查对象是否存在智力问题（记录单第 15 页）。首先询问 4 个扫描问题(**M1—M4**）筛查儿童期或成年期是否持续存在智力问题，信息来自调查对象、家属或者检查者的判断。如果 4 个扫描问题最后均评估为“1”，提示不存在智力问题，跳至 A 模块继续心境发作的评估；如果 4 个扫描问题中任何一个评估为“3”，需继续 MMSE 的评估。

如果要评估 MMSE，若调查对象是精神病患者，最好有家属陪同，但条目 M5—M18 必须由调查对象本人回答，家属不允许帮助。如果 MMSE 结果（**M20**）显示调查对象智商低于正常，理想状态下需要从家属获知智商低对生活的影响程度和该现象出现的时间等信息（**M21—M37**）。从儿童期智力一直明显低于同龄的人，应考虑“智力发育障碍”；对成年之后出现的智力明显而持续性地降低,应考虑“神经认知障碍”。如果 MMSE 结果提示调查对象智商低于正常且检查者认为智商低所致的交流障碍和收集到的信息可信度低，需有知情家属在场的情况才能继续 SCID 的访谈。

定向力（M5—M6）：

时间和地点需逐一提问，等调查对象说出答案后再询问下一个。若判断调查对象没有听清问题，仅仅可以重复一次。每说对一个记 1 分，每个条目 5 分。问年说生肖要求调查对象说出公历；季节按照农历，前后 10 天视为正确；日期和星期差一天可计正确。月、日可以记阳历、阴历或本地的年历记录法。不能为调查对象举例。如果调查对象说了当地的既往名称，视为正确。

记忆（M7）：

要求被试重复 3 个描述不同物体或概念的词语。说的时候需连续、清晰、一秒钟一个。根据第一次记忆的结果给分，每说对一个给 1 分,总共 3 分。 如提问后调查对象没反应，提醒调查对象：“请重复。”对所有调查对象，在他说完以后（不管说对几个），说：“书就是我们平时读的书，绿色就是叶子的那个绿色，理由就是我们做什么都需要一个理由。请你记住这 3 个词，稍后我会让你重复。”

注意和计算（M8—M11）：

4 个条目的记分方式均为 0 或 2 分,即全对或全错,没有 1 分。在条目 M8、M9 调查对象一旦计算错误，则记为“0”分并进行下一条目，除非他立即自行纠正说出正确答案；不能帮助调查对象记答案，例如，检查者问：“说 20−3 等于多少？”调查对象回答“等于 17”，检查者不能说“17−3 等于多少？”检查者只能说“再减 3 等于多少?”在条目 M10、M11,若调查对象不清楚测验任务，可以进一步解释任务直至调查对象尽可能的理解，但测验的数字只能说 1 次。

判别能力（M12—M13）：

不能进一步解释、举例或者启发调查对象，也不能指桌椅给调查对象看。回答正确 1 个相同点/不同点给 1 分。在调查对象没有说满 3 个的时候，可以说：“还有相同点/不同点吗?”说完 3 个，无论正确与否，不允许再补充。调查对象主观描述的相同点或不同点（例如，“苹果橘子都好吃”或“桌子贵椅子便宜”）视为正确。问不同点时，如果调查对象还是说相同点，可提醒一次：“现在要说不同点，不是相同点。”

复述（M14）：

说对一个给 1 分，共 3 分。不论 M7 的完成情况如何，这里都要求调查对象复述一遍。

语言（M15—18）：

M15：若回答“笔”和“表”，也给分。

M16：只能说一次，能正确无误复述给 1 分。

M17：念命令（a）前把白纸放在调查对象面前的桌子上。如果调查对象做完命令（b）后已经把纸放在桌子上了，第三个命令改为“把纸放在腿上”。

M18：如果调查对象无法正确地朗读命令,此处直接评估为“9”，跳至 M19；如果朗读正确，给调查对象一支笔说：“请照着纸上所写的三个命令按顺序去做。”如果调查对象在测验中停顿或仅仅朗读命令而不做，可以说：“请你按照纸上的命令做”，但是不能朗读纸上的命令或者解释命令。对命令二的结果进行打分时，写出的句子应有主语和谓语，必须有意义，能被人理解（语法和标点符号不做要求）；如果调查对象在 1 分钟之内仍不能写出合格的句子给“0”分。对命令三的结果进行打分时，角不整齐或边不直不必扣分。

MMSE 总分（M19）：

此处为条目 M5—M18 的计分总和，但如果条目 M18 评估为“9”，不能将它计算在总分之内。

智商是否低于正常范围（M20）：

根据调查对象是否上过初中以及 M19 的评分，检查者判断其智商低于正常范围的标准为：(a) M18 评估为“9”时 M19 得分小于等于 24 分；(b) M18 未评估为“9”、未上过初中且 M19 得分小于等于 28 分；或（c) M18 未评估为“9”、上过初中且 M19 得分小于等于 32 分。如果调查对象在正常范围，则跳至 A 模块。

记忆问题对功能的影响（M21—M26）：

检查者需准确按照指导语对 6 个功能依次提问，包括向调查对象和家属介绍我们将影响程度分为无、轻度、中度和重度 4 个等级，只有在调查对象和家属听不懂指导语的问题时再解释和举例，该项针对调查对象最近 1 个月的情况进行评估。所包含的 6 个功能下降必须是调查对象记忆和思考方面的问题所致,这里特指原发性的（例如，智力发育障碍）、重性精神病导致的和其他与大脑有关疾病所导致的功能下降（例如，有诊断证明的脑膜炎、脑损伤、癫痫、脑肿瘤或卒中等），但其他与大脑无关的躯体疾病所致的功能下降不应该考虑在内。检查者根据调查对象和家属提供的信息以及在访谈中获得的信息综合起来进行判断，如调查对象和家属提供的信息有出入，以家属的信息为主。如果某项功能没有受到记忆和思考能力下降的影响，则评分为“0”，继续下一项。“轻度”是指调查对象可以基本完成这些活动，功能有轻微损害，家属可以发现，但他人不能轻易发现；“中度”是指调查对象可以部分完成这些活动，功能有明显损害，他人都能发现；“重度”是指调查对象不能完成这些活动，损害极其严重。因为当任何小项评估为“中度”或“重度”时，就需要考虑诊断为智力发育障碍或神经认知障碍（痴呆），所以不要轻易评估为“中度”或“重度”，以避免假阳性的诊断。相反，有时候调查对象会低估或否认记忆和思考能力所造成的影响，导致假阴性的结果，因此应该综合调查对象、家属和检查者三方面的信息进行判断和评估。

是否存在中度或中度的功能损害（M27）：

如果条目 M21—M26 中任何条目填“2”或“3”，此处圈“3”，继续 M28；否则圈“1”，并跳至 A 模块。

是否符合“智力发育障碍”（精神发育迟滞）或“神经认知障碍”（痴呆）的诊断标准（M28—M30）：

“智力发育障碍”（精神发育迟滞）是一组在中枢神经系统发育成熟（18 岁）以前起病，以持续性的智能低下和社会适应困难为临床特征的精神障碍。不论原发性的还是因大脑损伤、脑膜炎、癫痫等原因所导致的，如果在 18 岁之前开始并对思考能力和社会功能有持续性的影响，都符合“智力发育障碍”的诊断标准。“神经认知障碍”（痴呆）是指较严重的、持续的认知障碍。成年之后（≥18 岁）因大脑损伤或疾病导致的持续性智能明显下降应诊断为“神经认知障碍”。临床上最普遍的是以老年之后缓慢出现的智能减退为主要特征，伴有不同程度的人格改变，但无意识障碍。

M28：儿童期的智商。重性精神病常常对调查对象的智商有明显的影响，所以鉴别重性精神病和发育迟滞的诊断时，要确定智商的问题是否在儿童期已经明显存在：若是，发育迟滞的可能性大；若否，重性精神病的可能性大。若本人和在场家属都难以确定调查对象儿童期的情况，如有必要，可以联系其他了解调查对象儿童期情况的知情人。

M29：条目 M29 填这些记忆和思考方面的问题从什么时候开始连续存在。如果从出生时开始就存在填“01”，不能填“00”。这些问题会因为调查对象躯体状况有所波动，但一般达到中度以上的影响后,调查对象记忆和思考能力的下降会持续存在，无法恢复到正常的水平。在该条目中应填写调查对象的记忆或思考方面的问题达到中度以上的影响且没有恢复到正常状态的开始年龄。

M30：条目 M30 确定在 M29 提及的年龄之后，调查对象的智力问题是否在发生后一直持续存在至今，没有一段恢复正常水平的时间。如果这些问题不是一直存在，就不考虑“智力发育障碍”(精神发育迟滞）或“神经认知障碍”（痴呆），此处圈“1”，并跳至 A 模块。如果这些问题一直存在，且 M29 填写的年龄小于 18 岁，则可能是智力发育障碍，如果 M29 填写的年龄大于等于 18 岁，则可能是神经认知障碍。

智力低下出现之前是否有脑器质性的损伤（M31—M37）：

这些脑器质性的损伤应该和评估的记忆和思考问题有直接的关系，时间上有紧密的先后顺序,即这些脑器质性的损伤导致了记忆和思考问题，只有在这种情况下，才能圈“3”，否则圈“1”。如果调查对象或家属不明白某个列出的脑器质性的损伤，则可认为调查对象不存在该损伤，该条目圈“1”。

(2) 最近 1 个月社会功能的评估（记录单第 46 页）

这个表分为两个部分：最近 1 个月精神症状对社会功能的影响程度，以及最近 1 个月社会和职业功能评定量表。第一个部分记录调查对象本人/家属认为在最近 1 个月内调查对象已确认的心理或精神问题对其社会功能的不同方面的影响程度。在这个表中，我们仅仅考虑心理或精神问题给调查对象的社会功能带来的影响，且应该只考虑调查对象出现精神症状前后功能水平的变化，不考虑调查对象的年龄、文化程度、躯体疾病或躯体残疾等情况造成的影响。影响程度分为 5 个等级，包括：0=无影响, 1=小, 2=中, 3=大, 4=巨大。由于调查对象可能不会承认或意识不到心理或精神问题对其产生的影响，所以同时要求检查者根据观察和其他信息来源对影响程度另外单独作出评估。如果调查对象不能理解这些问题，那么应该按照家属或其他知情人的回答进行记录。在一些情况下，调查对象和家属的回答可能不一致，此时应该按照家属的观点进行记录。如果调查对象没有罹患任何精神障碍或者否认有任何心理或精神问题，那么应该只提问“在最近 1 个月内心理或精神问题”是否对其造成影响；如果调查对象承认有精神症状，则需在询问“在最近 1 个月内心理或精神问题”是否对其造成影响的同时列举已承认的症状。要保证调查对象清楚这些问题所询问的时间范围是在最近 1 个月内，而不是症状最严重的时间段；但是如果在最近 1 个月内症状对社会功能的影响程度有波动，那么应该按照最近 1 个月影响程度最严重的时间段进行评估。

第二部分来自 SCID-5-RV 的总评分表：《社会和职业功能评定量表》（Social and Occupational Functioning Assessment Scale, SOFAS)。在评估这一部分时，检查者主要根据自己的观察和其他信息来源来打分，若有必要，可以对调查对象或其他知情人补充提问。与第一部分不同，这部分的设计是在 100 分的范围中，以 10 分为单位，从功能良好到功能严重受损连续且整体的评估社会和职业功能，并且在这部分检查者只客观评估个体的功能水平，不必考虑个体功能水平的下降是哪种因素导致的，即精神症状、文化程度、年龄、躯体疾病等情况导致的功能水平下降都算。在 SCID-5-RV 中，《社会和职业功能评定量表》用于最近 1 个月的功能评估（即在评估时的功能水平）。但若有特殊需要，也可用于其他时间段的功能评估。

(3) 最近 1 个月生活质量评定表（记录单第 46 页）

这个量表分别记录调查对象对最近 1 个月 6 个生活质量问题的答案，以及检查者通过观察或其他信息来源对这 6 个问题做出的评估。当调查对象和其家属的答案不一致时，检查者要记录调查对象本人的答案；只有当调查对象不理解检查者的提问时，检查者可以按照家属的答案进行记录。

提问之前，应该向调查对象讲清楚答案的 5 个等级（非常好、好、一般、差、非常差），他们才可以提供准确的答案。如果调查对象难以掌握这 5 个等级，总是使用自己的话来回答，检查者不要自己判断其等级,要进一步询问调查对象。例如，调查对象说某一种情况"不好"，检查者可追问："您这样不好的情况是非常差、差还是一般？"

检查者要明确分开这 6 个方面的情况，不要随便给 6 个问题同样的答案。另外，也希望调查对象很清楚知道这些问题的时间范围，就是说要知道是最近一个月内的情况，更久的情况不要考虑。若生活质量在最近 1 个月内有波动，应让调查对象根据最近 1 个月内最差的情况给出答案。

第 4 项询问的是调查对象工作学习的情况，如果调查对象是退休人员或者家庭妇女，应该按照他们日常所从事活动的状况进行评估。如果调查对象应该工作，因为疾病或下岗等原因而不能工作，应该由调查对象/家属根据其当下工作状态（即不工作）的满意度进行评估。

(4) 精神病家族史评定表（记录单第 47 页）

家族史要调查的是调查对象任何有血缘关系的健在或者去世亲属中是否任何时候因任何精神或心理方面的问题看过病、寻求过其他帮助或 1 个月以上无法履行日常职责。如果没有符合这样条件的亲属, Y24 圈"否"，直接跳至记录单的第 48 页。如果有这样的亲属，要圈"是"，并且在下面的表格（a）列中首先列出所有这样亲属与调查对象关系的名称，然后对每一个亲属逐行询问（b）至（f）列的所有信息。国内仍然有许多存在明显精神问题的人没有接受过规范的精神科治疗，因此，为判断调查对象有无阳性家族史，我们也考虑没有接受过治疗但精神问题严重到有突出的社会功能损害超过 1 个月的亲属。检查者可以通过补充询问亲属的症状表现和治疗药物，获得足够的信息进行判断，以帮助填写该表格。

(a) 列：填写亲属与调查对象关系的名称。

(b) 列：参考下面的"(b 列的编码）与调查对象关系的编码"填写。

(c) 列：填写其他人对调查对象亲属精神障碍的诊断或者解释。

(d) 列：填写调查对象亲属是否因为精神障碍住过医院。

(e) 列：参考下面的"(e 列的编码）疾病诊断名称编码"填写。

(f) 列：检查者对调查对象亲属的诊断（e 列的诊断）的把握程度。

(5) 求医方式评定表（记录单第 48—49 页）

不论调查对象是否存在精神障碍，均需按照以下使用说明询问“求医方式评定表”。下面的使用说明中，方框内是检查者需要使用的提问方法，但如果提问后调查对象不能理解，检查者可以补充解释。

> *如果调查对象现在或既往存在任何精神心理问题，要问：*
>
> **为了解决这个问题（SCID 访谈中调查对象存在的任何精神心理问题），人们往往会选择各种方法，现在我想请您谈谈解决这个问题的几种不同的方法。**
>
> *如果调查对象任何时候都不存在任何精神心理问题，要问：*
>
> **为了解决上述探讨的精神心理问题，人们往往会选择各种方法，现在我想请您谈谈您是如何看待解决这些问题的几种方法。**

记录单第 48 页印有可能求助的人或地方的表格，将另一张相同的表给调查对象以方便其理解问题。在填表过程中，将任何需要描述的内容填在表底部的备注栏中。

(1) 栏：态度

> **下面我给您提一些人们出现精神心理问题时可能会求助的人或地方，请您告诉我您是否在任何时候求助过他们，您认为他们能提供的帮助对这类问题会不会有效：**
>
> ① **为了解决这类问题您是否求助过亲戚？您认为亲戚的帮助对这类问题不会有效、可能有效或肯定有效？**
>
> ② **您是否求助过同事、朋友或邻居？您认为同事、朋友或邻居的帮助对这类问题不会有效、可能有效或肯定有效？**
>
> ③……

请一个一个提问，并按调查对象者对每一个求助的方法的态度在第（1）栏按如下的编号填写。对每一个调查对象求助过的方法（编码为“3”“4”或“5”）的项目，检查者要在自己手中的表和调查对象手中的表上画圈。如果使用的方法不能划分到本表的某一项目，请在“其他”处描述。如果调查对象通过个人关系到某一位医生的家里求助或要医生到自己家里看病，这样求助的方法应该变为“02”(同事、邻居)，除非医生给他开药或收费（例如，开药或收费要按医生的种类给相应编码)。如果调查对象检查时是第一次入院（或刚刚来门诊一次)，本次来院（或来门诊）也应算被求助过的地方之一。

0 = 没用过，并认为不会有效	3 = 用过，但认为不会有效	8 = 其他（需描述）
1 = 没用过，但认为可能会有效	4 = 用过，认为可能会有效	
2 = 没用过，但认为肯定会有效	5 = 用过，认为肯定会有效	

注：① 在询问求助的人或地方时，一定要明确是因为这类心理问题到那个地方或人那里去咨询或求助，例如，向亲戚、同事、朋友或邻居求助指咨询怎么理解或解决心理问题，因心理问题借钱或请其在路途陪送则不算；对社区药房的求助，是指调查对象因自己的心理问题到社区药房进行咨询、求助，若仅仅是到药房买药则不算。

② 如果调查对象和家属对某种求助方式效果的看法有差异，需按照调查对象的看法评估。

③ 对使用过的方法 [即第 (1) 栏填写为 “3” “4” 或 “5” 者]，要评估第(2)至(14)栏的问题；对其他没用过的方法，第 (2) 至 (14) 栏要放空。若没有使用任何方法 [即第 (1) 栏均填写为 “0” “1” 或 “2”]，在问完第 (1) 栏后就可以结束整个表的询问。

④ 如需要继续询问第 (2) 栏至第 (14) 栏的内容，应请调查对象看他手中那张画过圈的求医方式评定表,让调查对象注意所有画圈的求助过的人或地方，然后要问有关求助过地方的先后顺序的问题。

(2) (3)栏：次序；首次看的年月

> **我现在想了解在您刚刚提出的求助过的人或地方中您求助的先后顺序怎么样？**
> **就是说在这些人和地方中** (指着) **您最先求助的是哪一个？那是哪年哪月？**
> **哪一个为第二个求助过的？那是哪一年哪一月？……**

“次序” 是指在整个病程中所有采用过的求助方式的先后顺序。如果某种方式使用过几次，应以首次采用的时间来决定其顺序。第 (2) 栏须用两位数的号码填写。所有的使用过的方法 [即第 (1) 栏填写为 “3” “4” 或 “5” 者] 应在第 (2) 栏按他们的顺序填 01、02、03……；同时也要在第 (3) 栏填上每一个求助过的方法最早使用的年月。如果调查对象不太清楚其时间，要让他尽量估计，然后检查者应该判断确切的时间并填写相应的时间。

收集第(4)—(13)栏资料的措施

第 (4)—(13) 栏的资料应对每一个用过的求医方式分别逐栏依次询问，并在表上填写。询问的时候要调查对象看手中画圈的求医方式的这张表，提到一个特殊的求助方法时，用笔指出这个方法。首先对首次使用的求助方法问完第 (4)—(13) 栏的有关问题，然后对第二种使用的方法提问第 (4)—(13) 栏的有关问题，依此类推。

(4) (5) (6)栏：地方、次数、最近半年的次数

> **首先我要谈这个** (指着一个特定的方法) **方法。**
> (如果求助的方法是一个人) **从您的问题开始以来，您找过多少不同的这样的人？**
> **求助这种人的总次数是多少？**
> **最近半年求助的次数是多少？**
> (如果求助的方法是一个地方) **从您的问题开始以来，您找过多少不同的这样的地方？**
> **求助这种地方的总次数是多少？**
> **最近半年求助的次数是多少？**

第 (4) 栏的“地方”有两种含义：当求助对象是人 (求助方式的编码为 01—06) 时，是指调查对象求助过不同的这类人员的个数；当求助对象是地方或其他对象 (编码为 07—88) 时，是指调查对象求助过不同的这类地方的数目。要填写他求助过几个不同的人或地方。如果他仅求助过一个人或一个地方，要填“01”。

第 (5) 栏的“次数”是指寻求同一种求助方式的总数；如在同一种求助方法中，求助过几个人或几个地方，要累计总次数 (每次住院算一次；例如，门诊直接收治住院算一次；同一个人或地方在一天内只能计一次)。该栏须用两位数的号码填写；所以使用过 3 次要填写“03”等。如果回答者记不清，要求尽量估计一下次数。如果完全没办法估计，要求填“99”。如果求助的次数超过 100 次，要填写“98”，并在表底部备注处写出确切的数字。

第 (6) 栏的“最近半年的次数”是指最近半年中寻求各种方式的次数；如果在半年里在同一种求助方法中求助过几个人或几个地方，要累计总次数。如果最近半年没有使用过该方法，要填写“00”。

(7) (8)栏：介绍人和决定人

第一次使用该方法时主要是谁介绍和提醒？

当时主要是谁决定去？

第 (7) 栏的“介绍人”是指首先采用某种求助方式的主要的介绍 (提醒)者。

第 (8) 栏的“决定人”是指首次采用某种方式的最终决定者。

介绍人和决定人请按这个人和调查对象的关系填写，相应编码如下：
(注意：编码是按介绍人或决定人与调查对象的关系。)

01=调查对象本人	12=哥哥	20=单位领导	30=西医	40=报纸、杂志
05=继父	13=弟弟	21=同事	31=中医	41=电视
06=继母	14=姐姐	22=老师	32=巫医	42=广播电台
07=配偶的父亲	15=妹妹	23=同学	33=气功	88=其他 (需描述)
08=配偶的母亲	16=儿子	24=朋友	34=宗教人员	
10=父亲	17=女儿	25=邻居	35=精神科医生	
11=母亲	18=配偶	26=公安		
	19=其他亲属 (需描述)	27=司法部门		
		28=居委会/村委会/街道办		

(9)栏：路途时间

(如果在这种求助的方法中，仅求助过一个人或一个地方)

您求助这个人或地方时去的路上花去多少时间？ (如不确切) **大概是多少分钟？**

(如果这种求助方法中，求助过几个不同的人或不同的地方)

在这些人或地方中，路程最长的是哪一个？

您求助这个人或地方时去的路上花去多少时间？ (如不确切) **大概是多少分钟？**

“路途时间”是指为寻求某种治疗方式而花费的单程时间（按分钟算）。如果在某一个求助的方法中，用过几个不同的人或地方，要以路途时间最长者为准。如果每去一个地方，路上花的时间不同，要以平均时间为准。该栏须用四位数填写，例如，花 5 分钟填“0005”；花半个小时应填“0030”；花 5 个小时应填“0300”；花 30 个小时则填“1800”。如果求助的人与调查对象同住，要填“0001”。若通过报纸、杂志、网络或电话进行咨询，该项也应填“0001”。任何情况下不得填写“0000”。

(10)栏：解释方式

您求助这种人或这种地方时他们怎样解释您的问题？他们提供什么诊断？
(如果调查对象说没有什么诊断或解释) **他们说您的问题是由什么原因导致的？**
(如果仍不清楚或不能划分) **具体他是怎么跟您讲这个问题？**
(如果诊治者提出了几种解释方法) **在他给您的几个解释中，您认为最重要的是哪一个？**

“解释方式”是指某种求助方式中回答者认为诊治者提供的最终诊断意见或者解释方式，如果诊治者仅仅提供一个意见，这个就算最终意见。应据回答者的说法在表格上填写如下相应的编码。经常情况下，调查对象会说诊治者没有提供什么解释或调查对象谈的解释难以按以下的解释方式划分。在这种情况下，要进一步提问，一直到您肯定诊治者确实没有提供任何解释（填“63”），或能按以下的解释方式划分。如在某一种求助的方法中求助过几个人或几个地方，或者求助一个人或一个地方好几次，要收集所有的这些人或地方提供过的解释方式，然后按调查对象认为哪一种最重要而填写编码。在有几种解释方式的情况下，决定哪一种最重要，检查者不要给任何暗示，应该按调查对象的看法来决定最重要的解释方式。检查者要严格避免使用他自己的想法决定哪一种解释方式最重要。如果调查对象提供“其他”类型的解释，要决定该种解释应该划分到哪一种问题（躯体、人际关系等），填写相应的编码，并在表底部备注处详细描述。

A．躯体问题导致的	B．人际关系的问题所致	C．神仙类的问题所致
01=颅内疾病 02=感染细菌 03=体质寒热／虚弱 04=其他的躯体疾病（需描述） 05=身体／生理缺陷问题 06=身体劳累 07=大脑损伤 08=月经、白带 09=饮食问题 10=其他的躯体问题（需描述）	11=失恋／恋爱矛盾 12=与配偶的矛盾 13=与配偶亲属的矛盾 14=与其他亲属的矛盾 15=与他人人际关系紧张／压力 16=其他人际关系问题	17=前世的报应 18=命运 19=魔鬼的附体 20=风水地理 21=宗教原因 22=现世的报应 23=其他神仙类问题（需描述）

（续）

D. 社会环境问题所致	E. 调查对象本人的特征所致	G. 精神或神经障碍
24=工作压力	35=遗传原因	50=精神分裂症
25=学习压力	36=文化程度低	51=心境障碍
26=经济问题	37=性格问题	52=神经衰弱
27=受刺激	38=烟酒	53=神经症
28=亲人生病／死亡	39=遗精、手淫	54=精神发育迟滞
29=父母教育方式不当	40=思虑过度	55=癫痫及癫痫所致的精神障碍
30=调查对象的亲属之间不和	41=心理问题	56=人格障碍
31=社会环境	42=其他的特征（需描述）	57=其他精神障碍（需描述）
32=政治因素		60=诊治者说没有任何问题
33=文化影响(书籍、电影等)	**G. 其他**	61=诊治者说这些问题没什么原因
34=其他社会因素（需描述）	81=气候变化	62=诊治者说不知是什原因导致
	82=被人陷害	63=诊治者没有提供任何解释方法
	83=用错了药	64=调查对象不知道诊治者提的解释，因为他当时不在场
	84=气功	
	85=其他（需描述）	

(11)栏:处理方法

您求助这种人或地方时，他们提供哪些处理您问题的方法？
他们是否也建议您使用其它的处理方法，但您始终没有采用？
(如果仍不清楚或不能划分)
他用什么具体的方法或建议您应该用什么方法解决或减轻您的问题？
在这些处理方法当中，您认为哪一个方法能给您最大的帮助？哪一个方法其次？第三呢？

“处理方法”是指某种求助方式中提供的治疗和检查方法。应根据回答者对提供过的处理方法的重要性的顺序的看法，按如下相应编码填写 A、B、C 栏。有时，诊治者提供的处理方法是去另外一个场所求助，在这种情况下应该用该表的每一个求助的方法的相应编码填写（01=亲戚; 02=同事、朋友、邻居……20=庙宇）; 如果无法做到具体分类，可以填写“51”“52”或“53”。填写处理方法的编码时要用三位数，后面两位要按下页表格内的编码填写：前面第一位要填“1”或“2”; 如果诊治者提供的处理方法确实被使用，第一位填“1”，如果诊治者提供的方法没有被使用，第一位要填“2”。有时调查对象会说诊治者没有提供什么处理方法，或者调查对象谈的处理方法不好按如下的处理方法划分，在这种情况下，要进一步提问，一直到您肯定诊治者确实没有提供任何处理方法（填“777”）。或能按如下的处理方法划分,有时调查对象把一个检查的方法变为“处理”的一个方法（即可以治病的一个方法）; 在这样的情况下，检查的方法还应该算处理的方法，并应该用相应的编码填写。(如果调查对象并不认为检查的方法是处理疾病的方法就不应该算。）如果仅仅有 1 个或 2 个处理方法，要在剩下的栏目填“999”，但检查者应该详细提问了解所有被使用的处理方法，别轻易填写 B、C 栏为“999”。如果使用 4 个以上的方法，只需填写 3 个主要的方法。如在某一种求助的方法中，求助过几个人或几个地方或者求助一个人或一个地方好几次，要收集所有的这些人或地方提供的处理方法，然后按调查对象认为其重要性的顺序填写 A、B、C 栏。在有几种处理方法的情况下，决定其重要性的顺序时，检查者不要给任何暗示,应该按调查对象的看法来决定重要性的顺序。检查者要严格避免使用他自己的想法来决定这些处理方法中重要性的顺序。如果调查对象提供“其他”类型的处理方法，要在表底部备注处详细描述。

21=西药片	27=推拿	33=其他迷信仪式	39=脑电图	51=送到精神科机构
22=注射	28=符水	34=手术	40=CT 和 MRI 检查	52=送到其他医疗机构
23=中药	29=气功	35=心理治疗	41=X 线检查	53=送到非医疗机构或个人（需描述）
24=补药	30=辟谷	36=谈心／开导	42=体检	
25=膏药	31=驱鬼	37=抽血检查	43=其他化验检查	66=其他（需描述）
26=针灸、火罐	32=放血	38=心电图		
777=诊治者没有提供任何处理方法			888=调查对象不知道诊治者提供什么样的处理方法，因当时他不在场	

(12)栏：花费

从您第一次使用这种方法到现在，包括路费、住宿费、药费、检查费等，一共花了多少钱？包括报销及不报销的费用。

“花费”是指为寻求某种治疗而花去的全部费用，包括路费、住宿费、药费、检查费等，不论是否能够报销。如用某一种求助方法求助过几次或几个不同的人或地方，填写的花费应累计起来。如不能精确计算全部费用，要求尽量估计。如果完全不知道支付的费用，要填“999999”，但要尽量避免使用该编码。该项按 6 位数号码来填写，如花 17 元钱要填“000017”；花 352 元钱要填“000352”。

(13)栏：满意程度

总的来讲，您目前对这种求助的方法的满意程度怎么样，是非常满意、满意、一般、不满意或非常不满意？

“满意程度”是指回答者对某种求助方式的满意程度。不论调查对象目前是否仍在使用该方法，要按调查对象目前对其方法的满意程度的以下相应编码填写：1=非常不满意，2=不满意，3=一般，4=满意，5=非常满意。

(14)栏：重要性

在谈完所有的被求助过的方法的第（4)—(13）栏的资料后，要求调查对象再次看一下手中表上被画圈的求助方法，并让他考虑这些方法的相对重要性。

在您求助过的这些人和地方中，请按您目前认为他们对您的帮助，从最大的帮助到最小的帮助排列。

“重要性”是指所有使用的求助方式中，调查对象认为所提供帮助的大小。首先给每一个求助方式一个相应的秩次（即 01, 02, 03，……）；如果两个或更多的求助方式的重要性相等，应该给所有的这些求助方式一样的秩次，即这些求助方式中最低的秩次，其余的不变。例如，一共有 6 种求助方式回答者知道第一重要和第二重要的求助方式是哪两个，后面的 3 种求助方式回答者认为其重要性相等，并且最后一个求助方式的重要性最小；那么前 2 种求助方式的秩次为“01”和“02”，后 3 种求助方式的秩次均为“03”，最后一个求助方式的秩次为“06”。

附录 D: SCID 检查的评估表

督导检查应该是所有检查者培训的一部分。督导和培训师会发现下面表格有助于对检查者的评估和教学。

Ⅰ. 检查风格	优秀	很好	较好	及格	需继续培训	不适用
1. 与调查对象建立和保持良好的关系	5	4	3	2	1	n/a
2. 解释检查的目的	5	4	3	2	1	n/a
3. 恰当地处理调查对象提出的问题	5	4	3	2	1	n/a
4. 在检查中识别并处理调查对象的情绪反应（例如，愤怒、流泪等）	5	4	3	2	1	n/a

Ⅱ. 获取诊断信息	优秀	很好	较好	及格	需继续培训	不适用
1. 在概述获取足够的信息来理解问题的背景和发展	5	4	3	2	1	n/a
2. 在概述获取足够的治疗史信息	5	4	3	2	1	n/a
3. 尽可能遵守SCID的架构	5	4	3	2	1	n/a
4. 让调查对象用自己的话来描述每个症状	5	4	3	2	1	n/a
5. 获得足够的信息对每个条目做出判断	5	4	3	2	1	n/a
6. 在必要时使用调查对象能理解的语言来修改问题	5	4	3	2	1	n/a
7. 在必要时根据已经获得的信息来修改问题	5	4	3	2	1	n/a
8. 处理调查对象讲述中矛盾的地方	5	4	3	2	1	n/a
9. 正确执行跳转指导语	5	4	3	2	1	n/a
10. 恰当地考虑一般躯体疾病或物质病因学的部分	5	4	3	2	1	n/a
11. 能够将检查聚焦于一个正在考虑的时间段（例如，发作中最糟糕的时期）	5	4	3	2	1	n/a
12. 清楚地鉴别容易混淆的症状（例如，社交恐惧与担心在人群中惊恐发作，注意力不能集中与兴趣丧失）	5	4	3	2	1	n/a
13. 帮助说话不着边际的调查对象聚焦于正在考虑的话题	5	4	3	2	1	n/a
14. 在一个合理的时间内完成检查（从45分钟至90分钟不等，取决于病史的复杂程度）	5	4	3	2	1	n/a

附录 E：SCID-5 诊断专用术语中英文对照

Adult Attendtion-deficit/hyperactivity Disorder	成人注意缺陷/多动障碍
Acute Stress Disorder	急性应激障碍
Adjustment Disorder	适应障碍
Agoraphobia Disorder	广场恐惧症
Alcohol Use Disorder	酒精使用障碍
Anorexia Nervosa	神经性厌食
Anxiety Disorder Due to Another Medical Condition	由于其他躯体疾病所致的焦虑障碍
Anxiety Disorders	焦虑障碍
Avoidant/Restrictive Food Intake Disorder	回避性/限制性摄食障碍
Bing Eating Disorder	暴食障碍
Bipolar and Related Disorders	双相及相关障碍
Bipolar and Related Disorders Due to Another Medical Condition	由于其他躯体疾病所致的双相及相关障碍
Bipolar Ⅰ Disorder	双相Ⅰ型障碍
Bipolar Ⅱ Disorder	双相Ⅱ型障碍
Body Dysmorphic Disorder	躯体变形障碍
Brief Psychotic Disorder	短暂精神病性障碍
Bulimia Nervosa	神经性贪食
Cannabis Use Disorder	大麻使用障碍
Cyclothymic Disorder	环性心境障碍
Delusional Disorder	妄想障碍
Depressive Disorder Due to Another Medical Condition	由于其他躯体疾病所致的抑郁障碍
Depressive Disorder	抑郁障碍
Excoriation (Skin-Picking) Disorder	抓痕（皮肤搔抓）障碍
Externalizing Disorder	外化障碍
Feeding and Eating Disorders	喂食及进食障碍
Gambling Disorder	赌博障碍
Generalized Anxiety Disorder	广泛性焦虑障碍

Hoarding Disorder	囤积障碍
Hypersomnolence Disorder	嗜睡障碍
Illiness Anxiety Disorder	疾病焦虑障碍
Inhalants Use Disorder	吸入剂使用障碍
Insomnia Disorder	失眠障碍
Intermitent Explosive Disorder	间歇性爆发性障碍
Major Depressive Disorder	重性抑郁障碍
Obsessive-Compulsive and Related Disorders	强迫及相关障碍
Obsessive-Compulsive Disorder	强迫症
Obsessive-Compulsive and Related Disordes Due to Another Medical Condition	由于其他躯体疾病所致的强迫及相关障碍
Opioids Use Disorder	阿片类物质使用障碍
Other Hallucinogens Use Disorder	其他致幻剂使用障碍
Other Specified Anxiety Disorder	其他特定焦虑障碍
Other Specified Depressive Disorder	其他特定抑郁障碍
Other Specified Feeding or Eating Disorder	其他特定喂食或进食障碍
Other Specified Obsessive Compulsive and Related Disorder	其他特定强迫及相关障碍
Other Specified Psychotic Disorder	其他特定精神病性障碍
Other Specified Trauma- and Stress-Related Disorder	其他特定创伤及应激相关障碍
Other Speficied and Related Bipolar Disorer	其他特定双相及相关障碍
Other/Unknown Substance Use Disorder	其他/未知物质使用障碍
Panic Disorder	惊恐障碍
PCP Use Disorder	苯环利定及相关物质使用障碍
Persistent Depressive Disorder	持续性抑郁障碍
Posttraumatic Stress Disorder	创伤后应激障碍
Premenstrual Dyspohoric Disorder	经前期烦躁障碍
Psychotic Disorder Due to Another Medical Condition	由于其他躯体疾病所致的精神病性障碍
Schizoaffective Disorer	分裂情感性障碍
Schizophrenia	精神分裂症
Schizophrenia and Other Psychotic Disorders	精神分裂症及其他精神病性障碍

Schizophreniform Disorder	精神分裂样障碍
Sedative-Hypnotic-Anxiolytic Use Disorder	镇静剂、催眠药或抗焦虑药使用障碍
Sleep-Wake Disorders	睡眠-觉醒障碍
Social Anxiety Disorder (Social Phobia)	社交焦虑障碍 (社交恐惧症)
Somatic Symptom and Related Disorders	躯体症状及相关障碍
Somatic Symptom Disorder	躯体症状障碍
Specific Phobia	特定恐惧症
Speparation Anxiety Disorder	分离焦虑障碍
Stimulants/Cocaine Use Disorder	兴奋剂/可卡因使用障碍
Substance Use Disorders	物质使用障碍
Substance/Medication-Induced Anxiety Disorder	物质/药物所致的焦虑障碍
Substance/Medication-Induced Bipolar and Related Disorder	物质/药物所致的双相及相关障碍
Substance/Medication-Induced Depressive Disorder	物质/药物所致的抑郁障碍
Substance/Medication-Induced Obsessive-Compulsive Disorder	物质/药物所致的强迫及相关障碍
Substance/Medication-Induced Psychotic Disorder	物质所致的精神病性障碍
Substance-Induced Sleep Disorder	物质所致的睡眠障碍
Trauma- and Stress-Related Disorders	创伤及应激相关障碍
Trichotillmoania (Hair-Pulling Disorder)	拔毛癖 (拔毛障碍)

参考文献

[1] American Psychiatric Association: *Diagnostic and Statistical Manual of Mental Disorders, 3rd Edition*. Washington, DC, American Psychiatric Association, 1980

[2] American Psychiatric Association: *Diagnostic and Statistical Manual of Mental Disorders, 3rd Edition*, Revised. Washington, DC, American Psychiatric Association, 1987

[3] American Psychiatric Association: *Diagnostic and Statistical Manual of Mental Disorders, 4th Edition*. Washington, DC, American Psychiatric Association, 1994

[4] American Psychiatric Association: *Diagnostic and Statistical Manual of Mental Disorders, 4th Edition*, Text Revision. Washington, DC, American Psychiatric Association, 2000

[5] American Psychiatric Association:*Diagnostic and Statistical Manual of Mental Disorders*, *5th Edition*. Arlington, VA, American Psychiatric Association, 2013

[6] Endicott J, Spitzer R L: A diagnostic interview: the schedule for affective disorders and schizophrenia. *Arch Gen Psych***35**(7): 837-844, 1978

[7] Feighner J P, Robins E, Guze S B, et al: Diagnostic criteria for use in psychiatric research. *Arch Gen Psychiatry* **26**(1): 57-63, 1972

[8] Fennig S, Craig T, Lavelle J, et al: Best-estimate versus structured interview-based diagnosisin first-admission psychosis.*Compr Psychiatry* **35**(5): 341-348, 1994a

[9] Fennig S, Craig T, Tanenberg-Karant M, Bromet E J: Comparison of facility and research diagnoses in first-admission psychotic patients. *Am J Psychiatry* **151**(10): 1423-1429, 1994b

[10] Fennig S, Naisberg-Fennig S, Craig T J, et al: Comparison of clinical and research diagnoses of substance use disorders in a first-admission psychotic sample. *Am J Addict* **5**(1): 40-48, 1996

[11] First M B: DSM-5 Handbook of Differential Diagnosis.Washington, DC, American Psychiatric Publishing, 2014

[12] Helzer J E, Robins L N, Croughan J L, Welner A: Renard diagnostic interview. Its reliability and procedural validity with physicians and lay interviewers. *Arch Gen Psych* **38**(4): 393-398, 1981

[13] Kashner T M, Rush A J, Suris A, et al: Impact of structured clinical interviews on physicians' practices in community mental health settings. *Psychiatr Serv* **54**(5): 712-718, 2003

[14] Kranzler H R, Kadden R M, Burleson J A, et al: Validity of psychiatric diagnoses in patients with substance use disorders: is the interview more important than the interviewer? *Compr Psychiatry* **36**(4): 278-288, 1995

[15] Kranzler H R, Kadden R M, Babor T F, et al: Validity of the SCID in substance abuse patients. *Addiction* **91**(6): 859-868, 1996

[16] Landis J R, Koch G G: The measurement of observer agreement for categorical data. *Biometrics* **33**(1): 159-174, 1977

[17] Lobbestael J, Leurgans M, Arntz A: Interrater reliability of the Structured Clinical Interview for DSM-Ⅳ Axis Ⅰ Disorders (SCID-Ⅰ) and Axis Ⅱ Disorders (SCID Ⅱ). *Clin Psychol Psychother* **18**(1): 75-79, 2011

[18] Martin C S, Pollock N K, Bukstein O G, Lynch K G: Interrater reliability of the SCID alcohol and substance use disorders section among adolescents. Drug and Alcohol Depend **59**(2): 173-176, 2000

[19] Ramirez Basco M, Bostic J Q, Davies D, et al: Methods to improve diagnostic accuracy in a community mental health setting. *Am J Psychiatry* **157**(10): 1599-1605, 2000

[20] Shear M K, Greeno C, Kang K, et al: Diagnosis of nonpsychotic patients in community clinics. *Am J Psychiatry* **157**(4): 581-587, 2000

[21] Shore J H, Savin D, Orton H, et al: Diagnostic reliability of telepsychiatry in American Indian veterans. *Am J Psychiatry* **164**(1): 115-118, 2007

[22] Skre I, Onstad S, Torgersen S, Kringlen E: High interrater reliability for the Structured Clinical Interview for DSM-Ⅲ-R Axis Ⅰ (SCID-Ⅰ). *Acta PsychiatrScand* **84**(2): 167-173, 1991

[23] Spitzer RL: Psychiatric diagnosis: are clinicians still necessary? *Compr Psychiatry* **24**(5): 399-411, 1983

[24] Spitzer R L, Cohen J, Fleiss J L, Endicott J: Quantification of agreement in psychiatric diagnosis. A new approach. *Arch Gen Psych* **17**(1): 83-87, 1967

[25] Spitzer R, Endicott J, Robins E: Research diagnostic criteria: rationale and reliability. *Arch Gen Psychiatry* **35**: 773-782, 1978

[26] Spitzer R L, Williams J B W, Gibbon M, First M B:*Structured Clinical Interview for DSM-III-R, Patient Edition/Nonpatient Edition (SCID-P/SCID-NP)*. Washington, D C, American Psychiatric Press, 1990

[27] Spitzer R L, Williams J B W, Gibbon M, First M B:Structured Clinician Interview for DSM-III-R Axis II Disorders (SCID-II). Washington, D C, American Psychiatric Press, 1990

[28] Spitzer R L, Williams J B, Gibbon M, First MB: The Structured Clinical Interview for DSM-III-R (SCID I): History, rationale, and description. *Arch Gen Psychiatry* **49**(8): 624-629, 1992

[29] Spitzer R L, Gibbon M, Skodol A E, et al: *DSM-IV-TR Casebook: A* Learning *Companion to the Diagnostic and Statistical Manual of Mental Disorders, Fourth Edition, Text Revision*. Washington, DC, American Psychiatric Publishing, 2002

[30] Steiner J L, Tebes J K, Sledge W H, Waler M L: A comparison of the structured clinical interview for DSM-III-R and clinical diagnoses. *J NervMent Dis* **183**(6): 365-369, 1995

[31] Williams J B, Gibbon M, First M B, Spitzer R L, et al: The Structured Clinical Interview for DSM-III-R (SCID) II. Multisite test-retest reliability. *Arch Gen Psychiatry* **49**(8): 630-636, 1992

[32] Zanarini M C, Frankenburg F R: Attainment and maintenance of reliability of Axis I and Axis II disorders over the course of a longitudinal study. *Compr Psychiatry* **42**(5): 369-374, 2001

[33] Zanarini M C, Skodol A E, Bender D, et al: The Collaborative Longitudinal Personality Disorders Study: reliability of Axis I and II diagnoses.*J Pers Disord* **14**(4): 291-299, 2000

[34] 迈克尔·弗斯特. DSM-5®鉴别诊断手册[M]. 张小梅等，译. 北京：北京大学出版社, 2016.

[35] 美国精神医学学会. 精神障碍诊断与统计手册（第五版）[M]. 张道龙等，译. 北京：北京大学出版社，2015.